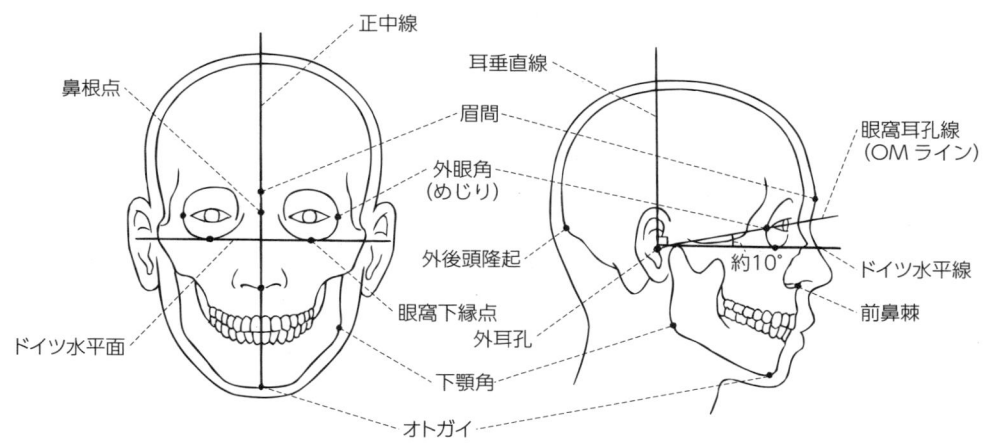

頭部の基準線，基準点

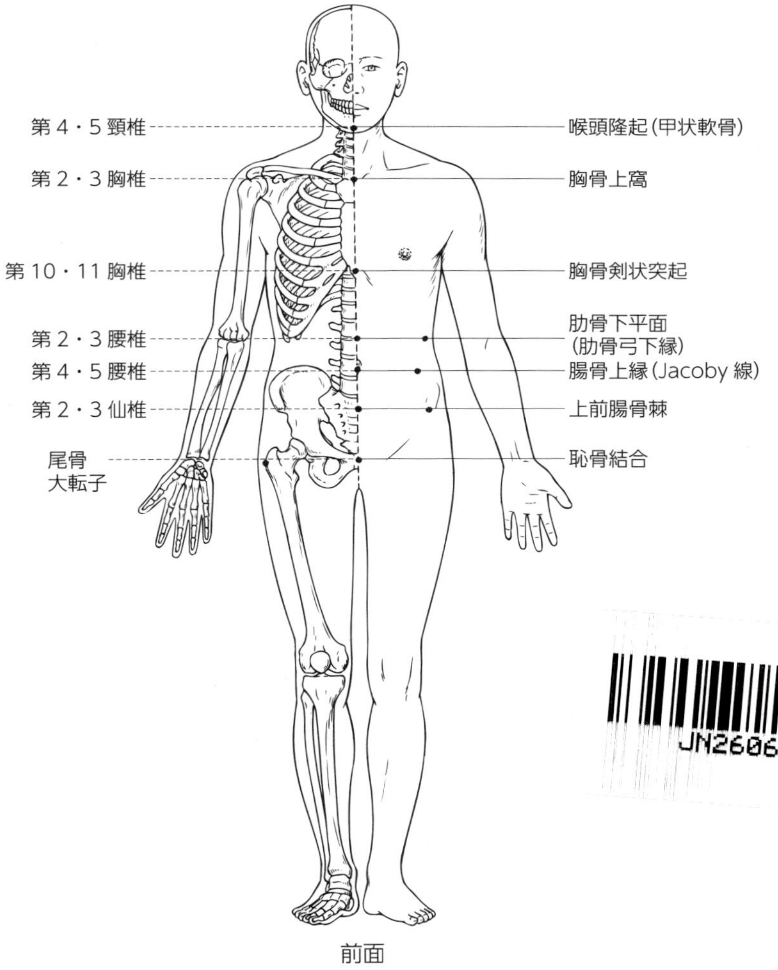

体表指標と骨格高位（立位）

新・図説 単純X線撮影法

撮影法と診断・読影のポイント

編集●小川敬壽

共著●小川敬壽（前帝京大学医療技術学部教授）
　　　針替　栄（前帝京大学附属放射線学校教務主任）
　　　森　　俊（前慶應義塾大学医学部中央放射線技術室主任）
　　　野村佳克（ニューハート・ワタナベ国際病院副技師長）

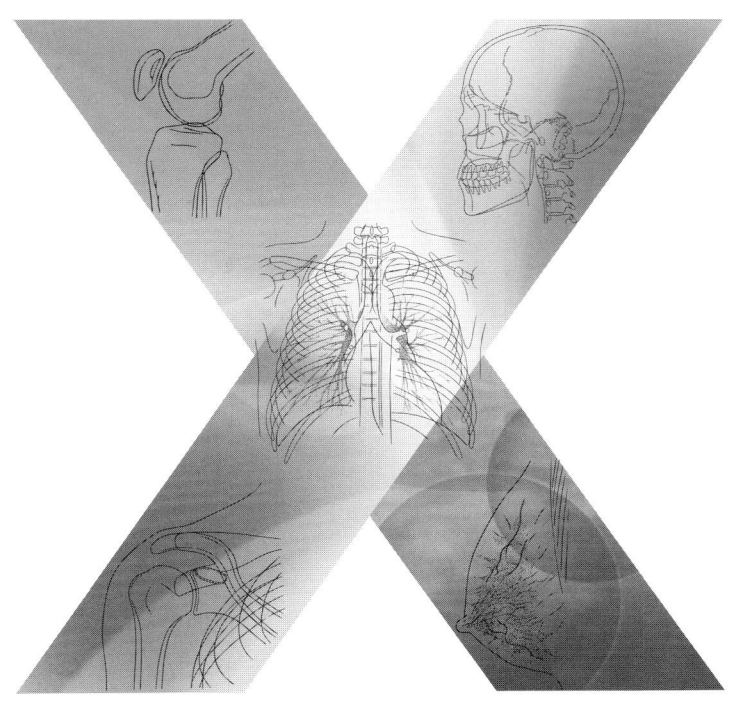

金原出版株式会社

◀ 序

　本書の第 1 版は，1966 年に出版され単純 X 線撮影法のバイブルとして長年放射線科医，技師，そして学生に親しまれた名著『図説骨 X 線撮影法』を基に，著者らがさまざまな工夫や新たな内容などの多くの改訂を加え 1999 年に『図説単純 X 線撮影法』として改めて出版されたものです。頭部，筋骨格系に加えて胸部，腹部やその他の軟部組織などほとんど全ての領域の単純 X 線撮影法が画像アトラスをふんだんに使用しつつ，わかりやすい文章によって解説されており，好評を得ました。そして第 1 版も 10 年以上にわたって出版し続けられることとなり，単純 X 線撮影法解説書のスタンダードとして前書に優るとも劣らない評価を確立したと言っても過言ではありません。

　このたび出版される改訂第 2 版『新・図説単純 X 線撮影法』は，第 1 版の「イラストを主体とした目で見てわかる単純 X 線撮影法の解説書」という基本方針を踏襲しつつ，従来見開き 2 ページに 2 から 4 種の撮影法が解説されていたものを 1 撮影法 1 ページを基本とし，記述を簡明な箇条書きとすることで，よりわかりやすい解説書となることを目指しています。また，現状に合わせて新しい撮影法 17 を加えると共に使われなくなった撮影法を削除し，最終的に 171 の撮影法，さらに体位や入射角度の違いによる変化を修正するための修正用 9 パターン像 12 種，を収載することで，ほぼ全ての領域の単純 X 線撮影法を網羅しています。そして何より今回の改訂版の最大の特徴は，各分野の第一線で活躍している臨床医の執筆による「診断・読影のポイント」の項を設け，医師が何を目的にその撮影法をオーダーするか，画像のどこに注目するか，画像から判ることは何かを簡潔に解説している点です。このように「医師が画像検査からどのような情報を得たいか」との視点から書かれた X 線撮影法の解説書は類をみない初めてのものでしょう。

　近年，高磁場の MRI，多列検出 CT や PET など画像診断技術の進歩は著しく，単純 X 線の役割は縮小しているとの意見もありますが果たしてそうでしょうか。こうした新たな画像診断法の出現，進歩により単純 X 線撮影の意義，目的がより明確となりむしろその重要性が見直されているとは言えないでしょうか。単なる技術の解説だけで無く，医師が画像からどのような情報を得て，それがその後の診療にどのように役立つかを理解した上で撮影をすることで診断の精度が向上する事は間違いありません。国民の目が放射線被曝に極めて敏感になっている現在，最小限の被曝量で最大限の情報を得る必要性はかつて無いほど高まっています。本書はこうした要求に応える必携の書と言えます。

　今回，判型を従来の A4 から B5 判に小型化し，携帯しやすくしたことからも，全ての放射線技師そして放射線技師学校で学ぶ学生の方々が常に本書を身近に置き，参考にして，今後の医学，医療の発展に貢献される事を切に願っております。

平成 24 年 1 月

慶應義塾大学医学部整形外科学教室　千葉一裕

自序

　本書の基になった『図説骨X線撮影法』（鍵田政雄著）が出版された47年前，当時のX線撮影技術は現在のようにCTやMRI，PETなど多様な画像診断機器がなかった時代だけに，X線撮影は主要な画像診断の手段でした。

　またX線撮影法も，各診療科の医師指導に基づいた撮影手技で，統一した撮影法などない時代でした。そうしたときに関東労災病院放射線科技師長であった鍵田政雄先生により本書の基盤となった『図説骨X線撮影法』が著され，当時の放射線技術のレベルアップ，手技の標準化，X線画像の普遍化など，臨床の現場で大いに役に立ったこと，ひいては医療に大きく貢献したことが思い出されます。

　以来1999年発行の本書の第1版である『図説単純X線撮影法』が発行されるまでの34年間，鍵田政雄先生著『図説骨X線撮影法』はいろいろな施設の放射線診療で役立ってきました。いわばX線撮影法の標準と称せられる位置を築いてきたのです。

　しかし，医学の進歩，診断治療技術の高度化とともに単純X線撮影の対象も減少しつつありますが，それでも救急，外傷や特殊な疾患には欠くことのできない検査法として重要視されています。この単純撮影の著書は骨に限定され，全身の部位に対応していなかったため鍵田政雄先生を師と仰いできた著者らによって『図説単純X線撮影法』を著した次第です。

　『図説単純X線撮影法』が『図説骨X線撮影法』と大きく異なった点は，見開き2頁に掲載される撮影法の数をほぼ半分に減らし，その分一つの撮影法に対して広い誌面を割いて，文章やイラストを大きく詳細にしたことです。また内容の充実という面では『図説骨X線撮影法』の頭部・骨関節に加えて胸部，腹部，喉頭，軟部組織，産科系などを加え，単純撮影が対応できる部位を完成させました。その他巻末には12部位の撮影法に対応した修正用9パターンを載せ，読者に撮影法の誤りを補正してもらうものです。

　それから13年たった今日，著者らは本書がただ単に撮影法の解説にとどまらず，撮影を依頼する診断側の考えや，出来上がったX線画像からどのような変化を読み取り，どう診断に結びつけるのかを撮影側が知ることは，より診断価値の高いX線画像を提供することにつながるという考えから，その内容を「診断・読影のポイント」として撮影法毎に追加したい意向を慶應義塾大学医学部整形外科学教室にお願いしたところ，快く承諾を頂き，初めて放射線技術学と医学とが一冊の本に整合することになりました。

　日常診療にご多忙な中，また教育，研究に大変お忙しい中を，原稿執筆にご協力いただいた先生方の所属を紹介し，心からのお礼に代えさせていただきます。慶應義塾大学医学部整形外科，耳鼻咽喉科，外科，眼科，形成外科，歯科口腔外科，呼吸器内科，循環器内科，産婦人科，外部病院として川崎市立井田病院脳神経外科，東京都済生会中央病院整形外科，至誠会第二病院整形外科でございます。ご執筆下さった20名の先生方に対して厚く御礼申し上げます。また，慶應義塾大学病院中央放射線技術室の根本道子氏には乳腺撮影法についてご協力をいただきましたことを感謝いたします。

改訂第2版の本書は書名を『新・図説単純X線撮影法』とあらため，判型をA4判からB5判に変え，内容も1撮影法1頁を基本とし記述も箇条書きにすることで分かりやすい解説書にしました。また，現在使われてない撮影法を省き，新しい撮影法17を加えて，全171撮影法を掲載しました。

　本書は前2書同様，放射線技師の指導書として，また大学や専門学校で放射線技術学を学ぶ学生諸君の必読の書として勉強され，卒業後は医療に貢献していただきたいと思います。

　最後に，本書発刊についてご理解と序文を賜りました慶應義塾大学医学部整形外科学教室准教授千葉一裕先生に厚く御礼申し上げます。

　そして，50年間にわたってX線単純撮影技術にご注目頂き，出版にご尽力いただいた金原出版株式会社 社長古谷純朗氏と，本書が出版されるまで終始ご尽力いただいた同社編集部森崇氏に心から御礼申し上げます。

　2012年1月25日

著者を代表して　小川敬壽

診断・読影のポイント　執筆者

【1】頭部撮影法
　　頭蓋骨／トルコ鞍　　　　　　　　　　　　　小野塚　聡　（川崎市立井田病院脳神経外科）
　　側頭骨／副鼻腔　　　　　　　　　　　　　　國弘　幸伸　（慶應義塾大学医学部耳鼻咽喉科）
　　眼窩・視神経管　　　　　　　　　　　　　　出田　真二　（慶應義塾大学医学部眼科）
　　頬骨・頬骨弓／鼻骨　　　　　　　　　　　　宮本　純平　（慶應義塾大学医学部形成外科）
　　下顎骨／顎関節　　　　　　　　　　　　　　和嶋　浩一　（慶應義塾大学医学部歯科口腔外科）

【2】椎骨撮影法
　　頸椎　　　　　　　　　　　　　　　　　　　辻　　　崇　（慶應義塾大学医学部整形外科）
　　胸椎　　　　　　　　　　　　　　　　　　　石井　　賢　（慶應義塾大学医学部整形外科）
　　腰椎／仙骨・尾骨　　　　　　　　　　　　　渡邉　航太　（慶應義塾大学医学部整形外科）

【3】骨盤部撮影法
　　　　　　　　　　　　　　　　　　　　　　　柳本　　繁　（東京都済生会中央病院整形外科）

【4】胸郭撮影法
　　　　　　　　　　　　　　　　　　　　　　　小川　清久　（前 慶應義塾大学医学部整形外科）

【5】上肢撮影法
　　肩甲骨・烏口突起／肩関節／鎖骨・肩鎖関節／　池上　博泰　（慶應義塾大学医学部整形外科）
　　上腕骨
　　肘関節＊／前腕骨／手関節／舟状骨・手根管／　中村　俊康　（慶應義塾大学医学部整形外科）
　　指骨

【6】下肢撮影法
　　股関節／小児の股関節　　　　　　　　　　　柳本　　繁　（東京都済生会中央病院整形外科）
　　膝関節＊　　　　　　　　　　　　　　　　　榎本　宏之　（慶應義塾大学医学部整形外科）
　　大腿骨／下腿骨／足関節＊／踵骨・距踵関節／　須田　康文　（慶應義塾大学医学部整形外科）
　　足骨・種子骨／足根骨
　　踵骨・距踵関節（アントンセンⅠ像・Ⅱ像）　　宇佐見則夫　（至誠会第二病院整形外科）

【7】胸部撮影法
　　呼吸器科の立場から　　　　　　　　　　　　浅野浩一郎　（慶應義塾大学医学部呼吸器内科）
　　循環器科の立場から　　　　　　　　　　　　河村　朗夫　（慶應義塾大学医学部循環器内科）

【8】腹部撮影法
　　　　　　　　　　　　　　　　　　　　　　　遠藤　高志　（慶應義塾大学医学部外科）

【9】喉頭撮影法
　　　　　　　　　　　　　　　　　　　　　　　國弘　幸伸　（慶應義塾大学医学部耳鼻咽喉科）

【10】軟部組織撮影法
　　甲状腺／唾液腺　　　　　　　　　　　　　　國弘　幸伸　（慶應義塾大学医学部耳鼻咽喉科）
　　乳腺　　　　　　　　　　　　　　　　　　　神野　浩光　（慶應義塾大学医学部外科）

【11】産科撮影法
　　　　　　　　　　　　　　　　　　　　　　　田中　　守　（慶應義塾大学医学部産婦人科）

＊ストレス撮影を含む。

目 次

【1】頭部撮影法

1. 頭蓋骨　2
1) 頭蓋骨正面像　2
2) 頭蓋骨側面像　4
3) 頭蓋骨タウン像　Towne's view　6
4) 頭蓋骨軸位像　8

2. トルコ鞍　10
1) トルコ鞍側面像　10
2) トルコ鞍正面像（前後方向）　11

3. 側頭骨　12
1) シューラー像　Schüller's view　12
2) ステンバース像　Stenvers' view　13
3) ゾンネンカルプ像　Sonnenkalb's view　14

4. 眼窩・視神経管　15
1) 眼窩正面像　15
2) 視神経管像　Rhese-Goalwin's view　16
3) フュージャー像　Fueger's view　17

5. 副鼻腔　18
1) ウォータース像　Water's view　18
2) 副鼻腔正面像　19
3) コールドウェル像　Caldwell's view　20

6. 頬骨・頬骨弓　21
1) 頬骨位正面像　21
2) 頬骨弓軸位像　22
3) 片側頬骨弓軸位像　23

7. 鼻　骨　24
1) 鼻骨軸位像　24
2) 鼻骨側面像　25

8. 下顎骨　26
1) 下顎骨正面像　26

2）下顎骨斜位像 ………………………………………………………………………… 27

9. 顎関節　28
　　1）顎関節シューラー像　Schüller's view ……………………………………………… 28
　　2）顎関節経眼窩像（Grant-Lanting 像）……………………………………………… 29

【2】椎骨撮影法

1. 頸　椎　32
　　1）頸椎正面像 …………………………………………………………………………… 32
　　2）頸椎側面像 …………………………………………………………………………… 34
　　3）環椎・軸椎正面像 …………………………………………………………………… 36
　　4）頸椎前屈位側面像 …………………………………………………………………… 37
　　5）頸椎後屈位側面像 …………………………………………………………………… 38
　　6）頸椎斜位像 …………………………………………………………………………… 39

2. 胸　椎　40
　　1）胸椎正面像 …………………………………………………………………………… 40
　　2）胸椎側面像 …………………………………………………………………………… 42
　　3）胸椎斜位像 …………………………………………………………………………… 43
　　4）上部胸椎側面像 ……………………………………………………………………… 44

3. 腰　椎　46
　　1）腰椎正面像 …………………………………………………………………………… 46
　　2）第 5 腰椎正面像 ……………………………………………………………………… 47
　　3）腰椎側面像 …………………………………………………………………………… 48
　　4）腰椎斜位像 …………………………………………………………………………… 49
　　5）腰椎前屈位側面像 …………………………………………………………………… 50
　　6）腰椎後屈位側面像 …………………………………………………………………… 52

4. 仙骨・尾骨　54
　　1）仙骨正面像 …………………………………………………………………………… 54
　　2）尾骨正面像 …………………………………………………………………………… 55
　　3）仙骨・尾骨側面像 …………………………………………………………………… 56

【3】骨盤部撮影法

1. 骨　盤　58

- 1）骨盤正面像 …… 58
- 2）骨盤側面像 …… 60
- 3）骨盤斜位像 …… 61
- 4）骨盤インレット像　inlet view …… 62
- 5）骨盤アウトレット像　outlet view …… 63

2. 仙腸関節　64
- 1）仙腸関節正面像 …… 64
- 2）仙腸関節斜位像（上位） …… 65
- 3）仙腸関節斜位像（下位） …… 66

【4】胸郭撮影法

1. 肋骨　68
- 1）肋骨正面像（前胸部肋骨） …… 68
- 2）肋骨正面像（後背部肋骨） …… 69
- 3）肋骨斜位像 …… 70
- 4）肋骨接線像 …… 71

2. 胸骨　72
- 1）胸骨正面像（I） …… 72
- 2）胸骨正面像（II） …… 73
- 3）胸骨側面像 …… 74

3. 胸鎖関節・肋鎖間隙　75
- 1）胸鎖関節像（I） …… 75
- 2）胸鎖関節像（II） …… 76
- 3）肋鎖間隙像 …… 77

【5】上肢撮影法

1. 肩甲骨・烏口突起　80
- 1）肩甲骨正面像 …… 80
- 2）肩甲骨軸位像 …… 81
- 3）烏口突起像 …… 82

2. 肩関節　83
- 1）肩正面像 …… 83

  2) 肩関節正面像 ……………………………………………………………… 84
  3) 肩関節軸位像 ……………………………………………………………… 85
  4) スカプラ Y 像 ……………………………………………………………… 86
  5) 肩関節内旋位正面像 ……………………………………………………… 87
  6) 肩関節外旋位正面像 ……………………………………………………… 88
  7) ウエストポイント像　West Point's view ……………………………… 89
  8) ストライカー像　Stryker's view ……………………………………… 90
  9) 肩関節 45°頭尾方向像　cranio-caudal view ………………………… 91

3．鎖骨・肩鎖関節　　92
  1) 鎖骨 20°尾頭方向像 ……………………………………………………… 92
  2) 鎖骨正面像 ………………………………………………………………… 93
  3) 肩鎖関節正面像 …………………………………………………………… 94

4．上腕骨　　95
  1) 上腕骨正面像 ……………………………………………………………… 95
  2) 上腕骨側面像 ……………………………………………………………… 96
  3) 上腕骨頭側面像 …………………………………………………………… 97

5．肘関節　　98
  1) 肘関節正面像 ……………………………………………………………… 98
  2) 肘関節側面像 ……………………………………………………………… 99
  3) 肘関節 45°屈曲位正面（野球肘）像 ………………………………… 100
  4) 肘関節軸位像 …………………………………………………………… 101
  5) 肘関節回内斜位像 ……………………………………………………… 102
  6) 肘関節回外斜位像 ……………………………………………………… 103
  7) 尺骨神経溝像 …………………………………………………………… 104

6．肘関節―ストレス撮影　　105
  1) 肘関節外反ストレス正面像 …………………………………………… 105
  2) 肘関節内反ストレス正面像 …………………………………………… 106
  3) 肘関節グラビティ像 …………………………………………………… 107

7．前腕骨　　108
  1) 前腕骨正面像 …………………………………………………………… 108
  2) 前腕骨側面像 …………………………………………………………… 109
  3) 前腕骨自然肢位正面像 ………………………………………………… 110
  4) 前腕骨自然肢位側面像 ………………………………………………… 111

8. 手関節 — 112
- 1) 手関節正面像 — 112
- 2) 手関節側面像 — 113
- 3) 手関節回内斜位像 — 114
- 4) 手関節回外斜位像 — 115

9. 舟状骨・手根管 — 116
- 1) 舟状骨像1 — 116
- 2) 舟状骨像2 — 117
  - 参考：舟状骨撮影のバリエーション — 118
- 3) 手根管像 — 119

10. 指骨 — 120
- 1) 指骨正面像 — 120
- 2) 指骨側面像 — 121
- 3) 指骨斜位像 — 122
- 4) 母指（第1指）骨正面像 — 123
- 5) 母指（第1指）骨側面像 — 124
- 6) 第5指正面像 — 125

【6】下肢撮影法

1. 股関節 — 128
- 1) 股関節正面像 — 128
- 2) 股関節軸位像 — 130
- 3) ラウエンシュタインⅠ像　Lauenstein's I view — 131

2. 小児の股関節 — 132
- 1) ラウエンシュタインⅡ像　Lauenstein's II view — 132
- 2) フォンローゼン像　von Rosen's view — 133

3. 大腿骨 — 134
- 1) 大腿骨正面像 — 134
- 2) 大腿骨側面像 — 135

4. 膝関節 — 136
- 1) 膝関節正面像 — 136
- 2) 膝関節側面像 — 137

	3）スカイライン像　skyline view	138
	4）膝関節外旋斜位像	139
	5）膝関節内旋斜位像	140
	6）顆間窩像	141
	7）ローゼンバーグ像　Rosenberg's view	142

5. 膝関節―ストレス撮影　143

   1）膝関節外反ストレス正面像 …… 143
   2）膝関節内反ストレス正面像 …… 144
   3）膝関節前方引出側面像 …… 145
   4）膝関節後方押込側面像 …… 146

6. 下腿骨　147

   1）下腿骨正面像 …… 147
   2）下腿骨側面像 …… 148

7. 足関節　149

   1）足関節正面像 …… 149
   2）足関節側面像 …… 150
   3）アキレス腱側面像 …… 151
   4）足関節内旋斜位像 …… 152
   5）足関節外旋斜位像 …… 153

8. 足関節―ストレス撮影　154

   1）足関節内反ストレス正面像 …… 154
   2）足関節外反ストレス正面像 …… 155
   3）足関節前方引出ストレス側面像 …… 156

9. 踵骨・距踵関節　157

   1）踵骨側面像 …… 157
   2）踵骨軸位像 …… 158
   3）アントンセンⅠ像　Anthonsen's I view …… 159
   4）アントンセンⅡ像　Anthonsen's II view …… 160

10. 足骨・種子骨　161

   1）足趾骨正面像 …… 161
   2）足趾骨側面像 …… 162
   3）足趾骨斜位像 …… 163

4）種子骨軸位像 ··· 164

11. 足根骨　165
　　1）横倉正面（足根骨荷重位正面）像 ··· 165
　　2）横倉側面（足根骨荷重位側面）像 ··· 166

【7】胸部撮影法

胸　部　168
　　1）胸部正面像 ··· 168
　　2）胸部側面像 ··· 170
　　3）胸部第1斜位像 ·· 172
　　4）胸部第2斜位像 ·· 173
　　5）胸部デキュビタス像　decubitus view ··· 174
　　6）肺尖像 ··· 175

【8】腹部撮影法

腹　部　178
　　1）腹部臥位正面像 ·· 178
　　2）腹部立位正面像 ·· 180
　　3）腹部デキュビタス像　decubitus view ··· 182

【9】喉頭撮影法

喉　頭　184
　　1）喉頭正面像（吸気時・発声時） ·· 184
　　2）喉頭側面像（吸気時・発声時） ·· 185
　　3）アデノイド側面像 ·· 186

【10】軟部組織撮影法

1. 甲状腺　188
　　1）甲状腺斜位像 ··· 188
　　2）甲状腺側面像 ··· 189
　　3）甲状腺正面像 ··· 190

2. 唾液腺　191

1) 耳下腺垂直像	191
2) 耳下腺 10° 内旋像	192
3) 耳下腺 10° 外旋像	193
4) 耳下腺側面像	194
5) 顎下腺斜位像	195
6) 顎下腺側面像	196
7) 顎下腺開口像	197

3. 乳　腺　　　　　　　　　　　　　　　　　　　198

1) 乳腺内外斜位像　MLO：mediolateral oblique view	198
2) 乳腺頭尾像　CC：craniocaudal view	200
3) 乳腺側面像　ML：mediolateral view	202

【11】産科撮影法

骨盤計測　　　　　　　　　　　　　　　　　　　206

1) グートマン像　Guthmann's view	206
2) マルチウス像　Martius' view	207

【付】修正用 9 パターン

1. ステンバース像	210
2. 視神経管像	211
3. 頸椎斜位像	212
4. 肩関節正面像	213
5. スカプラ Y 像	214
6. 肘関節側面像	215
7. 手関節側面像	216
8. 膝関節側面像	217
9. 足関節正面像	218
10. 足関節側面像	219
11. アントンセン I 像	220
12. アントンセン II 像	221

参考文献	222
日本語索引	223
外国語索引	233

【1】頭部撮影法

1. 頭蓋骨

1）頭蓋骨正面像

■ 体　位

　腹臥位または坐位（後前方向撮影）
- 前額部を受像面に付け，OM 線と正中面は受像面に対して垂直にする。
- 児童や痩身体には胸の下にクッションを敷き上体を上げる。
- 正中面の垂直性は，左右の外耳孔と受像面との距離を同一にする。
- 受傷時や意識のない患者，小児には行わない。

　背臥位または坐位（前後方向撮影）
- 後頭部を受像面に付け，OM 線と矢状面を受像面に対して垂直にする。
- 肥満体や脊椎後弯の患者には，頭部の下に 3 から 5 cm の発泡スチロール板を敷く。
- 正中面の垂直性は，背臥位は左右の外耳孔と受像面との距離で，また坐位は前額面と受像面との平行性で確認する。
- 小児や意識のない患者は背臥位で行う。

■ 中心線
- 後前方向撮影は，受像面に垂直な中心線を後頭部の外後頭隆起に，前後方向撮影では眉間に入射する。

■ X 線像
- 上下は頭頂部から下顎オトガイ部まで，左右は側頭部までの頭蓋骨を描出する。
- 前頭稜と矢状縫合が矢状面上で一致し，錐体上縁は眼窩中央から上方に位置する。
- 頭蓋穹窿部は矢状縫合，冠状縫合（後→前方向のみ），ラムダ縫合，クモ膜顆粒小窩を描出する。
- 眼窩部は錐体（内耳道，前庭，外側半規管），無名線，前頭蓋窩（前頭骨，小翼），中頭蓋窩（蝶形骨大翼），篩骨洞眼窩壁，上顎洞眼窩壁を描出する。
- 両眼窩の上部および中間部，下部に副鼻腔（前頭洞，篩骨洞，上顎洞，鼻腔）を描出する。
- 顔面部に上顎骨，下顎骨，上位頸椎を描出する。

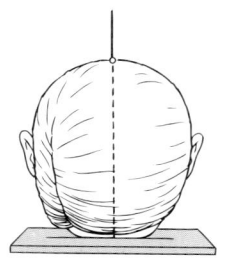 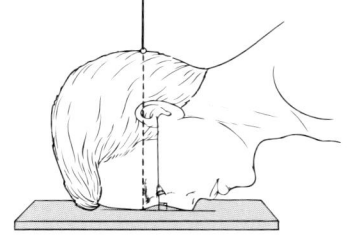

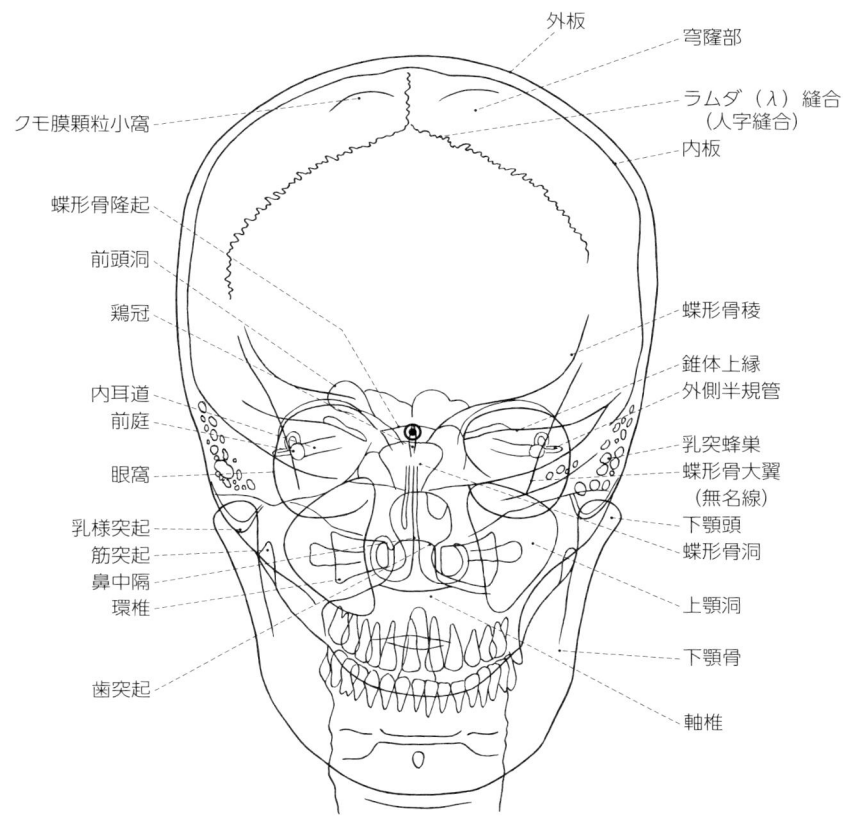

[診断・読影のポイント]

前頭部病変には後前方向，後頭部病変には前後方向で撮影を行うのが基本である。
正確に撮影すれば眼窩内に側頭骨錐体上縁が投影され，内耳道が確認できる。左右差 2 mm 以上は病的である。
観察ポイントは頭蓋冠の性状（punched-out 像や指圧痕の有無など），骨縫合線，上顎洞である。左右対称な側脳室脈絡叢の石灰化は正常である。松果体の石灰化が正中から 3 mm 以上変位していたら病的である。
前後像では側頭骨部縫合線があたかも線状に離開した骨折のように見える。
陥没骨折は打撲部を接線方向で撮影したほうが病変を明瞭に示せる。
上顎洞では含気に左右差がないか観察する。坐位撮影でニボーを形成していれば液体が貯留している。

1. 頭蓋骨 | 3

1. 頭蓋骨

2）頭蓋骨側面像

■ 体　位

腹臥位または坐位頭部側位
- 撮影方向によって頸部を回旋して側頭部を受像面に付け，正中面は受像面と平行（腹臥位は水平，坐位は垂直）にする。
- 下顎部と受像面の間に 2 cm の発泡スチロール板を挿入して正中面を水平にする。
- 正中面の受像面に対する平行性は，頭頂部と顔面部両方の正中線で確認する。
- 受傷時や意識のない患者には行わない。

側臥位
- 撮影方向に従い上体は側臥位で，左右いずれかの側頭部を受像面に付け，正中面は受像面と平行（水平）にする。
- 受像部を高さ 10 から 15 cm の台に載せ，頸部を回旋させない。
- 正中面の水平性は，頭頂部と顔面部の正中線の両方で確認する。
- 下顎部と受像部の間に 2 cm の発泡スチロール板を挿入し，正中面を水平にする。

背臥位
- 後頭部を厚さ 5 cm の発泡スチロール板に載せ，正中面を垂直にする。
- 撮影方向に従い左右いずれかの側頭部を受像面に付け，受像面（垂直）と正中面を平行にする。
- 外傷時や小児にはすべて背臥位で行う。

■ 中心線
- 撮影台あるいは受像面に垂直な中心線を，側頭部のトルコ鞍部（10 ページ参照）に入射する。

■ X 線像
- 上下は頭頂部から下顎骨オトガイ部まで，前後は前額部から後頭部までの頭蓋骨を描出する。
- 左右の前頭蓋窩（前頭骨），中頭蓋窩（蝶形骨大翼），後頭蓋窩（斜台，後頭骨），トルコ鞍（前床突起，後床突起），錐体上縁，下顎頭をほぼ一致して描出する。
- 頭蓋穹窿部はクモ膜顆粒小窩，冠状縫合，ラムダ縫合，硬膜動脈溝，板間管を描出する。
- 両眼窩に重複して副鼻腔（前頭洞，篩骨洞，上顎洞），トルコ鞍下方に蝶形骨洞，斜台下方に上咽頭（鼻咽腔），その下方に上位頸椎を描出する。

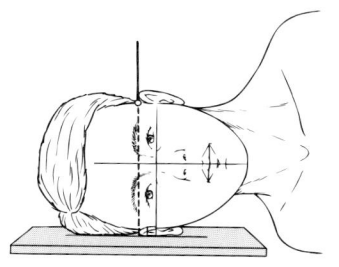
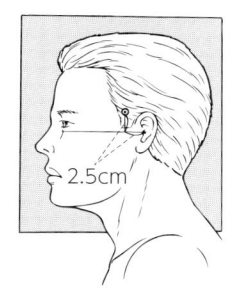

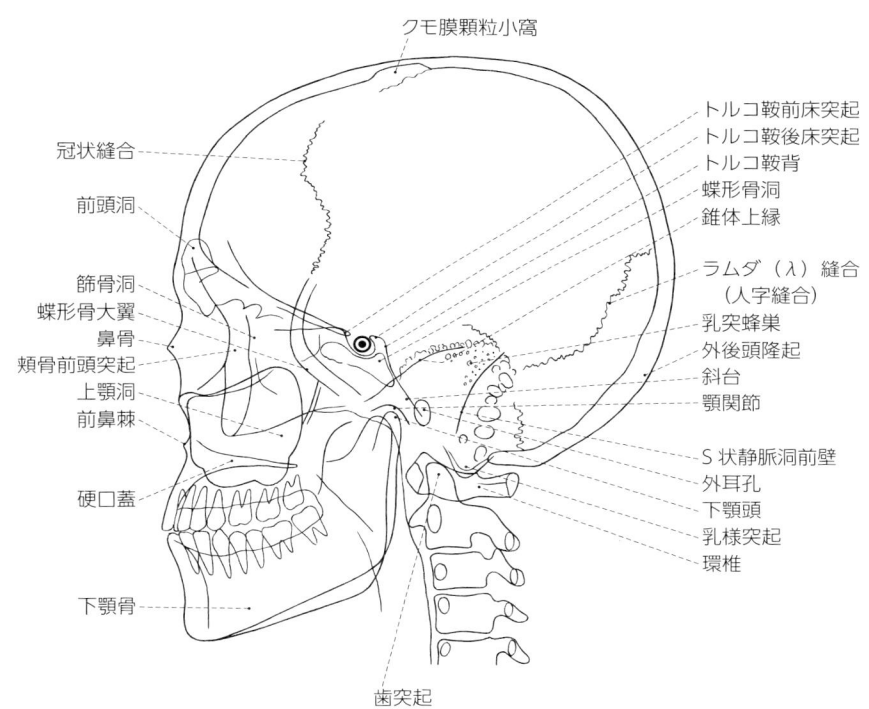

〔診断・読影のポイント〕

トルコ鞍，縫合線，血管溝が観察ポイントである．松果体の石灰化は正常でよく観察される．トルコ鞍周辺は髄膜腫，頭蓋咽頭腫や動脈瘤の好発部位である．そのため骨破壊や異常石灰化が出現しやすい．圧迫によりトルコ鞍底や前・後床突起が破壊される．腫瘍，動脈瘤や動脈硬化の石灰化が異常石灰化として描出される．冠状縫合，ラムダ縫合を確認し離開していないかみる．血管溝は骨折線と鑑別を要する．骨折の有無をみる場合は打撲した側をフィルムにつける．

1. 頭蓋骨

3）頭蓋骨タウン像　Towne's view

■ 体　位
　　背臥位または坐位
- 後頭部を受像面に付け，OM 線と正中面は受像面に対して垂直にする。
- 肥満体や脊椎後弯の患者には，受像面の上に 3 から 5 cm の発泡スチロール板を敷く。
- 坐位は受像面を約 10°前傾させ，OM 線を受像面に対して垂直にする。
- 正中面の垂直性は，左右の外耳孔と受像面の距離，または前額部の水平性で，坐位は前額面と受像面との平行性で確認する。

■ 中心線
- 受像面に対して垂直から頭尾方向 40°の中心線を，両外耳孔の中点を通る前額部の正中線に斜入する。または OM 線に対し頭頂側から 40°の斜入でもよい。

■ X 線像
- 上下は後頭骨ラムダから上位頸椎まで，左右は側頭部までの後頭蓋窩，側頭骨を描出する。
- 軸椎歯突起から外後頭隆起を結ぶ正中線に対して後頭骨，錐体，後頭顆が左右対称で，大後頭孔の中央に環椎の後結節を描出する。
- 錐体後面および斜台より上方の後頭蓋窩は大後頭孔，ラムダ縫合，後頭乳突縫合，頭頂乳突縫合，後頭顆を描出する。
- 錐体は内耳道，乳突蜂巣，乳様突起，側頭骨関節窩，下顎頭を描出する。

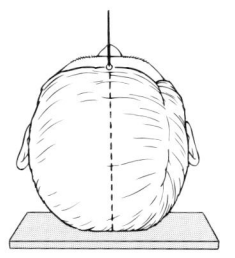 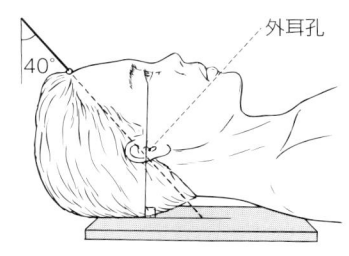

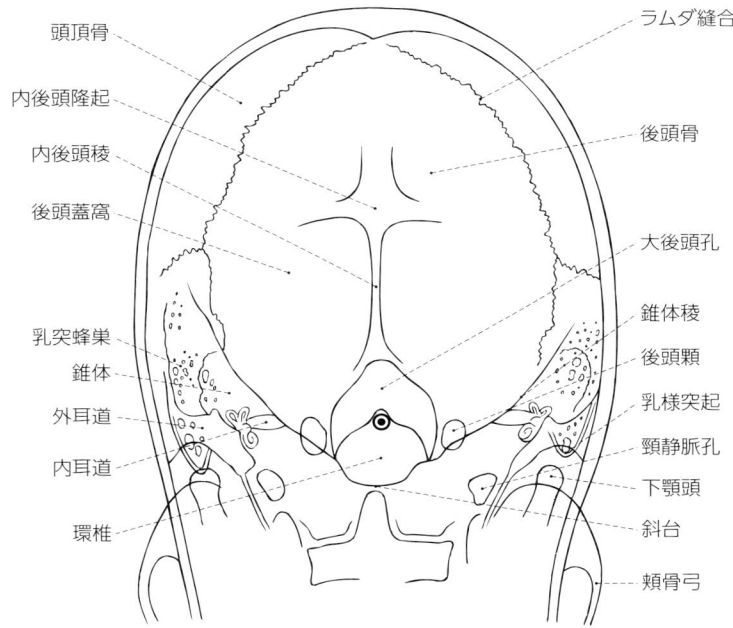

〔診断・読影のポイント〕

斜台と平行にX線を入射し後頭骨を観察する。いわば後頭骨の正面像である。後頭骨が側頭骨や顔面骨と重ならず描出される。頬骨のアーチもよく見えるので骨折していないか観察しやすい。

1. 頭蓋骨

4）頭蓋骨軸位像

■体　位

坐位
- 垂直な受像面に対して，頸部背屈位で頭頂部を受像面に付け，OM線を受像面と平行（垂直），正中面は垂直にする。
- OM線が受像面と平行にならない場合は，その不足角（垂直に対するOM線の角度）を中心線入射角度に加算して補正する。
- 正中面の垂直性は，X線中心線上で下顎側から頭部正中面を見て補正する。
- 前もってOM線の角度に対する中心線入射角度を設定しておき，撮影直前に患者の整位を行う。
- 頸部の過伸展が無理な患者や意識が朦朧とした患者には行わない。

背臥位
- 撮影台にクッションを敷き，撮影台長軸の端から頭部が載りだす位置に背臥位にする。
- 頸部過伸展位で，頭頂部を水平に置いた受像面に付け，OM線を水平に，正中面は垂直にする。
- OM線が水平にならない場合は，その角度を中心線入射角度で補正する。
- 前もってOM線の角度に対する中心線入射角度を装置に設定しておき，撮影直前に患者の整位を行う。

■中心線

坐位
- 水平面から尾頭方向15°の中心線を，両外耳孔を通る下顎の正中線に斜入する。
- OM線の不足角度（垂直に対するOM線の角度）を15°に加算して設定する。

背臥位
- 垂直から尾頭方向15°の中心線を，両外耳孔の中点を通る下顎部の正中線に斜入する。
- OM線の不足角度は坐位と同様である。

■X線像
- 上下は前額部から後頭部まで，左右は側頭部まで描出する。
- 大後頭孔から鼻中隔を通る正中線に対して左右対称で，上顎切歯を前頭部からわずか前方に突出して描出する。
- 蝶形骨大翼眼窩面，上顎洞，篩骨洞，蝶形骨洞を描出する。
- 中頭蓋窩は翼状突起外板・内板，卵円孔，棘孔，内耳道，中耳，外耳道などを描出する。
- 後頭蓋窩は大後頭孔，軸椎歯突起，頸部を描出する。

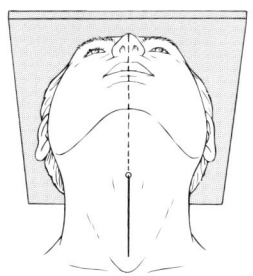
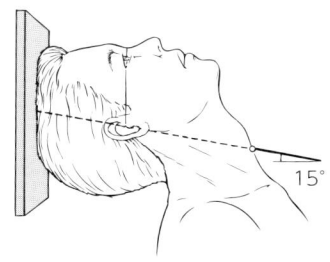

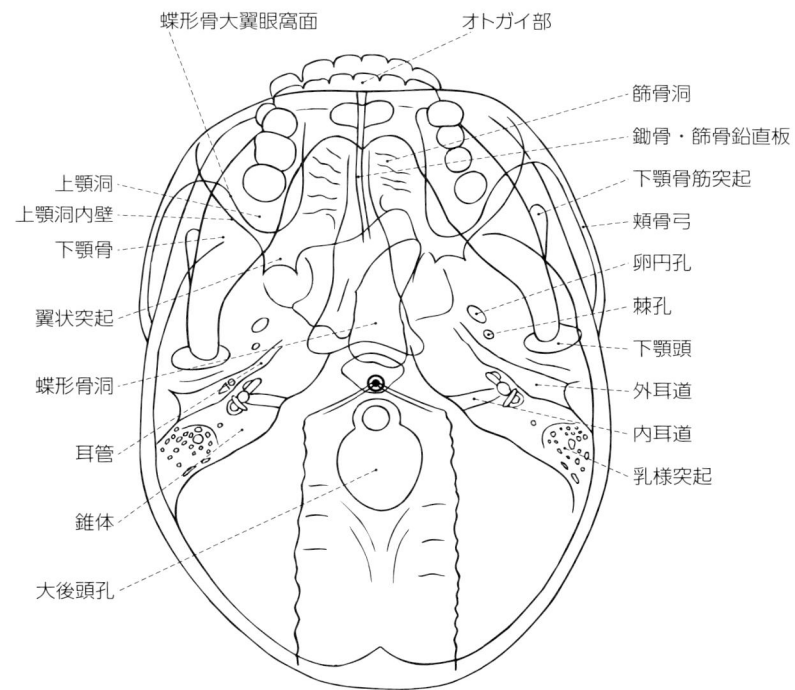

〔診断・読影のポイント〕

頭蓋底撮影であり，ここにある孔や側頭骨錐体の観察を目的とする．卵円孔が明瞭に見えている必要がある．しかしこの部位はCTのほうが描出力が高い．無理な姿勢を強いない配慮が必要である．

2. トルコ鞍

1）トルコ鞍側面像

■体　位
　腹臥位または坐位頭部側位
　・頸部を回旋して側頭部を受像面に付け，正中面は受像面と平行（腹臥位は水平，坐位は垂直）にする。
　・ドイツ水平線は受像面に対して垂直にする。
　坐位
　・頭部，頸部，上体の正中面は垂直位で側頭部を受像面に付け，ドイツ水平線は水平にする。

■中心線
　・受像面に垂直な中心線（腹臥位は垂直方向，坐位は水平方向）で，側頭部のドイツ水平線上，外耳孔から前方 2.5 cm の点から垂直上方 2.5 cm の点に入射する。

■X線像
　・トルコ鞍を中心に，前方および下方は蝶形骨大翼面，後方は大後頭孔前縁までの斜台を描出する。
　・左右の前床突起，後床突起，蝶形骨小翼および大翼平面が一致し，鞍結節，下垂体窩，斜台，蝶形骨洞を描出する。

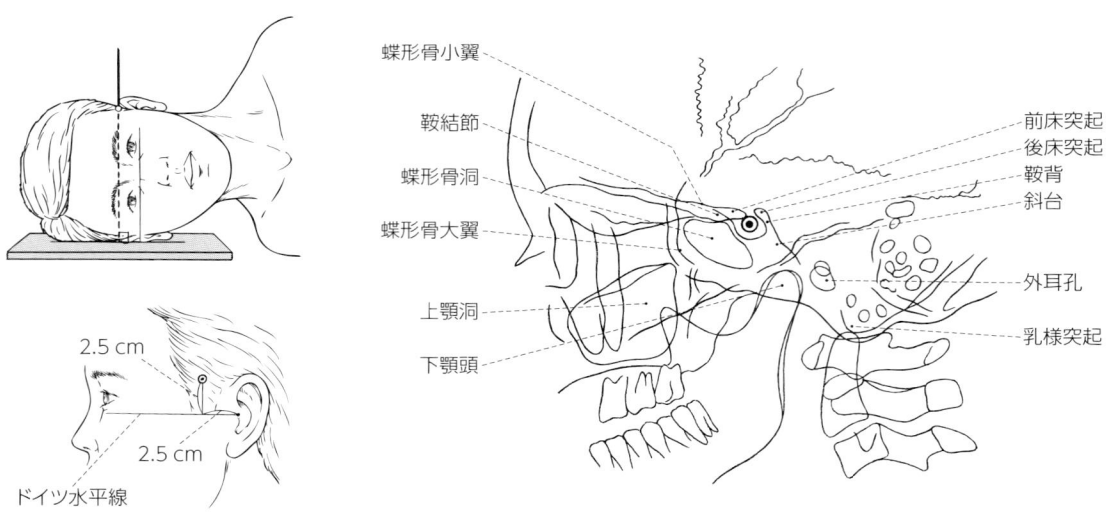

〔診断・読影のポイント〕

トルコ鞍の大きさを計測する場合は距離を正確にとって撮影することが大切である。正常の上限はフィルム上で前後径 17 mm，深さ 13 mm である。拡大撮影は計測には向かないが，この部の骨破壊や変形が観察しやすくなる。側面性を正確にしないと下垂体腫瘍による鞍底の変化（double floor）が正しく診断できなくなる。

2）トルコ鞍正面像（前後方向）

■ 体　位

背臥位または坐位
- 後頭部を受像面に付け，OM線と正中面を受像面に対して垂直にする。
- 肥満体や脊椎後弯患者の背臥位は，受像面の上に3から5cmの発泡スチロール板を敷き，坐位は受像面を約10°前傾させ，OM線を垂直に設定する。
- 正中面の垂直性は，左右の外耳孔と受像面との距離，または前額部の水平性で，坐位は前額面と受像面の平行を確認する。

■ 中心線
- 受像面に対して垂直から頭尾方向30°の中心線を，両外耳孔の中点を通る前額部の正中線に斜入する。またはOM線に対し30°の斜入射でもよい。

■ X線像
- 上下は後頭骨ラムダから上位頸椎まで，左右は側頭部までの後頭蓋窩，側頭骨を描出する。
- 軸椎歯突起から外後頭隆起を結ぶ正中線に対して後頭骨，錐体，後頭顆が対称で，大後頭孔の中央にトルコ鞍背を描出する。
- 錐体後面，斜台より上方の後頭蓋窩は大後頭孔，環状縫合，ラムダ縫合を描出する。
- 錐体は内耳道，乳突蜂巣，乳様突起，側頭骨関節窩に下顎頭を描出する。
- 本法の錐体に対する投影角度はTowne法より小さく，錐体の内部構造が分離できないが，トルコ鞍背は大後頭孔内に投影するので，Towne法と解釈される場合がある。

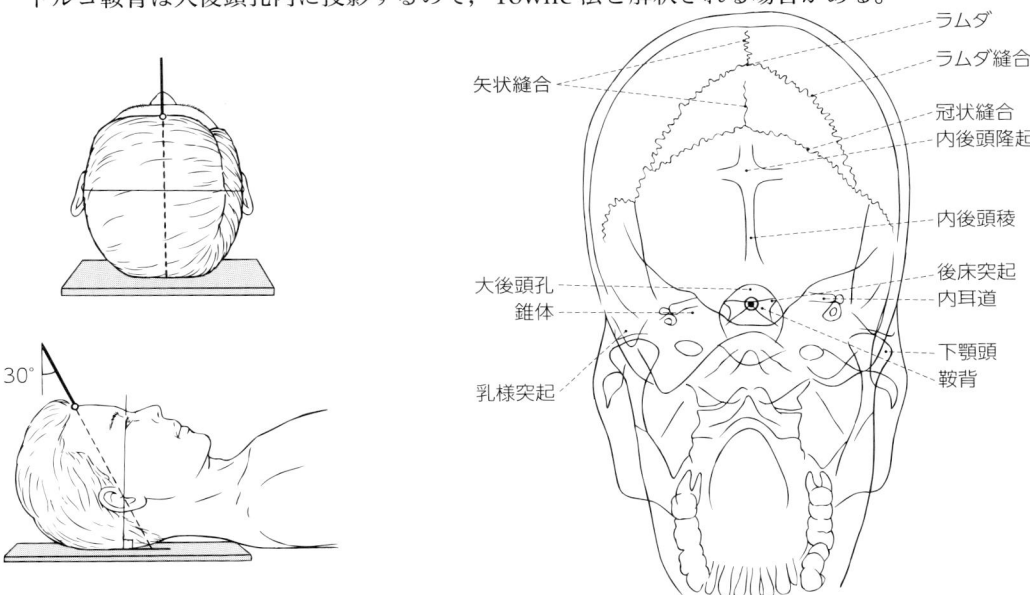

〔診断・読影のポイント〕

鞍背と後床突起の骨変化をみる撮影である。これらが大後頭孔の中央に投影される角度で撮影する。そのためタウン像より少し角度が少ない。

3. 側頭骨

1）シューラー像　Schüller's view

■ 体　位

腹臥位または坐位

- 頸部を非検側へ回旋し，検側外耳孔を受像面中心から頭頂側 2 cm の点に合わせ，正中面は受像面と平行（水平，坐位は垂直）にする。
- 耳垂直線は中心線入射方向（受像面長軸）と一致させる。
- 正中面の水平性は，眉間と外後頭隆起，および下顎オトガイ部中心から受像面までの距離を同一にする。

■ 中心線

- 受像面に対して垂直から頭尾方向 25°の中心線を，非検側耳垂直線上の外耳孔から頭頂側 7 cm の点に斜入する。

■ X 線像

- 検側の乳突蜂巣全体および乳様突起を含む側頭骨を描出する。
- 非検側の乳突蜂巣および下顎頭が検側の直下に位置し，検側乳突蜂巣と重複しない。
- 楕円の外耳道内部に鼓室，内耳道，耳小骨を描出する。
- 外耳道の後上方に乳突洞，後方に乳突蜂巣，乳様突起，S 状静脈洞前壁，前下方に顎関節を描出する。

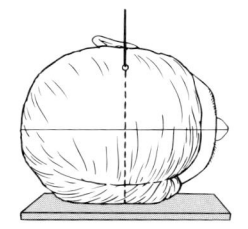
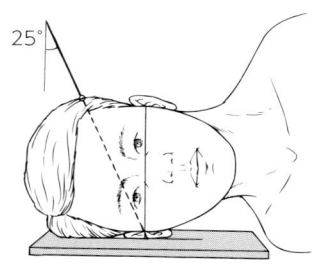
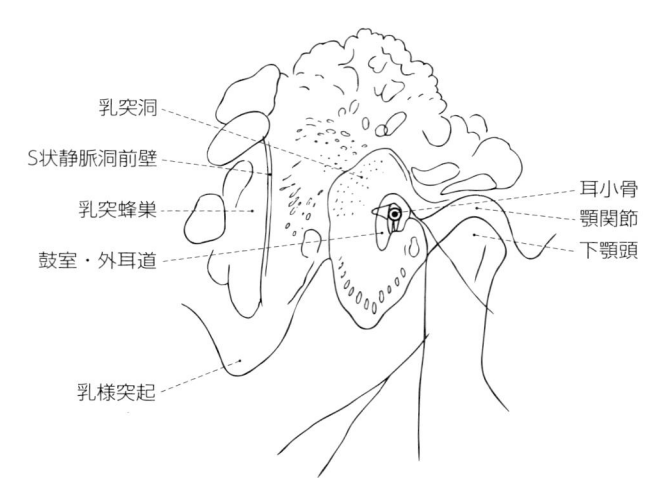

〔診断・読影のポイント—側頭骨〕

Schüller 法は乳突蜂巣の発育の程度を知るのに有用である。また中頭蓋底の高さや S 状上脈洞の前縁の位置を知ることができる。これらの情報は中耳の手術に際して有用である。
Stenvers 法や経眼窩法は，かつて聴神経腫瘍などによる内耳道の拡大の有無を知るためによく撮影された。また，特に Stenvers 法では，蝸牛や半規管のおおよその構造を知ることもできる。

2）ステンバース像　Stenvers' view

■体　位

腹臥位または坐位

- 検側前額部を受像面に付け，正中面は検側へ回旋させて受像面に対し 40°から 45°斜位，OM 線は垂直にする。
- 正中面の角度設定は，頭頂部の正中線または両外耳孔を結ぶ線と受像面の角度で行う。
- 受傷時および小児には行わない。

背臥位

- 非検側後頭部を受像面に付け，正中面は非検側へ回旋させて受像面に対し 40°から 45°斜位，OM 線は垂直にする。
- 受傷時や意識のない患者，小児は背臥位で行う。

■中心線

- 腹臥位および坐位撮影は，受像面に対して垂直な中心線を，非検側乳様突起と外後頭隆起を結んだ線の外後頭隆起側 1/3 の点に入射する。
- 背臥位撮影は，受像面に対して垂直な中心線を，検側眼眥と外耳孔を結ぶ線の外耳孔側 1/3 の点に入射する。

■X 線像

- 上下は錐体上縁から乳様突起先端まで，左右は錐体尖から側頭部までを描出する。
- 錐体上縁が眼窩の上方 1/3 の高さに，また内後頭稜が外側半規管の外側に位置し，錐体尖が頰骨前頭骨突起に重複しない。
- 内耳道，前庭，乳突洞，上鼓室，上半規管，外側半規管，乳様突起を描出する。
  ⇨修正用 9 パターン　210 ページを参照

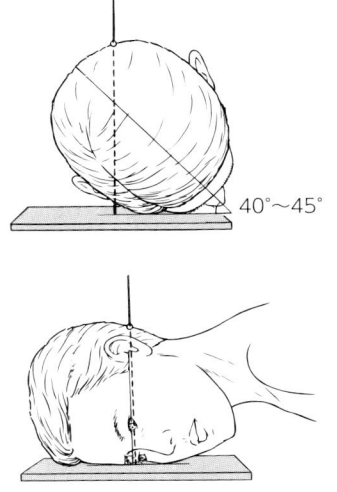
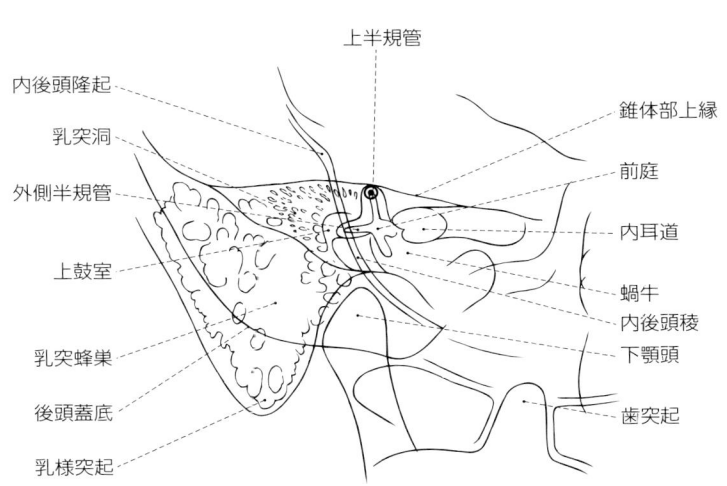

3．側頭骨

3. 側頭骨

3）ゾンネンカルプ像　Sonnenkalb's view

■ 体　位

腹臥位または坐位

- 頸部を回旋させて頭部を側位にし，検側外耳孔を受像面の中心に合わせて耳垂直線を受像面長軸と平行にする。
- 正中面を，水平（坐位は垂直で受像面と平行）から顔面側および下顎側に，それぞれ15°ずつ傾斜させる。
- 外傷時および小児は臥位で行う。

■ 中心線

- 受像面に垂直な中心線を，検側外耳孔を射出点とし，入射点は非検側ドイツ水平線上の外耳孔後方3.5 cmの点から垂直上方3.5cmの点に入射する。

■ X線像

- 検側の乳突蜂巣全体および乳様突起を含む側頭骨を描出する。
- 非検側の側頭骨，および顎関節を検側側頭骨の前下方に約4 cmずらして描出する。
- 外耳道と鼓室，内耳道を重複して描出する。
- 鼓室，内耳道，乳突洞，乳突蜂巣，S状静脈洞前壁，顎関節を描出する。

■ 参　考

- ここで示したSonnenkalb法は，正しくはGranger法といわれる撮影法だが，そのX線像がSonnenkalb像と類似し，さらに本来のSonnenkalb法が頭部正中面を撮影台と平行（水平）し，中心線入射角度を二重に設定するため，手技的に煩雑で難易度が高いことからGranger法をSonnenkalb法と呼ぶようになった。

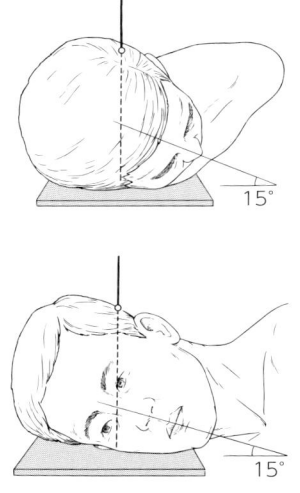
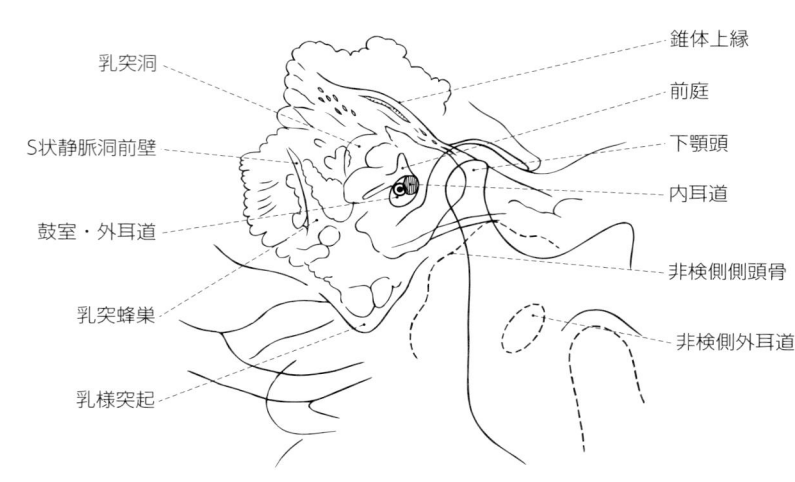

4. 眼窩・視神経管

1）眼窩正面像

■体　位

腹臥位または坐位
- 下顎骨オトガイ部を受像面に付け，眼窩下縁と耳介付着部上縁を結ぶ線と正中面は受像面に対して垂直にする。
- 鼻尖部は受像面に接する程度にする。
- 受傷時や小児は背臥位撮影にし，体位は腹臥位と同じにする。

■中心線
- 受像面に垂直な中心線を，眉間を射出点として後頭部正中面に入射する。
- 腹臥位撮影は眉間を入射点とする。

■X線像
- 上下は前頭洞から上顎洞まで，左右は頬骨前頭突起までを描出する。
- 錐体上縁は眼窩下縁から2 cm下方の上顎洞上部に位置し，左右の眼窩が正中線に対し対称に描出される。
- 蝶形骨大翼，小翼，上眼窩裂，眼窩上壁（前頭骨眼窩面），眼窩内側壁（篩骨洞眼窩面），眼窩下壁（上顎骨眼窩面），眼窩外側壁（頬骨眼窩面），眼窩下縁，前頭洞，篩骨洞，上顎洞上部，鼻腔を描出する。

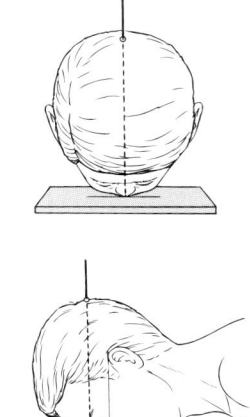
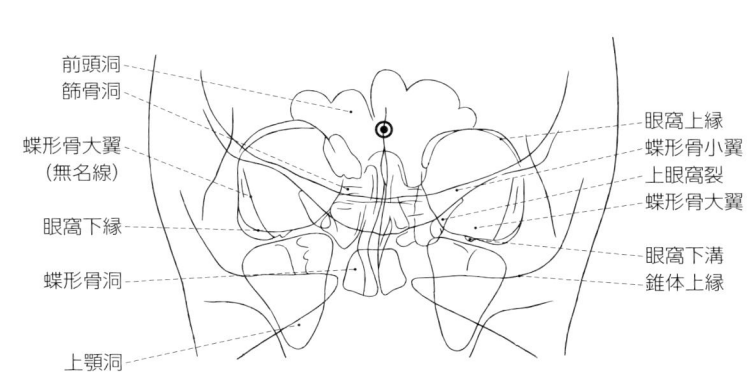

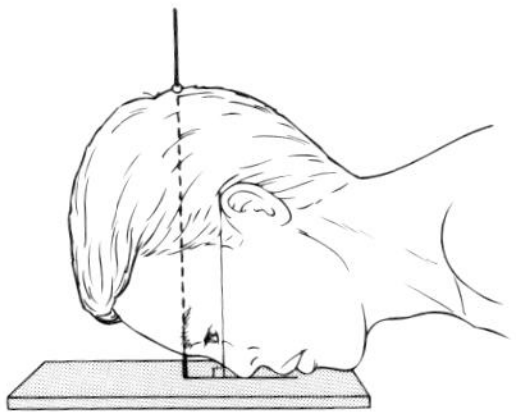

〔診断・読影のポイント〕

頭蓋前後位，側位撮影では眼窩部は描出されにくいため，眼瞼部の外傷や穿孔性眼外傷などで眼窩内の異物が疑われる際には他の撮影法と合わせてこの撮影法が用いられる。
また眼球突出や眼球変位の原因として，線維性骨異形成症や骨腫などの骨性腫瘍を疑って撮影することもある。

4. 眼窩・視神経管

2）視神経管像　Rhese-Goalwin's view

■ 体　位
　腹臥位または坐位
- 検側の下顎体と鼻尖部および頬骨の3点を受像面に付け，正中面は受像面に対し55°，OM線は80°にする。
- この体位で眼窩内下外側を受像面中心に合わせる。
- 受傷時や小児は背臥位で行う。
- 背臥位撮影は，下顎体，鼻尖部および頬骨の3点を結ぶ平面を水平にし，正中面は受像面に対し55°，OM線は垂直から頭頂側10°傾斜する。

■ 中心線
- 受像面に対して垂直な中心線を，眼窩内下外側を射出点として後頭部に入射する。
- 後頭部の入射点は，非検側乳様突起と外後頭隆起を結ぶ線を底辺とする75°二等辺3角形の頂点とする。
- 背臥位撮影は眼窩内下外側を入射点にする。

■ X線像
- 上下は前頭洞から上顎洞上部まで，左右は鼻骨から頬骨までを描出する。
- 視神経管は眼窩内下外側の位置に，蝶形骨小翼接線像の先端に描出する。
- 眼窩内に蝶形骨大翼，小翼，前頭洞，蝶形骨洞，下眼窩裂を描出する。
- 視神経管像は，正中面やOM線の設定角度によって変化するが，眼窩内下外側に描出した像が最も円形になり，視神経管の軸位像に相当する。

⇨修正用9パターン　211ページを参照

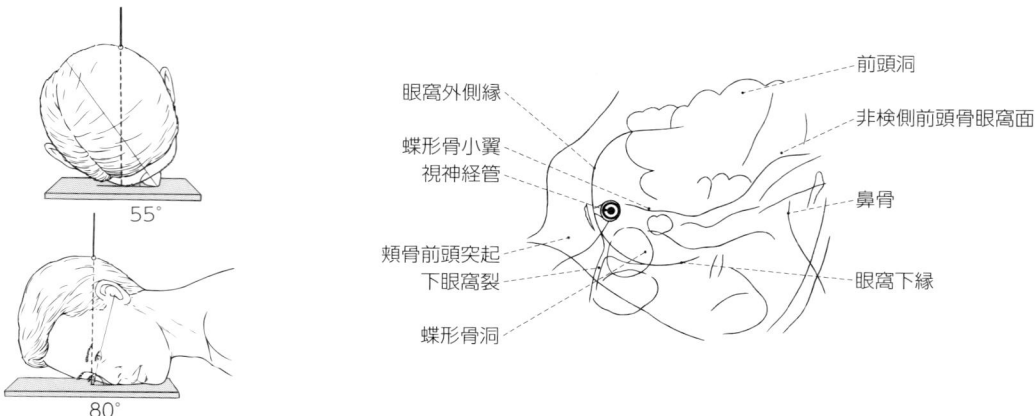

〔診断・読影のポイント〕
骨性腫瘍による視神経管の変形や視神経管骨折の診断に用いられる。視神経管骨折は眉毛部外側の打撲で生じることが多く，同部位打撲後の視力，視野障害や瞳孔異常などが臨床症状となる。読影に際しては視神経管の形状の左右差を比較することが重要であるため，患側と健側の撮影角度を正確に一致させるよう撮影する必要がある。

3）フュージャー像　Fueger's view

■ 体　位

腹臥位または坐位
- 前額部を受像面に付け，OM 線と正中面を受像面に対して垂直にする。
- 児童や痩身体には胸の下にクッションを敷き上体を上げる。
- 外傷時および小児には背臥位撮影にし，OM 線と正中面は垂直にする。

■ 中心線
- 受像面に対して垂直から頭尾方向 30°の中心線を，眼窩下縁を射出点とする頭頂部正中面に斜入する。

■ X 線像
- 上下は前頭洞から上顎洞まで，左右は頬骨前頭突起までを描出する。
- 錐体上縁は眼窩下縁に位置し，左右の眼窩を正中線に対し対称に描出する。
- 蝶形骨大翼，小翼，上眼窩裂，眼窩上壁（前頭骨眼窩面），眼窩内側壁（篩骨洞眼窩面），眼窩下壁（上顎骨眼窩面），眼窩外側壁（頬骨眼窩面），眼窩下縁，前頭洞，篩骨洞，鼻腔を描出する。

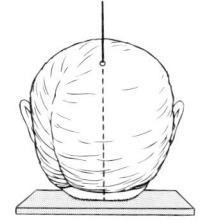
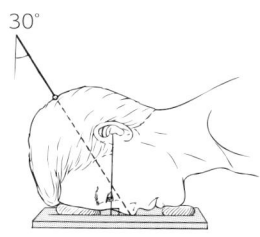
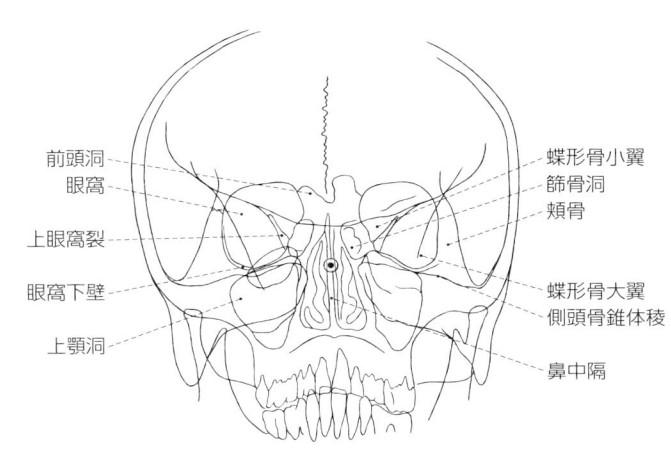

〔診断・読影のポイント〕

この撮影法は眼窩下壁とほぼ並行に入射されるため，眼窩下壁骨折（吹き抜け骨折）の診断に有用である。

眼窩下壁骨折では眼球運動障害が生じ，小児の場合は嘔吐や激しい疼痛を訴える場合もある。眼窩脂肪や下直筋などの眼窩内軟部組織が上顎洞に脱出するため，読影では眼窩下壁の左右差や上顎洞陰影の左右差などから骨折を診断する。

5. 副鼻腔

1）ウォータース像　Waters' view

■体　位

腹臥位または坐位
- 下顎骨オトガイ部を受像面に付け，OM線は受像面に対して35°（ドイツ水平線45°）にし，正中面は垂直にする。
- このとき，鼻尖部と受像面との距離は1から2 cm 離れる。
- 受傷時や小児は背臥位撮影にする。
- 背臥位撮影は後頭部を受像面に付け，OM線を受像面に対して頭側で35°（ドイツ水平線45°）にし，正中面は垂直にする。

■中心線
- 受像面に垂直な中心線を，鼻棘点を射出点として後頭部正中線に入射する。
- 背臥位撮影は鼻棘点を入射点として，顔面の正中線に入射する。

■X線像
- 上下は前頭洞から上顎歯槽骨まで，左右は頬骨まで描出する。
- 前頭稜と軸椎歯突起の矢状面が一致し，錐体上縁が上顎洞下縁に位置する。
- 上顎洞を主体に，篩骨洞，前頭洞，頬骨，頬骨弓を描出する。

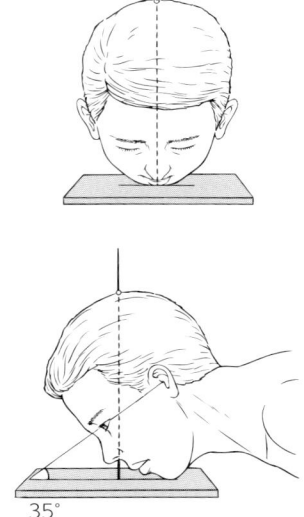
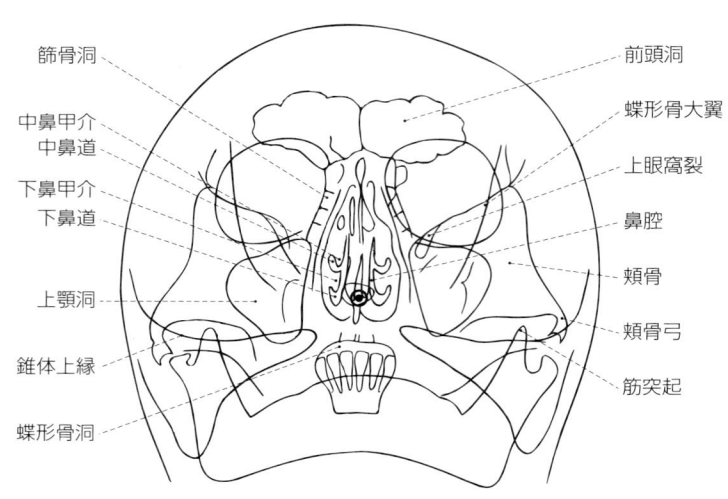

2）副鼻腔正面像

■ 体　位
　　腹臥位または坐位
　　・前額部を受像面に付け，OM 線と正中面を受像面に対して垂直にする。
　　・児童や痩身体には胸の下にクッションを敷き上体を上げる。
　　・受傷時や小児は背臥位撮影にし，OM 線と正中面は垂直にする。

■ 中心線
　　・受像面に垂直な中心線を，鼻根部を射出点として後頭部正中線に入射する。
　　・背臥位撮影は鼻根部を入射点にする。

■ X 線像
　　・上下は前頭洞から上顎歯槽骨まで，左右は頬骨までを描出する。
　　・鼻中隔と軸椎歯突起が一致し，錐体上縁が眼窩の上方に位置する。
　　・前頭洞，篩骨洞，上顎洞，鼻腔，錐体，上顎骨を描出する。
　　・坐位撮影は，液体と粘膜を分離した情報が得られる。

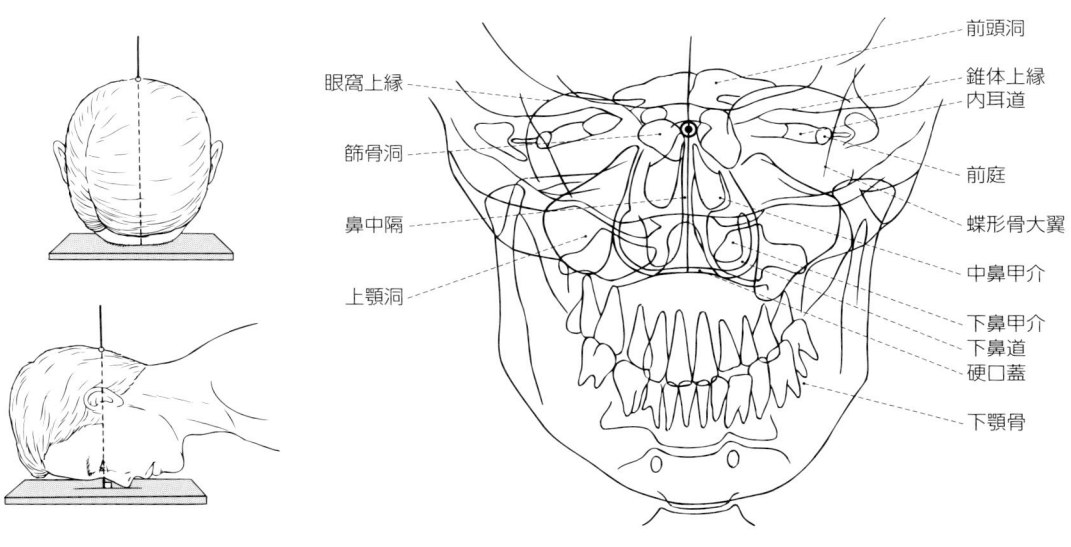

〔診断・読影のポイント―副鼻腔〕

単純撮影では詳細な副鼻腔病変の診断は難しい。しかし，CT が普及していない時代には，上顎洞炎の有無の判定は Waters 法で，篩骨洞炎の有無の判定は副鼻腔正面像や Caldwell 法で行っていた。また，単純撮影でも，前頭洞や蝶形洞なども含めた副鼻腔の発育の程度をある程度知ることもできる。上顎骨や下顎骨の骨折の有無についてもある程度判断することが可能である。線維性骨異形成症などの骨病変の診断にも役立つことがある。

5. 副鼻腔

3）コールドウェル像　Caldwell's view

■体　位
　　腹臥位また坐位
　　・前額部を受像面に付け，OM 線と正中面を受像面に対して垂直にする。
　　・児童や痩身体には胸の下にクッションを敷き上体を上げる。
　　・受傷時や小児は背臥位撮影にし，OM 線と正中面は垂直にする。

■中心線
　　・受像面に対して垂直から頭尾方向 20°の中心線を，眉間を射出点として後頭部正中面に斜入する。
　　・背臥位撮影は眉間を入射点とし，受像面に垂直から尾頭方向 20°の中心線で斜入する。

■X 線像
　　・上下は前頭洞から上顎歯槽骨まで，左右は頬骨まで描出する。
　　・前頭稜と鼻中隔の矢状面が一致し，錐体上縁が上顎洞上部に位置する。
　　・前頭洞，篩骨洞，上顎洞，蝶形骨洞，頬骨，正円孔，上眼窩裂を描出する。
　　・坐位撮影は副鼻腔正面像と同様，液体と粘膜を分離した情報が得られる。

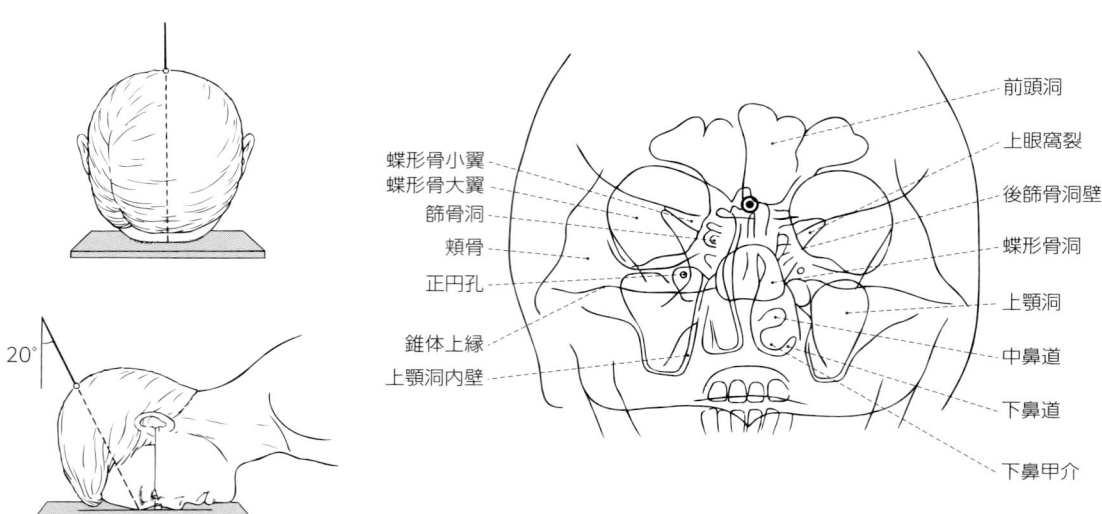

6. 頬骨・頬骨弓

1）頬骨位正面像

■体　位
　腹臥位または坐位
- 下顎骨オトガイ部と鼻尖を受像面に付け，正中面は受像面に対して垂直にする。
- 受傷時や小児は背臥位撮影にし，下顎骨オトガイ部と鼻尖とを結ぶ平面を水平にし，正中面は垂直にする。

■中心線
- 受像面に対して垂直から頭尾方向30°の中心線を，両頬骨の中点を射出点として，後頭部正中面に斜入する。
- 背臥位撮影は尾頭方向30°の中心線を，両頬骨の中点を入射点として，顔面部の正中面に斜入する。

■X線像
- 上下は前頭骨から下顎角まで，左右は側頭部を描出する。
- 前頭稜と鼻中隔の矢状面が一致し，錐体上縁が上顎洞より下方に位置する。
- 頬骨，頬骨弓，筋突起，鼻骨を描出する。

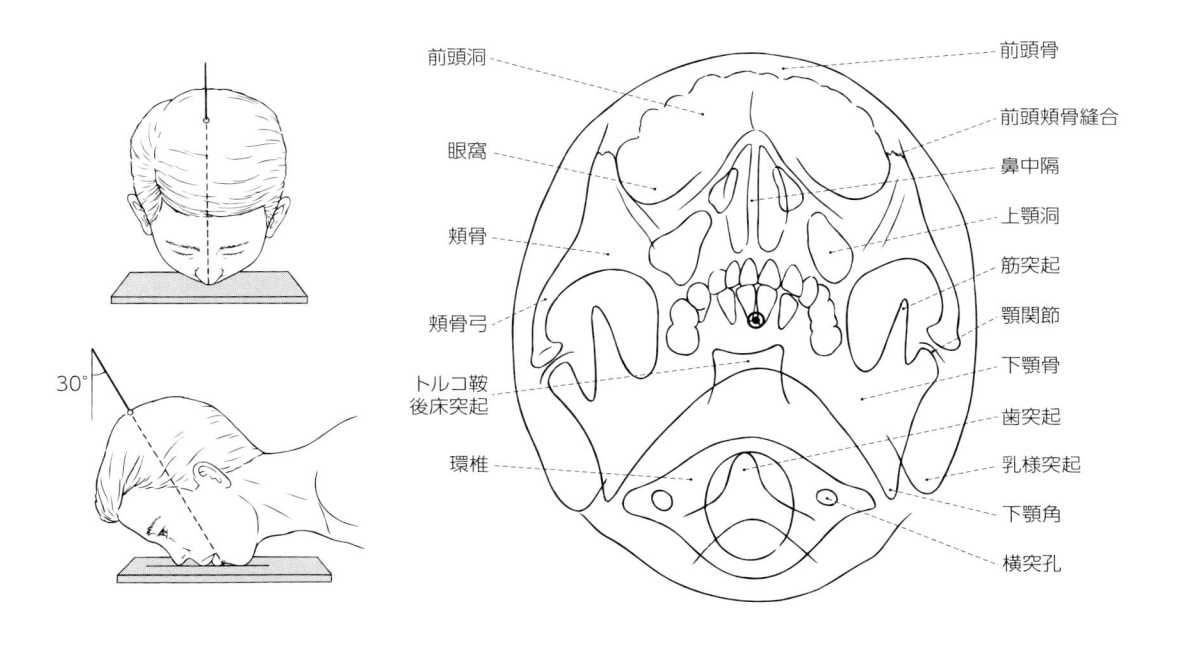

〔診断・読影のポイント〕
顔面骨全体の外観を把握するのに適している。特に中顔面の打撲では頻用される。左右差を見ることが基本になり，眼窩辺縁の不整，頬骨弓部の張り出し，上顎洞内の異常陰影に注意する。頬骨骨折，頬骨弓骨折，上顎骨骨折，副鼻腔炎などの診断に有用である。

6. 頬骨・頬骨弓

2）頬骨弓軸位像

■ 体　位

背臥位
- 後頭部を撮影台に付け，OM線は撮影台に対して頭頂側で35°，正中面は受像面に対して垂直にする。
- この体位は両肩の下に15 cm程度のクッションを敷く。
- 小児の場合左右別々に撮影する（次ページ参照）。

■ 中心線
- 受像面は撮影台に対して60°傾斜させ，受像面に対して水平から下方へ30°尾頭方向の中心線を，両下顎角の中央の正中線に尾頭方向で斜入する。

■ X線像
- 上下は上顎切歯から側頭骨頬骨突起起始部まで，左右は頬骨弓まで描出する。
- 両側の頭頂骨外面と下顎体外側面は一致し，上顎切歯は前頭骨より前方に突出して描出する。
- 側頭骨頬骨突起起始部から頬骨までの頬骨弓軸位像を描出する。

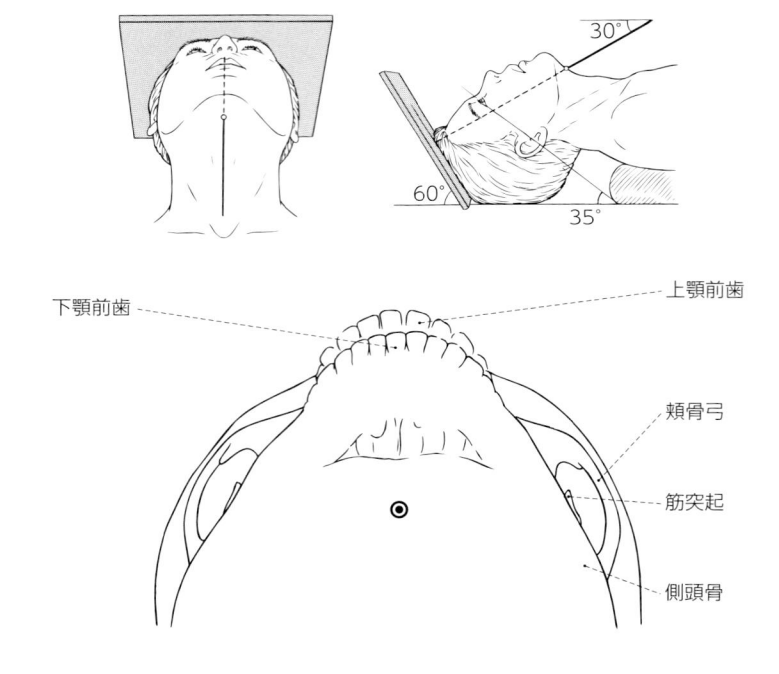

〔診断・読影のポイント〕

頬骨弓のアーチ形状と頬骨の前後的転位が把握できる。頬骨骨折，頬骨弓骨折の診断に有用である。

3）片側頬骨弓軸位像

■ 体　位
- 背臥位で両肩の下に 10 cm 程度のクッションを敷き，頸部を進展させて頭頂部を受像面に付ける。
- OM ラインを頭長側へ 35°傾斜させ，正中面は撮影台に対して非検側へ 15°傾斜させて左右別々に撮影する。
- 正中面を非検側へ傾斜する際，頸部が左右に曲がらないように注意する。
- 頭低位の状態で撮影するため，撮影直前までは枕を用いて頭と肩を同じ高さに保つ。
- 小児の頬骨弓撮影は，頬骨弓が未発達のため片側の撮影が有効であり，介助者が頭部を支える。

■ 中心線
- 受像面を撮影台に対して 60°傾斜させ，水平より尾頭方向 30°の中心線を，検側の下顎底中央に入射する。
- 受像面—焦点間距離を 80 cm にする。

■ X 線像
- 検側の側頭骨，前頭骨が重複せずに，その外側に頬骨弓を描出する。

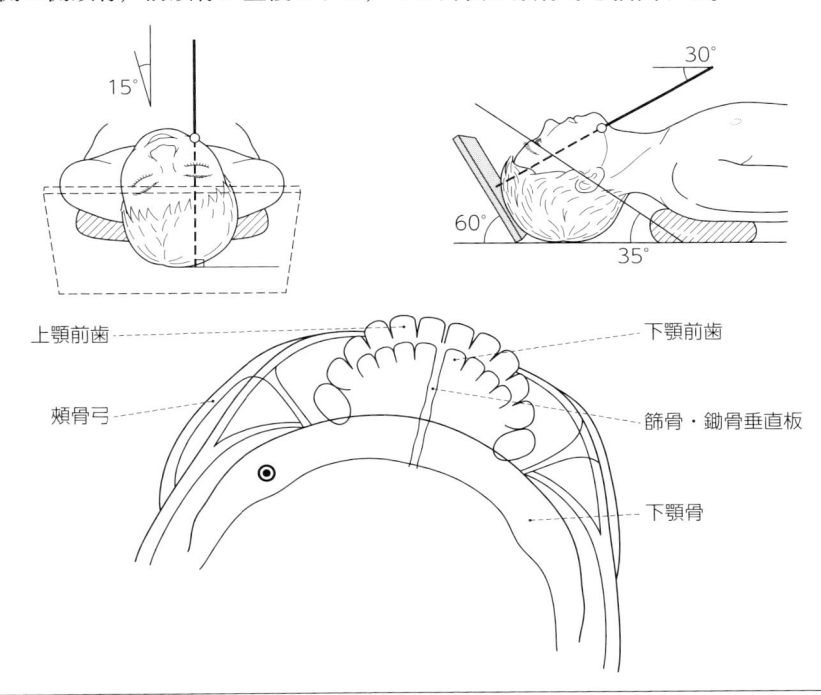

〔診断・読影のポイント〕

小児では，頭蓋骨の形態に比して，頬骨弓の張り出しが小さいため，片側撮影が原則になる。頬骨弓のアーチ形状に不整がないか，確認する。小児では比較的まれであるが，頬骨骨折，頬骨弓骨折の診断に有用である。

7. 鼻 骨

1）鼻骨軸位像

■ 体 位
　腹臥位または坐位
- 下顎骨オトガイ部を受像面に付け，鼻背中央部と正中面を受像面に対して垂直にする。
- 鼻背中央部が受像面に対して垂直にならない場合は，垂直に対する不足角度で補正する。

■ 中心線
- 受像面に対して垂直な中心線を，鼻背部を軸方向に透過する中心線で，頭頂部の正中面に入射する。
- 鼻背部が受像面に垂直にならない場合は，鼻背部が接線像になる中心線の角度に設定する。

■ X線像
- 鼻骨尖から頬骨までを描出する。
- 前頭稜と鼻中隔が一致し，鼻骨の接線像をアーチ状に描出する。
- 鼻骨骨折はこのアーチ形状と鼻中隔の変形や変位が起こる。

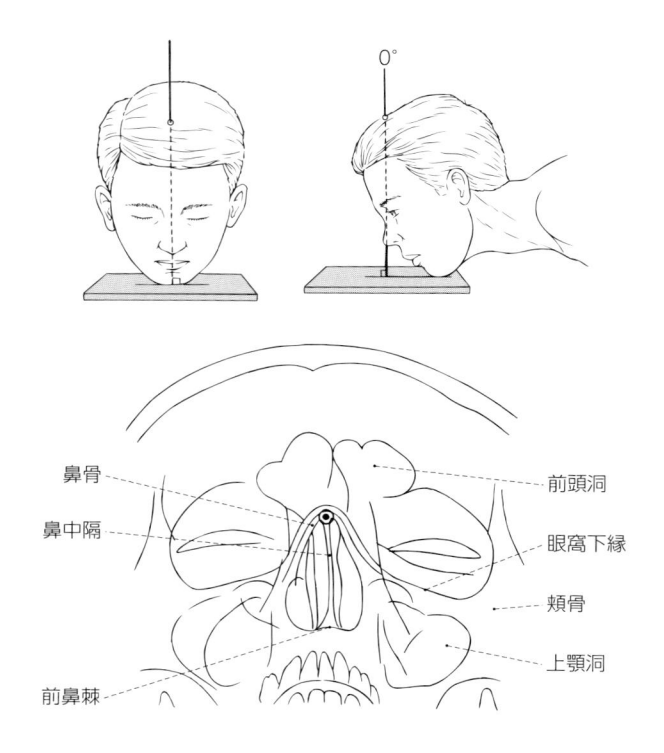

〔診断・読影のポイント〕
鼻骨骨折の際に頻用される。特に斜鼻型骨折には有用である。鼻骨のアーチ形状の不整や左右への偏位，鼻中隔の偏位が把握できる。徒手整復前に，整復の方向を確認する。

2）鼻骨側面像

■体　位
　　側臥位または坐位
　　・頸部を回旋させて側頭部を受像面に付け，正中面を受像面と平行（水平，坐位は垂直）にする。

■中心線
　　・受像面に対して垂直な中心線を，鼻根部に入射する。

■X線像
　　・鼻根部から前鼻棘，上顎骨前面まで描出する。
　　・鼻骨，前鼻棘，鼻軟骨，軟部組織，上顎骨前縁を描出する。

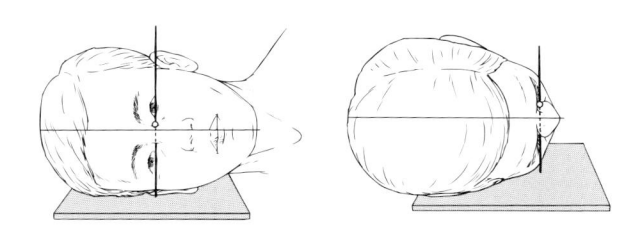

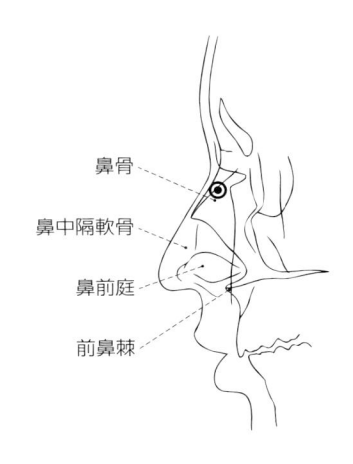

鼻骨
鼻中隔軟骨
鼻前庭
前鼻棘

〔診断・読影のポイント〕

鼻骨の不整や段差，骨と軟部組織の位置関係を把握する。鞍鼻型骨折に有用で，骨折の有無や，徒手整復の適応を判断するのに用いられる。鼻根付近では前頭鼻骨縫合があり，骨折線との鑑別が必要である。鼻根部に比べて鼻骨下縁の骨は薄く，骨折は下半分側に見られる場合が多い。

8. 下顎骨

1）下顎骨正面像

■体　位
　　腹臥位または坐位
　　・前額部を受像面に付け，OM線と正中面を受像面に対して垂直にする。
　　・腹臥位撮影は，胸の下にクッションを敷き上体を上げる。
　　・撮影時は開口位にする。
　　・受傷時は坐位撮影にする。

■中心線
　　・受像面に対して垂直から尾頭方向10°の中心線を，両顎関節の中点を通る後頭部正中面に斜入する。

■X線像
　　・上下は側頭骨関節窩から下顎骨オトガイ部までの下顎骨全体を描出する。
　　・鼻中隔と軸椎歯突起が一致し，関節結節の下に下顎頭を描出する。
　　・下顎骨は上下に伸展して描出する。

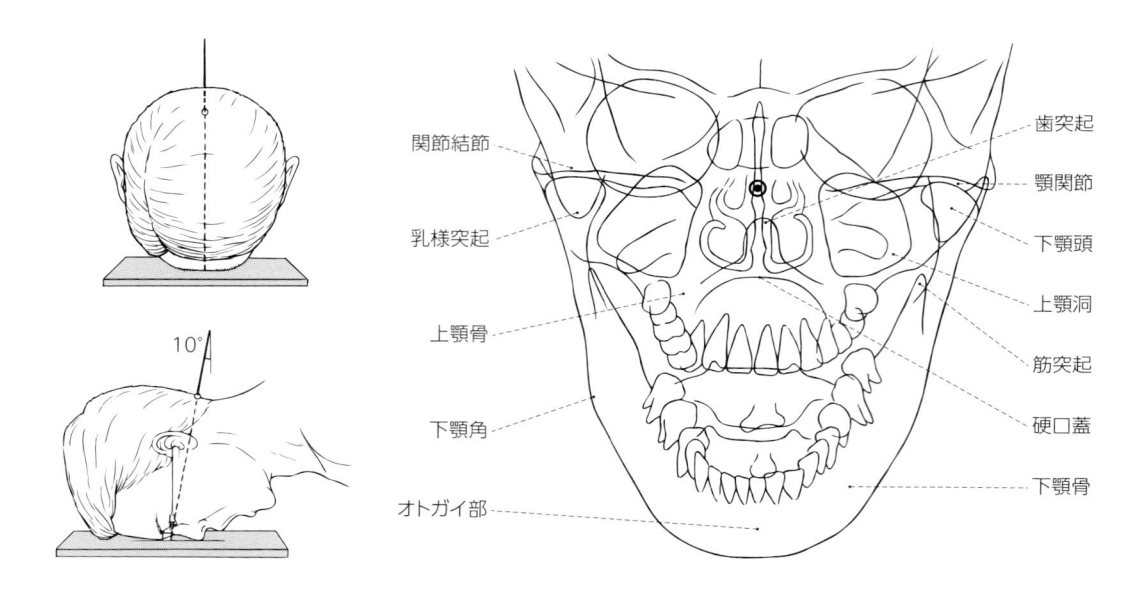

〔診断・読影のポイント〕

下顎骨，顔面の骨折を概略的に診断できる。眼窩周囲，頬骨，上顎骨の骨縁の連続性を確認する。下顎頭の水平的位置の左右がないことを確認した後，下顎頭頸部から下顎枝の外側，内側の骨縁，下顎角からオトガイ部まで下縁の連続性を確認する。連続性が断たれている場合には他の撮影により確認する。副鼻腔炎の診断のため，特に上顎洞の透過性の程度を観察する。

2）下顎骨斜位像

■ 体 位

坐位
- 垂直から 15°傾斜させた受像面に側頭部を付け，顔面の正中面を受像面と平行にする。
- 頭頂部の正中面は，下顎角および大臼歯部を目的とする場合は，受像面に対して平行より非検側へ 10°回旋する。
- 同様に小臼歯部を目的とする場合は，頭頂部の正中面は，受像面に対して平行または検側へ 10°回旋する。

■ 中心線
- 水平から尾頭方向 10°の中心線を，大臼歯および下顎角を目的とする場合は，検側下顎下面の大臼歯部に，また小臼歯には小臼歯部に斜入する。

■ X 線像
- 上顎歯根部，下顎頭から下顎骨まで描出する。
- 目的部位に応じ，上下の第 1 大臼歯から後方の歯槽骨および下顎角を，また犬歯から第 2 小臼歯部までを描出する。

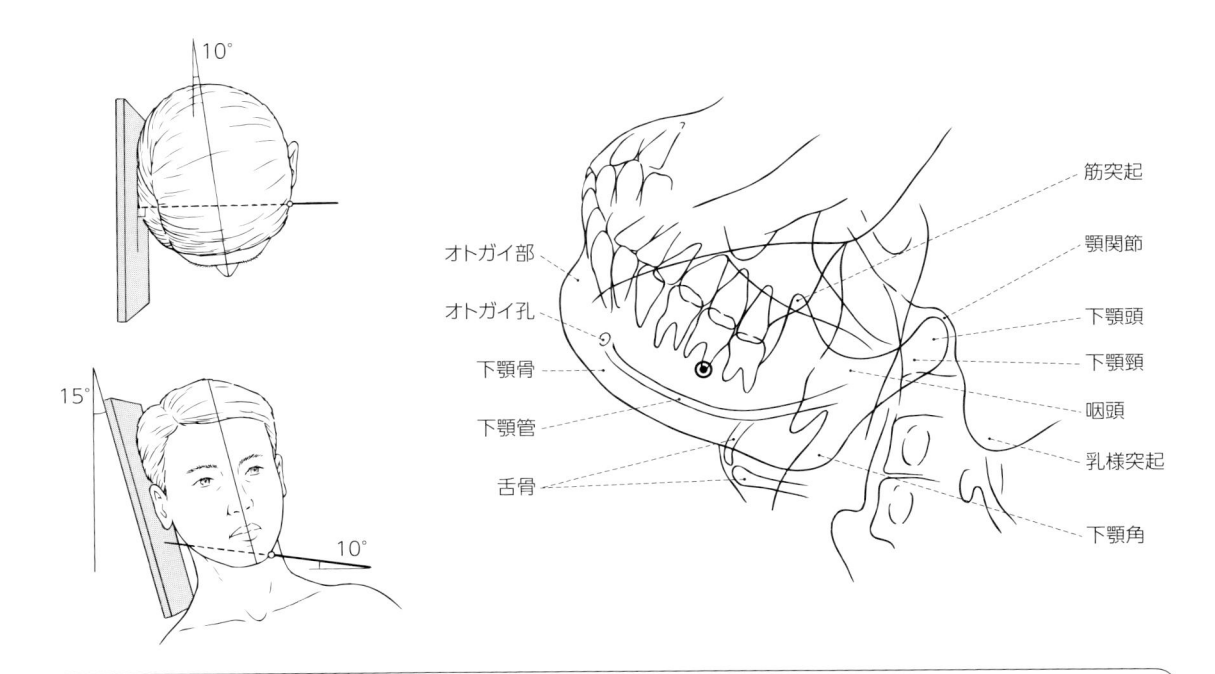

〔診断・読影のポイント〕

犬歯部から下顎枝部までの下顎骨体と下顎骨下縁が舌骨，頸椎と重複することなく観察できる。犬歯部から下顎枝部の下顎骨骨折が疑われた場合に，この撮影により目的部位を詳細に観察する。顎下腺の腺体内唾石および導管内の唾石は下顎体部と重なって観察されるため，他の撮影が好ましい。

9. 顎関節

1）顎関節シューラー像　Schüller's view

■ 体　位

　　腹臥位または坐位
- 頸部を非検側へ回旋して側頭部を受像面に付け，正中面は受像面と平行にして耳垂直線は中心線入射方向と平行にする。
- 外耳孔を受像面の中心に対して頭頂側へ 2 cm，後方へ 1 cm の位置に合わせる。
- 開口位，閉口位で撮影する。

■ 中心線
- 受像面に垂直から頭尾方向 25°の中心線を，非検側外耳孔の前方 1 cm の点から頭頂側へ 7 cm の点に，耳垂直線に平行に斜入する。

■ X線像
- 検側側頭骨下顎窩，関節結節および下顎頭を描出する。
- 正常な開口位像は，下顎頭が関節結節の上に位置し，脱臼はそれより前方へ移動する。

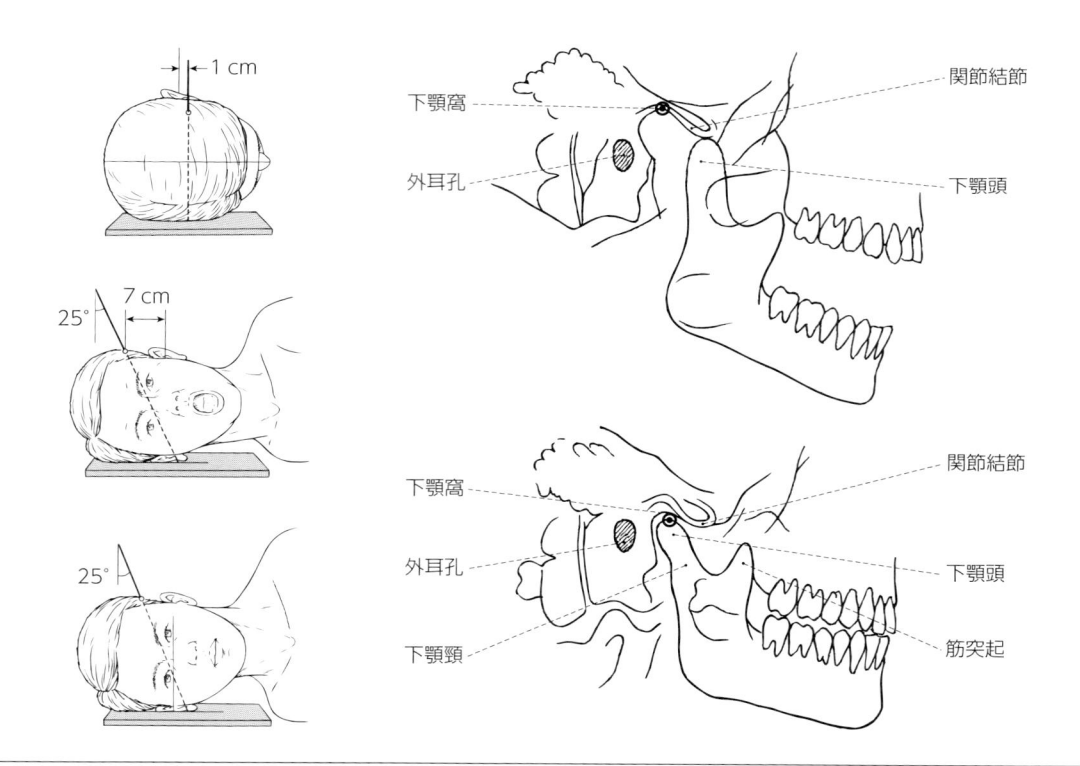

〔診断・読影のポイント〕

下顎頭は閉口位では関節窩内のほぼ中央に位置し，関節窩と重なることなく，下顎頭外側の辺縁が観察できる。変形性顎関節症の場合には下顎頭上縁皮質骨の断裂，変形が観察される。異常が認められた場合には他の撮影を追加する。開口によって前方に滑走し，関節結節よりもやや前方に位置する。閉口位と開口位での下顎頭の位置を比較して，下顎頭の滑走状況を確認する。

2）顎関節経眼窩像（Grant-Lanting 像）

■体　位
　背臥位
- 後頭部を受像面に付け，正中面は受像面に対し垂直から検側へ 20°回旋し，OM 線は垂直にする。
- 頭蓋骨長軸（耳垂直面と正中矢状面が交差する線）を，中心線入射方向と平行にする。
- 撮影時は開口位にする。

■中心線
- 受像面に垂直から頭尾方向 20°の中心線を，検側眼窩中央に斜入する。

■X 線像
- 上下は眼窩上縁から上顎洞下縁まで，左右は頬骨から上顎洞内壁まで描出する。
- 拡大した眼窩内に，正常では側頭骨関節結節と下顎頭が関節円板の空間を空けて描出する。
- 下顎枝は上顎洞内に上下に伸展して描出する。

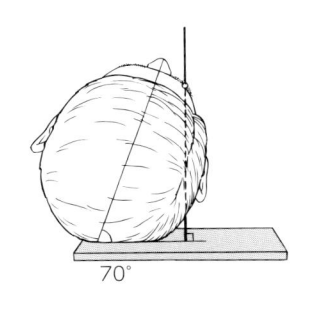

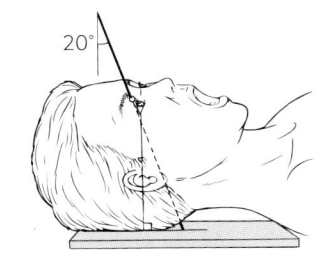

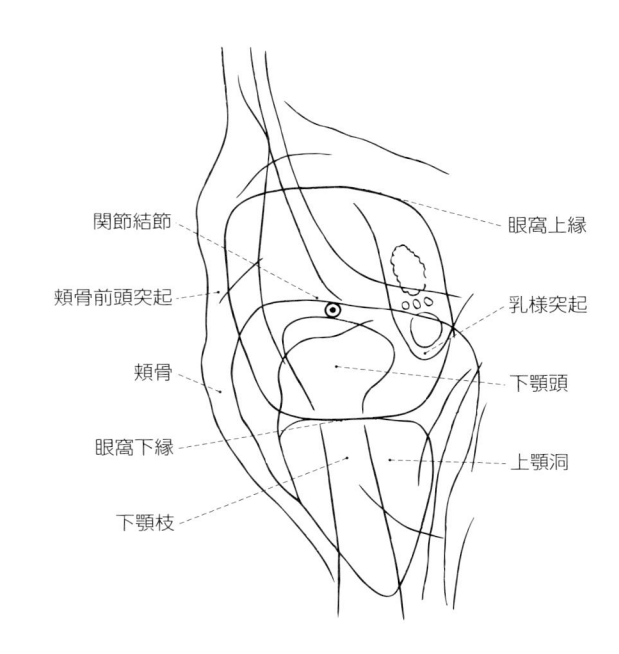

〔診断・読影のポイント〕

開口によって下顎頭は前方に滑走し，比較的薄くて均一な眼窩像の内に，下顎枝は上顎洞内に正面像が観察できる。顎関節症において下顎頭上縁の変形を診断する場合，他の画像で下顎骨，特に下顎頭，下顎枝頸部の骨折が疑われる場合にオーダーされる。下顎枝内外側の骨縁の連続性を確認すること。関節に痛みがあったり，骨折の場合には開口しにくい状況にあるが，できるだけ開口してもらうことにより下顎頭が鮮明に撮影できる。

【2】椎骨撮影法

1. 頸 椎

1）頸椎正面像

■体 位
- 坐位で両肩甲部と後頭部を受像面に付け，頭部と上体の正中面は垂直にする。
- 下顎下縁と外後頭隆起を結ぶ線を水平から下方へ10°傾斜する。
- 頭部のOM線を水平より頭頂側へ30°傾斜してもよい。
- 受傷時は背臥位で，頭部および頸部の正中面を受像面に垂直にする。
- 呼吸停止時に撮影する。

■中心線
- 水平から尾頭方向10°の中心線を，喉頭隆起の正中面に斜入する。
- 受傷時は背臥位撮影で，垂直より尾頭方向20°で，喉頭隆起の正中面に斜入する。

■X線像
- 第3頸椎から下方の頸椎，および第1胸椎を描出する。
- 第4・5頸椎外側に甲状軟骨側板の骨化像を描出する。
- 第6・7頸椎椎体の上外側に椎弓根部を描出する。
- 椎間腔およびルシュカ関節を描出し，椎体中央に棘突起と気管を描出する。
- 上関節突起および下関節突起は連続した側方塊として描出する。

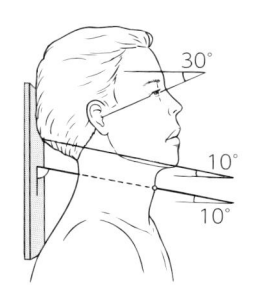

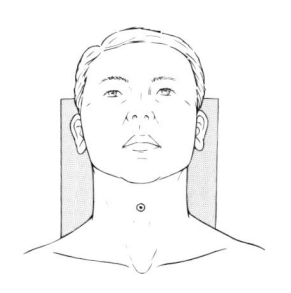

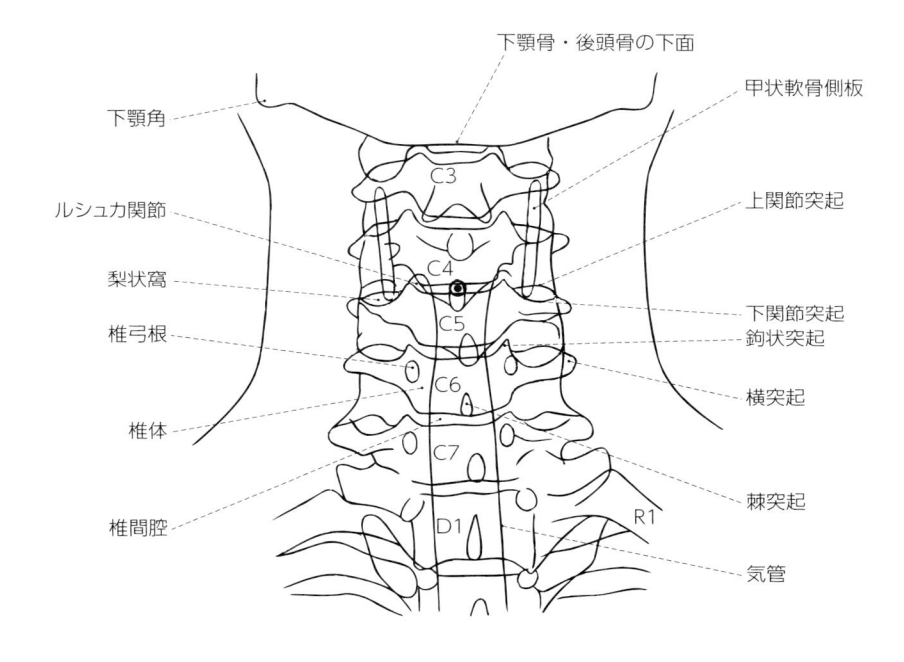

〔診断・読影のポイント〕

中下位頸椎から第1胸椎までを描出する。頸椎椎間板ヘルニアや頸椎症に代表される変性疾患では椎間の狭小化や椎体やルシュカ関節の骨棘形成などを認める。棘突起間の拡大は，外傷性の頸椎亜脱臼などの不安定症を示唆する。頸肋ではC7高位に肋骨を認める。

1. 頸　椎

2）頸椎側面像

■体　位
- 坐位で肩の外側を受像面に付け，頭部から上体の正中面は垂直で，同時に受像面に対して平行にする。
- 両肩を下垂させ，顔をやや前方に出し，正中面は垂直にする。
- 無意識に動く患者や小児には介助者が側頭部を保持する。
- 背臥位撮影は頭部および上体の正中面を垂直にし，両上肢は静かに下垂する。
- 呼吸停止時に撮影する。

■中心線
- 水平な中心線を喉頭隆起（第4頸椎）の高さで，受像面に垂直に入射する。
- 背臥位撮影では，水平な中心線で第4頸椎に対して入射する。

■X線像
- 環椎から第7頸椎まで描出する。
- 第2頸椎以下の椎体，椎間腔，上関節突起，下関節突起，椎間関節，脊柱管，棘突起，軟部組織を描出する。
- 乳様突起は環椎に重複し，両側の下顎枝が一致して描出し，椎体の前方に気管，舌骨を描出する。

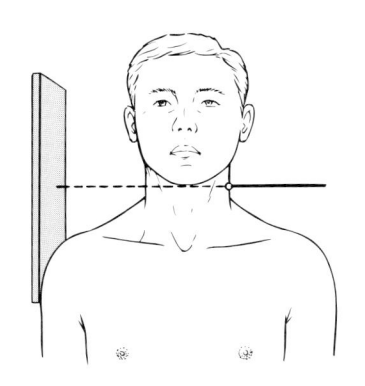

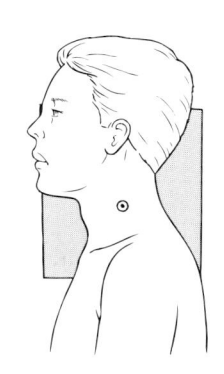

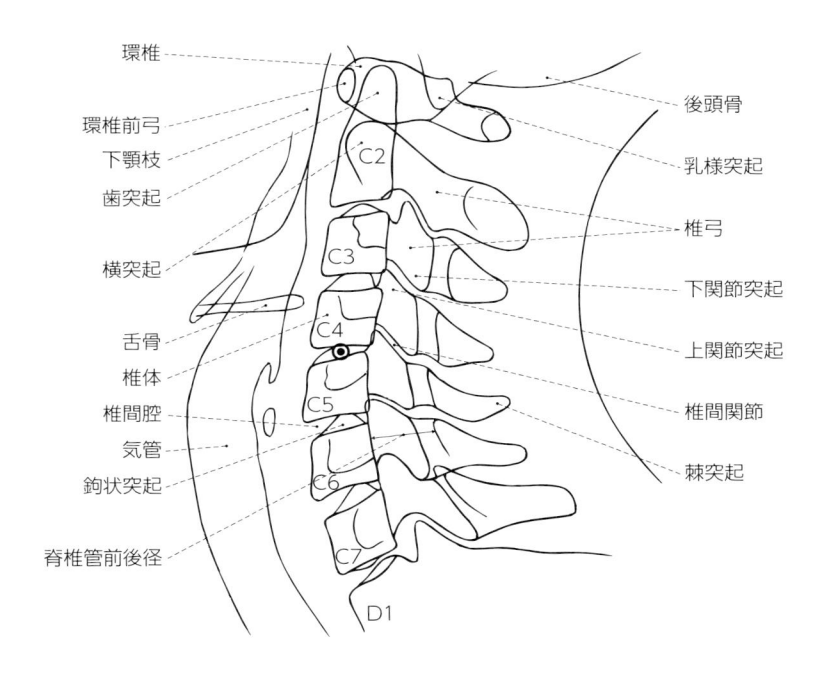

〔診断・読影のポイント〕

頸椎正面像よりも得られる情報は多い。頸椎全体のアライメントを描出でき通常は前弯を示すが，変性や外傷による不安定性や重度の頸部痛を呈す場合は前弯の消失や後弯変形などを示す。椎体や椎間関節の骨棘形成，椎間の狭小化，すべり症などは変性疾患でみられる特徴的な所見である。脊柱前後径が 12 mm 以下の場合は，脊髄症状を発症しやすい。また，椎体の軟部組織陰影の腫脹は外傷性出血や細菌性脊椎炎などの存在を疑う。

1. 頸 椎

3) 環椎・軸椎正面像

■ 体 位
- 坐位または臥位で後頭部を受像面に付け，頭部正中面および上顎切歯と乳様突起を結ぶ線を受像面に垂直にする。
- 高齢者は上顎切歯と乳様突起を結ぶ線を垂直より頭頂側へ 5°傾斜する。
- 開口して呼吸停止時に撮影する。

■ 中心線
- 坐位は水平の中心線，背臥位は垂直の中心線で，上顎切歯下端の正中面に，受像面に垂直に入射する。
- 頭部の安静が必要な場合の中心線は，頭部正中面と上歯の咬合面の角度を一致させる。
- 近接撮影する。

■ X 線像
- 口腔内上方に上顎切歯先端と後頭骨下面が一致し，環椎，歯突起，第 2 頸椎を描出する。
- 左右の環椎後頭関節，外側環軸関節と正中環軸関節を描出する。

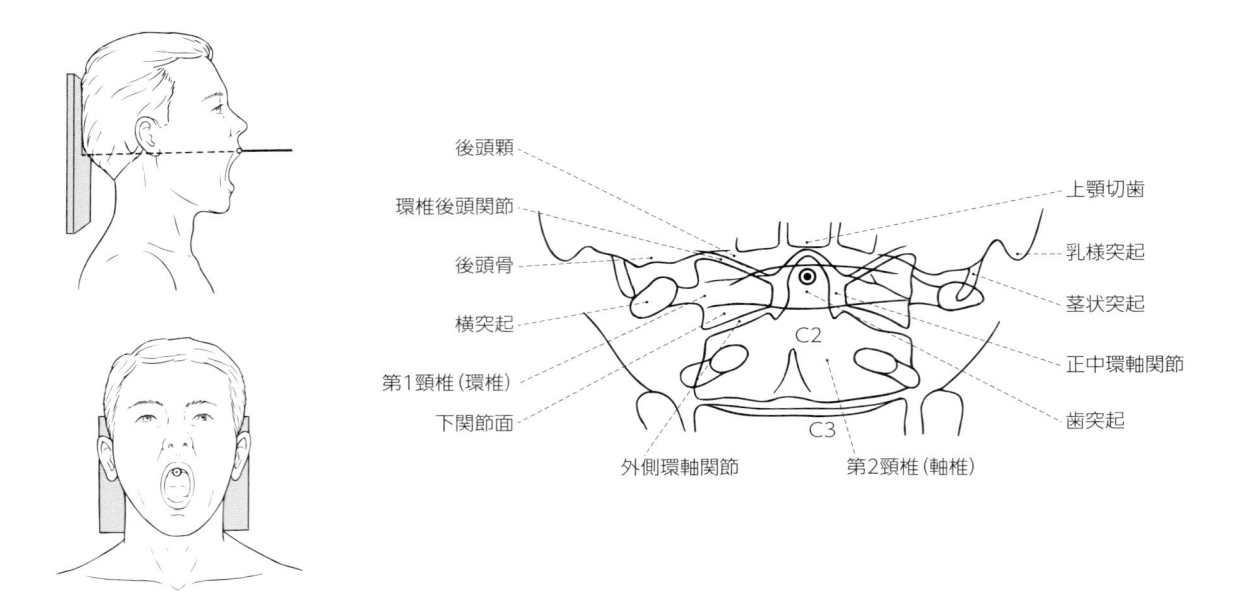

〔診断・読影のポイント〕

環椎骨折（ジェファーソン骨折）や関節リウマチなどの脊椎炎では環軸関節裂隙の狭小化や左右差，環椎外側塊の非対称を認める。軸椎の歯突起骨折の診断にも有用である。一部の環軸関節回旋位固定の診断にも使用されるが，一般に斜頸が強い場合の描出は困難である。

4）頸椎前屈位側面像

■ 体　位
- 坐位で肩の外側を受像面に付け，頭部から上体の正中面は垂直で，同時に受像面に対して平行にする。
- 両肩を下垂させ，顎を頸部に引き付けるように前屈する。
- 前屈したとき両肩が上がらないようにし，矢状面と受像面の平行性を保つ。
- 無意識に動く患者や小児には介助者が側頭部を支える。
- 受傷直後，疼痛が激しい場合は耐えられる範囲内の前屈に留める。
- 呼吸停止時に撮影する。

■ 中心線
- 水平の中心線で，喉頭隆起（第4頸椎）の高さで受像面に垂直に入射する。

■ X線像
- 環椎から第7頸椎までの椎体，上関節突起，下関節突起，棘突起，椎間腔，椎間関節，脊柱管，棘突起を描出する。
- 両下顎枝が一致し，乳様突起が環椎に重複し，椎体の前方に気管，舌骨が描出する。
- 椎体後縁，椎間関節が一致して描出する。
- 環椎から第6頸椎までの椎体の前後縁のラインが後方へ凸に描出され，異常がある場合には曲線性が失われる。

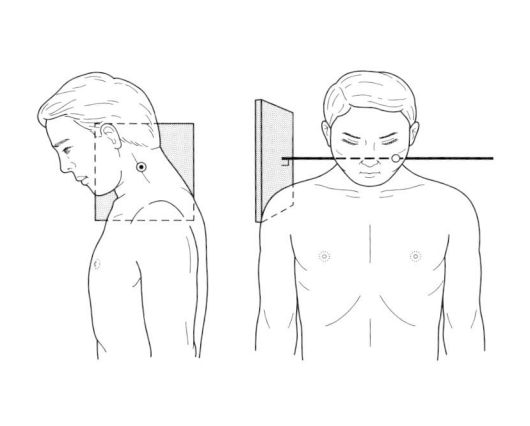

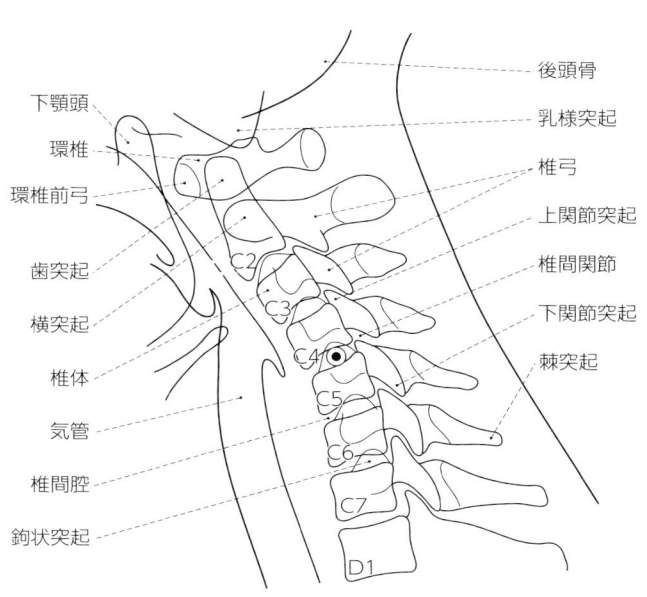

〔診断・読影のポイント〕

基本的に頸椎側面像に準ずる。椎体の不安定性，特に上位頸椎（環椎）の前方移動による環軸関節亜脱臼や，中下位頸椎の前方すべりが評価できる。

1. 頸椎

5）頸椎後屈位側面像

■体位
- 坐位で肩の外側を受像面に付け，頭部から上体の正中面は垂直で，同時に受像面に対して平行にする。
- 両肩を下垂させ，顔は上を向くように後屈する。
- 後屈したとき両肩が上がらないように矢状面と受像面の平行性を保つ。
- 患者が座る椅子は，上体の正中面が垂直になる位置にする。
- 受傷直後，疼痛が激しい場合は耐えられる範囲内の後屈に留める。
- 無意識に動く患者や小児には介助者が側頭部を支える。
- 呼吸停止時に撮影する。

■中心線
- 水平の中心線で，喉頭隆起（第4頸椎）の高さで受像面に垂直に入射する。

■X線像
- 環椎から第7頸椎までの椎体，上関節突起，下関節突起，棘突起，椎間腔，椎間関節，脊柱管，棘突起を描出する。
- 両下顎枝が一致し，環椎は乳様突起が重複し，椎体の前方に気管，舌骨を描出する。
- 椎体後縁，椎間関節が一致して描出する。
- 環椎から第7頸椎までの椎体の前後縁のラインが前方へ凸に描出され，異常がある場合には曲線性が失われる。

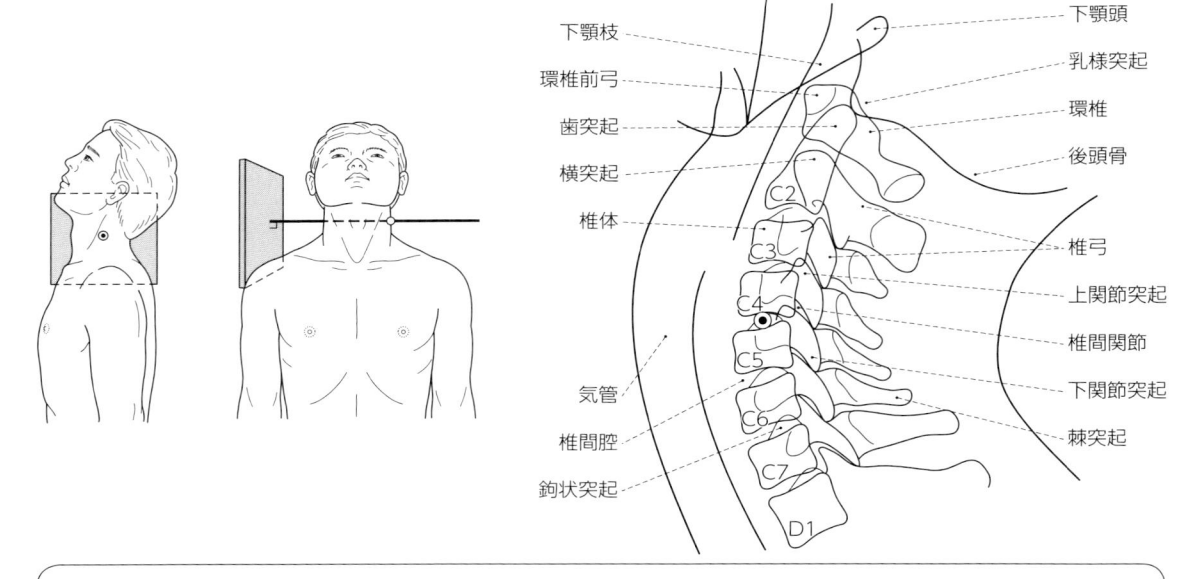

〔診断・読影のポイント〕

基本的に頸椎側面像に準ずる。椎体の不安定性，特に中下位頸椎の後方すべりが評価できる。後屈側面像は脊柱前後径が狭くなるため，発育性脊柱管狭窄の診断には必須である。

6）頸椎斜位像

■ 体　位
- 坐位で非検側の肩を受像面に付け，背面と受像面との角度を50°にする。
- 頭部から上体の前額面を同一平面にし，脊柱を伸ばして頭部は少し前方に出す。
- 無意識に動く患者には介助者が側頭部を保持する。
- 臥位撮影は頭部と体幹部を同時に回転させて，背面と受像面の角度を50°にする。
- 角度設定が完了した段階で，頭部と体幹部の下にスポンジを挿入する。
- 呼吸停止時に撮影する。

■ 中心線
- 水平から尾頭方向15°の中心線を第4頸椎の高さで，胸鎖乳突筋の前面に斜入する。
- 頸部前弯が強い場合はその程度に合わせ水平から20°の入射角を設定する。
- 背臥位撮影は第4頸椎に対して垂直より尾頭方向15°で斜入する。

■ X線像
- 第2頸椎から第1胸椎までの椎間孔，鉤状突起，ルシュカ関節を描出する。
  ⇨修正用9パターン　212ページを参照

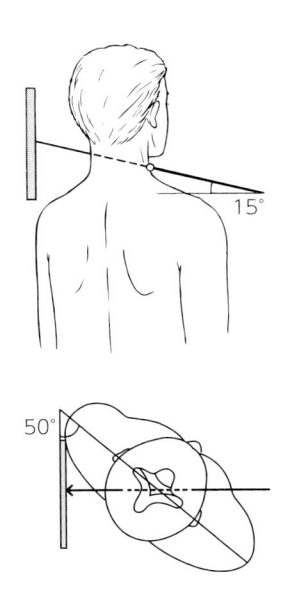

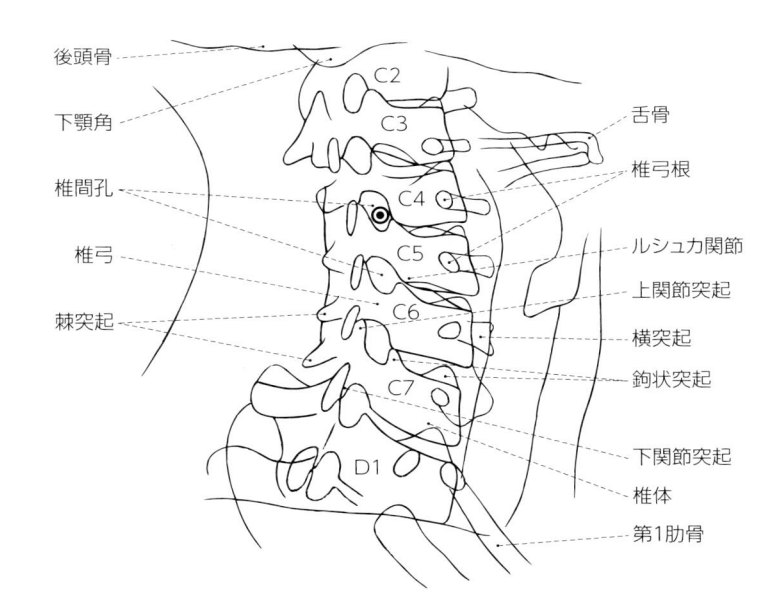

〔診断・読影のポイント〕
頸椎椎間板ヘルニアや頸椎症に代表される変性疾患では椎間の狭小化や椎体やルシュカ関節の骨棘形成などを認める。特に神経根の走行部である椎間孔の骨棘による狭小が観察される。

2. 胸　椎

1）胸椎正面像

■体　位
・背臥位で胸椎の長軸を受像面の中心線に合わせ，胸部前面を水平にする。
・上肢は体側において膝を屈曲し，後弯が強い場合は腰部にスポンジを敷く。
・呼吸停止時に撮影する。

■中心線
・垂直の中心線で，胸骨上窩と剣状突起の中点の高さで正中面に入射する。
・後弯の程度に合わせ上位胸椎では垂直より尾頭方向5°から10°，下位胸椎には頭尾方向の角度を付けて，指示胸椎に向けて入射する。

■X線像
・第1胸椎から第12胸椎までを描出し，椎体上縁および下縁が一致して椎間腔を描出する。
・各椎体の外側上縁に2個の椎弓根を描出し，縦隔の胸椎左右に軟部組織陰影を描出する。

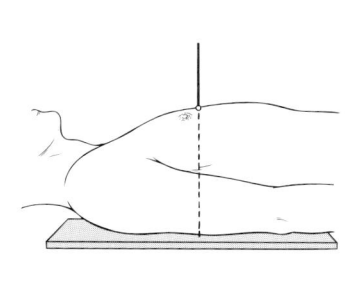

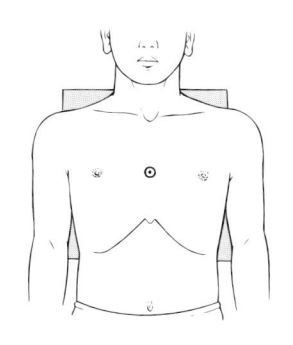

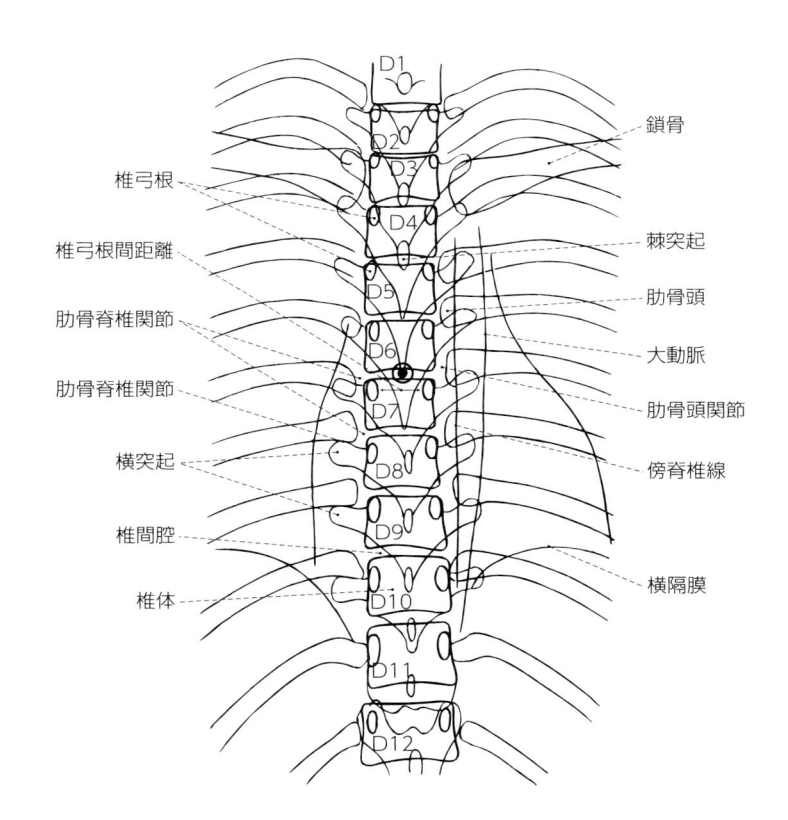

〔診断・読影のポイント〕

胸椎は肋骨を介して胸郭を形成し可動性が少ないため変性変化が出現しづらく，頸椎・腰椎と比較して疾患の頻度が少ない．全体像では側弯（半椎，癒合椎などの）の有無を観察し，椎弓根の消失では転移性脊椎腫瘍などの腫瘍性病変，軟部組織陰影の腫脹では脊椎カリエス，化膿性脊椎炎の存在を疑う．

2. 胸　椎

2. 胸 椎

2）胸椎側面像

■ 体 位
- 側臥位で胸椎の長軸を受像面の中心線に合わせ，両上肢は挙上させ膝は屈曲する。
- 上位および下位胸椎の正中線を受像面と同じ高さにし，中央部正中面はやや下方に凸の曲面状にして前額面は垂直にする。
- 吸気停止時に撮影する。

■ 中心線
- 垂直の中心線を胸骨上窩と剣状突起の中点で背面より 6 cm 前方に入射する。

■ X 線像
- 第 3 胸椎から第 12 胸椎を描出し，椎体上縁および下縁が一致し椎間腔を描出する。
- 椎体後方の左右椎間孔および椎間関節がわずかにずれて描出する。

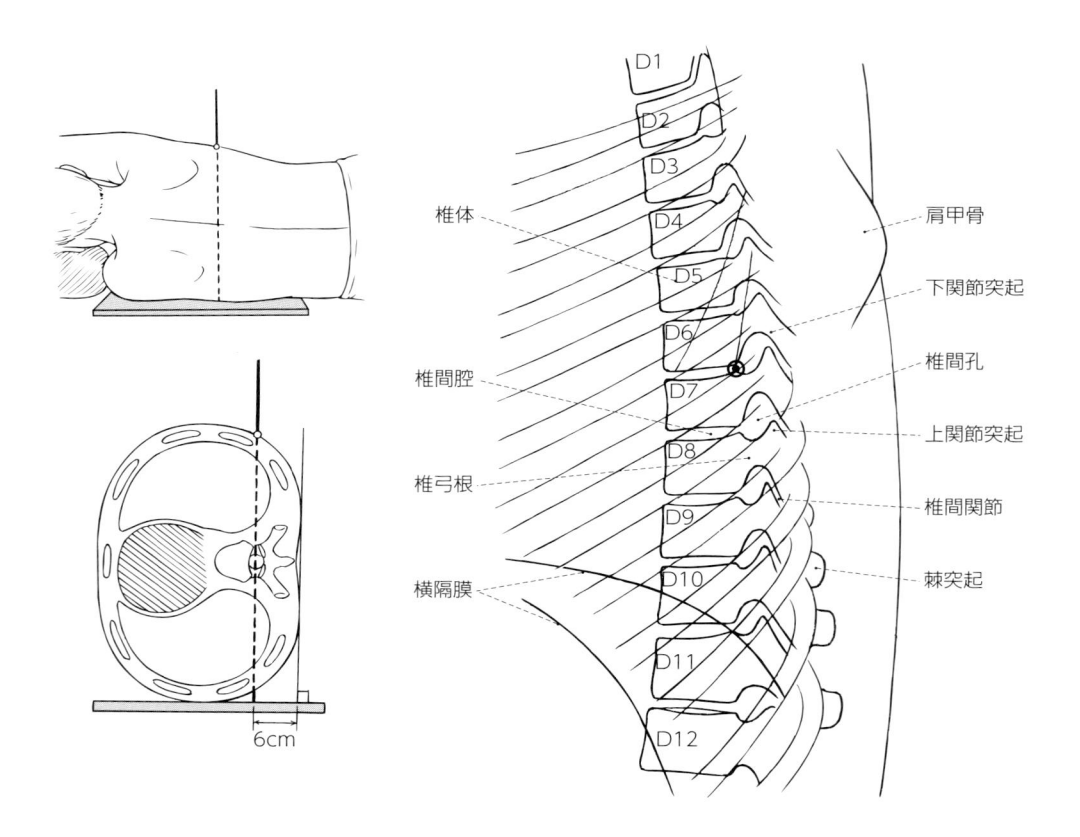

〔診断・読影のポイント〕

後弯の程度，椎体圧壊，椎間板腔に注意して読影する。胸椎に特徴的な疾患として上位から中位胸椎では後縦靱帯骨化症，下位胸椎では黄色靱帯骨化症が挙げられるが，正確な側面像が撮像されていないと診断が困難である。

3）胸椎斜位像

■ 体　位
- 臥位で胸椎の長軸を受像面の中心線に合わせ，両上肢は頭部へ挙上し，背面と受像面との角度を 45°にする。
- 上位胸椎に対して下位胸椎の高さが低い場合は，下位胸椎および腰部にクッションを入れる。
- 吸気停止時に撮影する。

■ 中心線
- 垂直の中心線で，胸骨上窩と剣状突起の中点の高さで，正中線から上体の挙上側 12 cm の点に入射する（胸厚 20 cm の標準体）。
- 上位胸椎側が下位胸椎に対して高い場合は垂直より尾頭方向 5°から 10°で斜入。

■ X 線像
- 第 1 胸椎から第 12 胸椎を描出し，椎体上縁および下縁が一致し，椎間腔を描出する。
- 椎体中央に受像面側の肋骨頭と横突起が，その後方に棘突起を描出する。

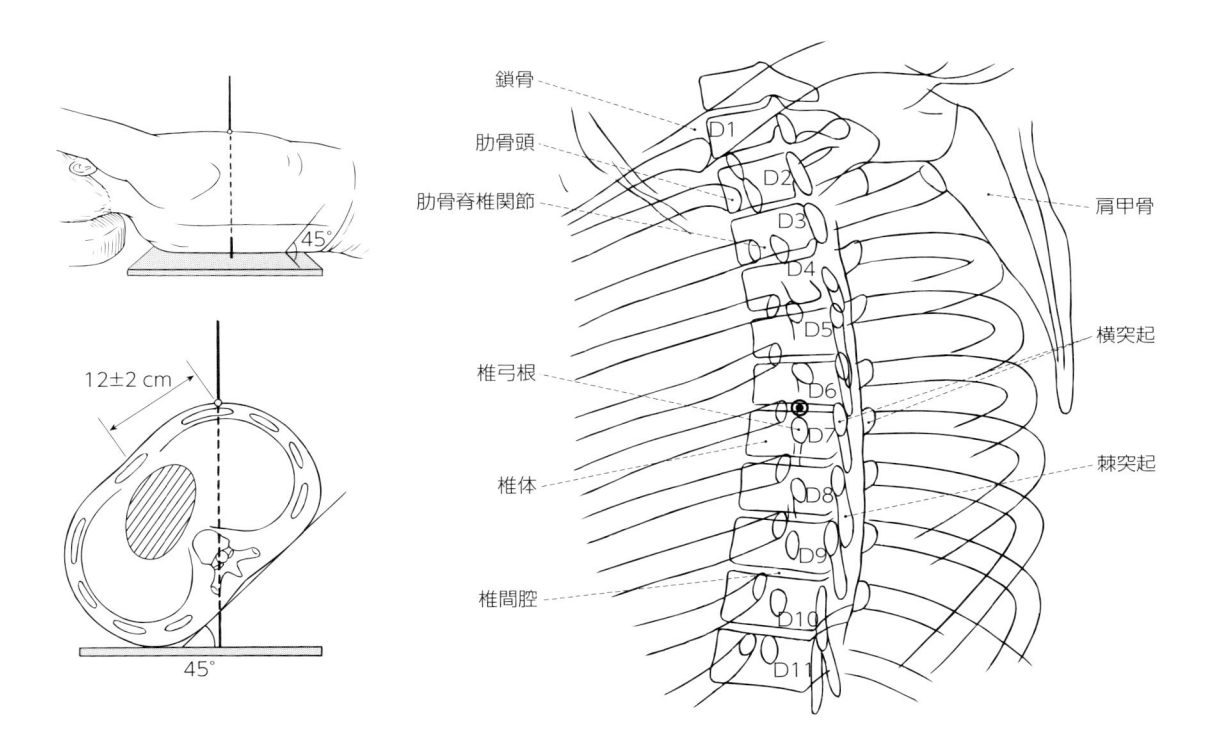

〔診断・読影のポイント〕

側面像で椎体が肩との重なる上位胸椎や肝臓と重なる下位胸椎の評価が可能である。椎弓根が確認できることから椎弓根スクリューの設置位置の確認にも利用できる。

2. 胸　椎

4）上部胸椎側面像

■体　位
- 側臥位で胸椎の長軸を受像面の中心線に合わせ，背面を受像面との角度を70°にし，受像面側の上肢は肩を前方に出し，肘は屈曲して挙上する。
- 焦点側の肩と上腕を後方に引き，肘は軽度屈曲して前腕を腰部に置く。
- 頭部から胸椎の正中面の水平性はクッションを入れて調節する。
- 坐位撮影は頭部から体部の正中面を垂直にし，受像面に対して70°斜位にする。
- 両上肢の体位は臥位撮影と同様にする。
- 吸気停止時に撮影する。

■中心線
- 垂直より尾頭方向5°から10°の中心線で，上腕骨頭の前面に斜入する。
- 坐位撮影の場合も臥位と同様にする。

■X線像
- 下位頸椎から上位胸椎までの斜位像を描出する。
- 椎体上縁および下縁は一致し，椎間腔，左右の椎弓および椎間孔はずれて描出する。

5°～10°

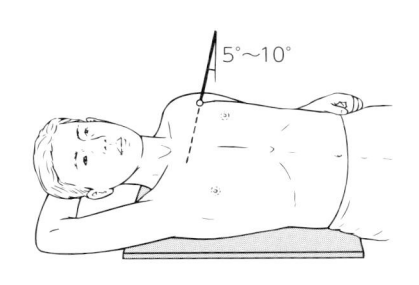

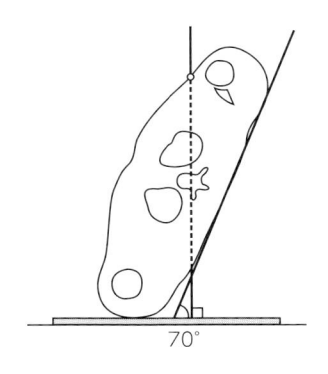

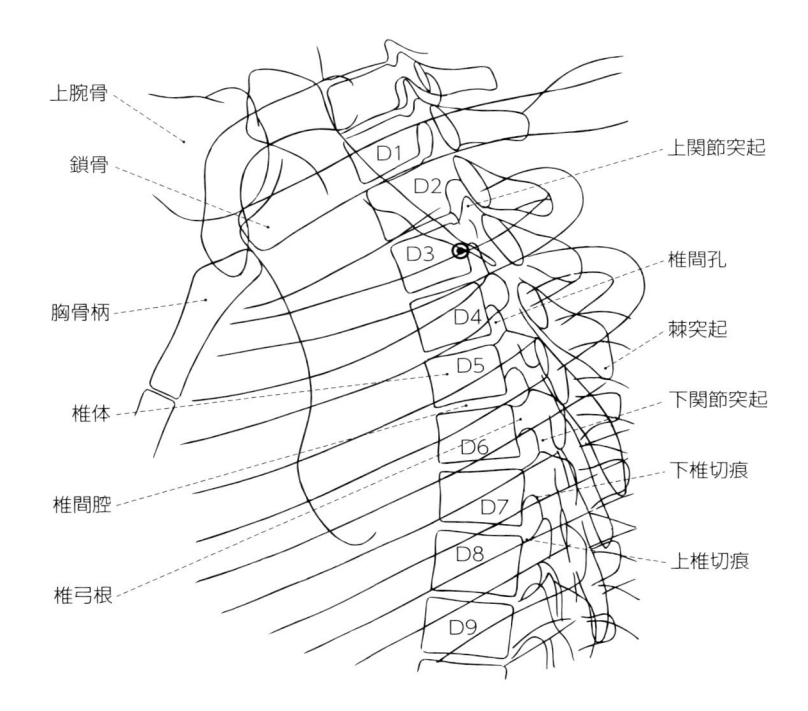

70°

上腕骨
鎖骨
胸骨柄
椎体
椎間腔
椎弓根

D1
D2
D3
D4
D5
D6
D7
D8
D9

上関節突起
椎間孔
棘突起
下関節突起
下椎切痕
上椎切痕

〔診断・読影のポイント〕

下位頸椎から上位胸椎は脊椎損傷の好発部位の一つであるが，肩との重なりのため骨折・脱臼の見落としが生じやすい高位である．外傷患者では特に椎体の圧壊，脱臼の有無に注意を要する．

3. 腰 椎

1）腰椎正面像

■体　位
- 背臥位で腰椎の長軸を受像面の中心線に合わせ，胸部および骨盤部の前額面を水平にする。
- 上肢は体側に置き，膝は屈曲して立て膝にする。
- 呼気停止時に撮影する。

■中心線
- 垂直の中心線で，肋骨弓下縁（第3腰椎）の高さで正中面に入射する。

■X線像
- 第1腰椎から仙椎を描出し，椎体上縁および下縁が一致し，椎間腔を描出する。
- 椎体の中央に棘突起，外側に横突起を，椎体上縁両側に椎弓根を描出する。
- 上・下の関節突起と椎弓が椎体に重複し，その中間に椎間関節を描出する。

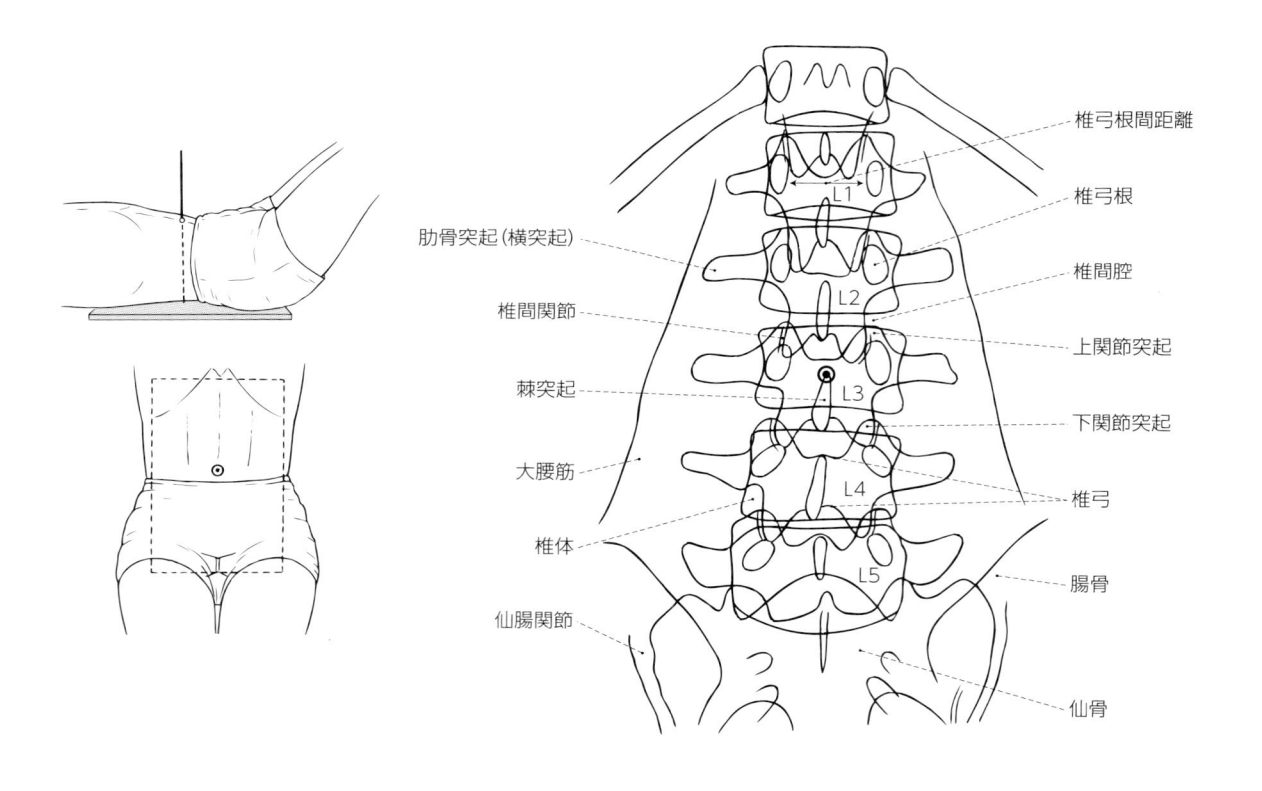

〔診断・読影のポイント〕

腰椎正面アライメント，骨棘形成や椎間狭小などの変性変化，外傷（圧迫骨折や横突起骨折）などの診断に用いる。L1から仙骨上部の範囲の撮影が必要である。椎弓根の消失や椎体の圧潰像は腫瘍性病変を疑い，大腰筋の腫脹は化膿性脊椎炎や椎間板炎などの感染性疾患を疑う。

2）第 5 腰椎正面像

■体　位
- 背臥位で腰椎の長軸を受像面の中心線に合わせ，腰部から骨盤部の前額面を水平にする．
- 上肢は体側におき，膝は屈曲して立て膝にする．
- 呼気停止時に撮影する．

■中心線
- 男性は垂直より尾頭方向 10°，女性は 20°の中心線で，腸骨稜（Jacoby 線）の高さで正中面に斜入する．

■X 線像
- 第 5 腰椎椎体上縁が一致し，下縁と仙骨上縁はわずかに二重像になり椎間腔を描出する．
- 椎体の中央に棘突起，外側には椎弓根，肋骨突起（横突起）を描出し，仙骨は正面像となる．

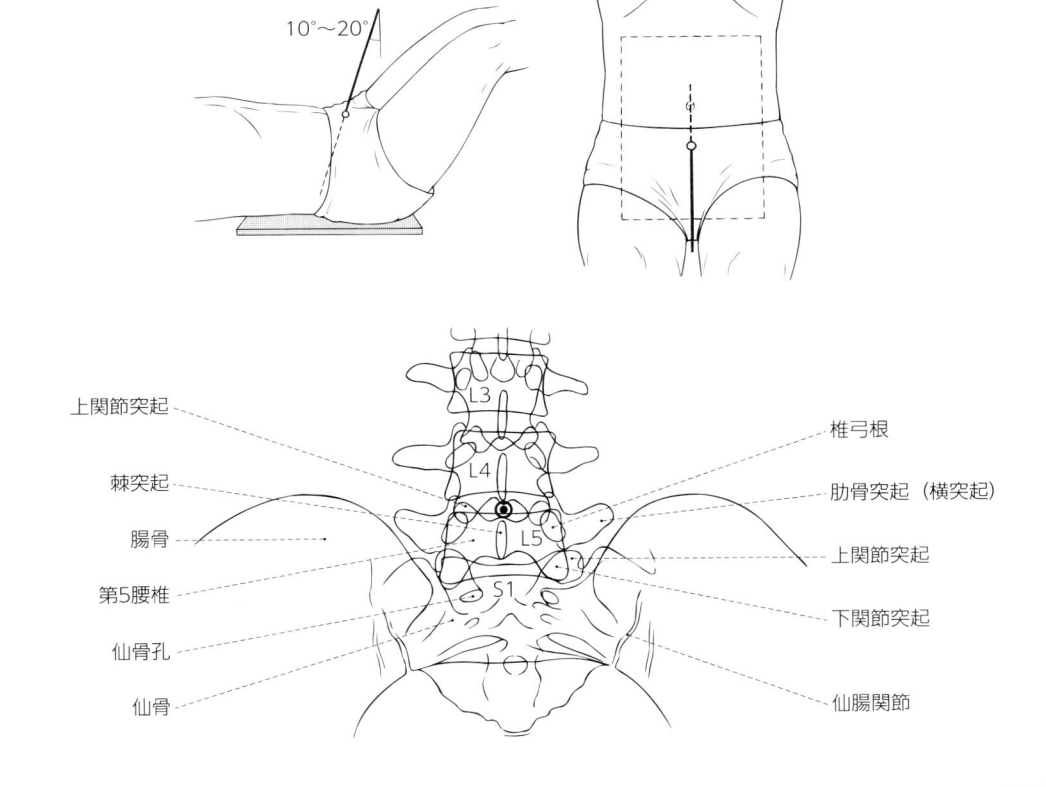

〔診断・読影のポイント〕
腰椎は前弯しているため通常の正面像では正確な第 5 腰椎の形態評価は困難な場合がある．第 5 腰椎分離症の診断，椎弓根の評価，L5/S1 間の評価が可能となる．

3）腰椎側面像

■ 体　位
- 側臥位で腰椎の長軸を受像面の中心線に合わせ，胸部から骨盤部の前額面は垂直にする。
- 胸椎から骨盤の正中線はやや下方に凸の曲線状とする。
- 腰部全体の正中面が水平にならない場合は側腹下部にクッションを入れる。
- 痛みが激しい場合は時間をかけて，患者自身で体位をとらせる。
- 呼気停止時に撮影する。

■ 中心線
- 垂直の中心線を肋骨弓下縁の高さで，背面より前方へ 7 cm の点に入射する。

■ X線像
- 第1腰椎から仙椎を描出し，椎体上縁および下縁が一致して椎間腔を描出する。
- 椎体後方に椎弓，椎間孔，上関節突起，下関節突起，棘突起が描出する。
- 第4・第5腰椎は腸骨に重複する。

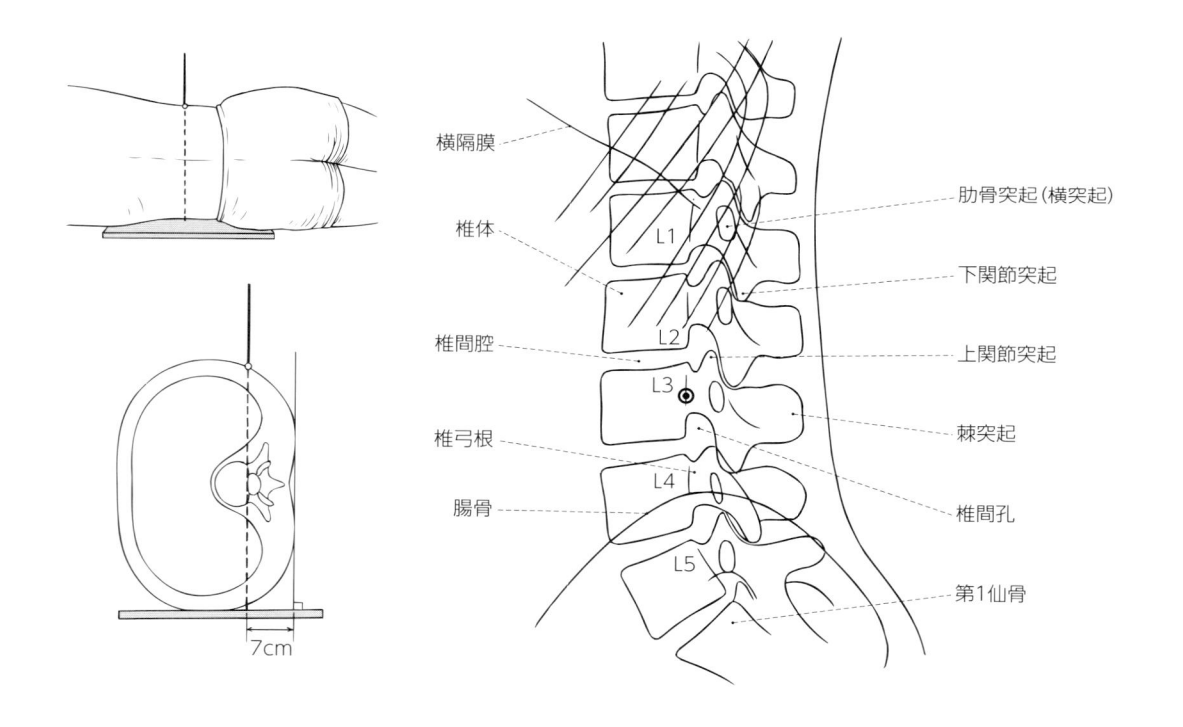

〔診断・読影のポイント〕

腰椎側面のアライメント，骨棘形成や椎間狭小やすべりなどの変性変化，外傷（圧迫骨折や破裂骨折横など）などの診断に用いる。

4）腰椎斜位像

■ **体　位**
- 臥位で腰椎の長軸を受像面の中心線に合わせ，背面と受像面との角度を 35°にする。
- 検側の膝は軽度屈曲して外転，非検側の膝は屈曲して立て膝にする。
- 痛みが激しい場合は 35°に傾斜したスポンジを背面に入れる。
- 呼気停止時に撮影する。

■ **中心線**
- 垂直の中心線を肋骨弓下縁の高さで，腹部の正中線から非検側へ 7 cm の点に入射する。

■ **X 線像**
- 第 1 腰椎から第 5 腰椎を描出する。
- 上関節突起と下関節突起間の椎弓，椎間関節，椎体の斜位像を描出する。

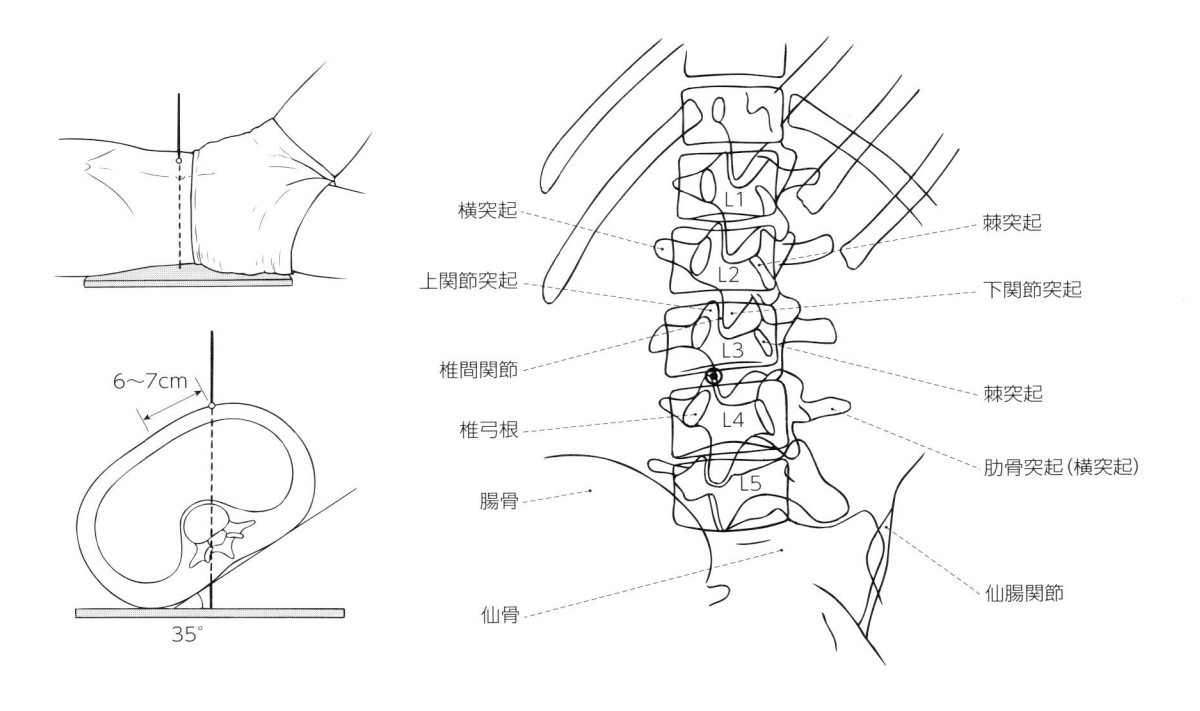

〔診断・読影のポイント〕

椎弓根から椎弓への移行部である峡部に分離がある場合に分離症の診断が可能である。椎間関節の変形性変化，椎弓根消失時の腫瘍性疾患の診断に有用である。

3. 腰　椎

5）腰椎前屈位側面像

■体　位
- 側臥位で腰椎の長軸を受像面の中心線に合わせ，胸部から骨盤部の前額面は垂直にする。
- 両手で両膝を抱え込み，頭部を腹部に近づけるように前屈する。
- 前屈したとき矢状面と受像面の平行性を保ち，水平にならない場合は台側の側腹部にクッションを入れる。
- 疼痛が激しい場合は耐えられる範囲内の前屈に留める。
- 立位の場合は体が動揺しないように注意する。
- 呼気停止時に撮影する。

■中心線
- 受像面に垂直な中心線を肋骨弓下縁（第3腰椎）の高さで，背面より7cmの点に入射する。

■X線像
- 第1腰椎から第5腰椎を描出し，椎体の前・後縁のラインが後方へ凸の曲線状に描出する。
- 椎体上縁，椎体下縁，椎間腔，上関節突起，下関節突起，棘突起を描出する。
- 異常がある場合には椎体の前・後縁のラインの曲線性が失われる。

肋骨
椎体
椎間腔
椎弓根
腸骨

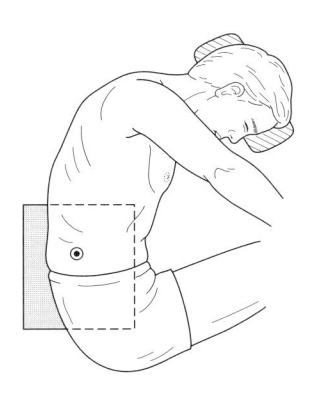

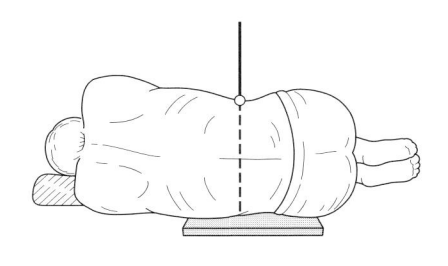

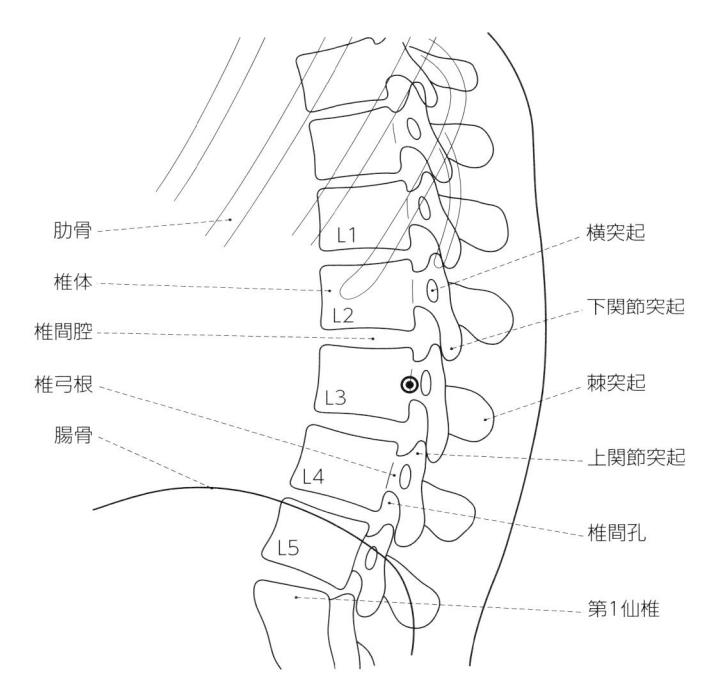

横突起
下関節突起
棘突起
上関節突起
椎間孔
第1仙椎

〔診断・読影のポイント〕

基本的に腰椎側面像に準ずる。
椎体の不安定性，特に椎体の前方すべり（L4が最も頻度が高い），椎間の後方開大（椎間の後方部が広く開く状態）などを評価できる。

3．腰　椎

3. 腰　椎

6）腰椎後屈位側面像

■体　位
- 側臥位で腰椎の長軸を受像面の中心線に合わせ，胸部から骨盤部の前額面は垂直にする。
- 両手を後頭部に当て胸を反らせて，両下肢を後方へ引き，腹部を突き出すように後屈する。
- 後屈したとき矢状面と受像面の平行性を保ち，水平にならない場合は台側の側腹部にクッションを入れる。
- 疼痛が激しい場合は耐えられる範囲内の前屈に留める。
- 立位の場合は体が動揺しないように注意する。
- 呼気停止時に撮影する。

■中心線
- 受像面に垂直な中心線を肋骨弓下縁（第3腰椎）の高さで，背面より7 cmの点に入射する。

■X線像
- 第1腰椎から第5腰椎を描出し，椎体前・後縁のラインが前方へ凸の曲線状に描出する。
- 椎体上縁，椎体下縁，椎間腔，上関節突起，下関節突起，棘突起を描出する。
- 異常がある場合には椎体の前・後縁のラインの曲線性が失われる。

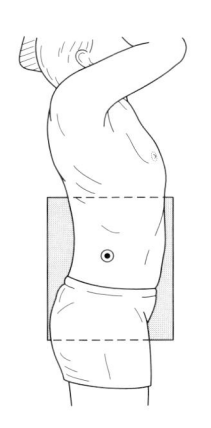

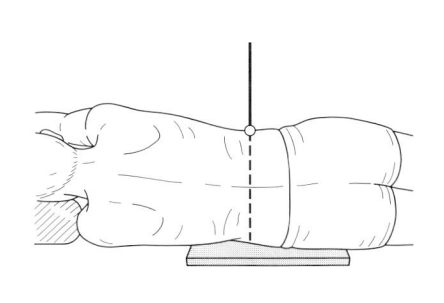

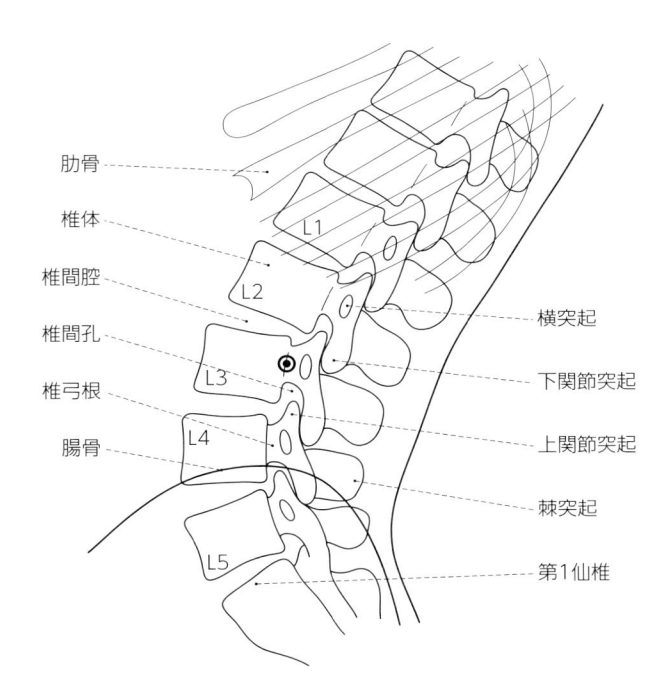

肋骨
椎体
椎間腔
椎間孔
椎弓根
腸骨

L1
L2
L3
L4
L5

横突起
下関節突起
上関節突起
棘突起
第1仙椎

〔診断・読影のポイント〕

基本的に腰椎側面像に準ずる。
椎体の不安定性，特に椎体の後方すべりなどを評価できる。圧迫骨折後の偽関節では椎体前方が開大し椎体内に空洞が生じる。

3．腰　椎

4. 仙骨・尾骨

1）仙骨正面像

■体　位
- 背臥位で腰椎から骨盤部の長軸を受像面の中心線に合わせ，骨盤部の前額面を水平にして，膝は伸展または屈曲位にする。
- 呼気停止時に撮影する。

■中心線
- 膝伸展位は男性は垂直から尾頭方向15°（膝屈曲位5°），女性は25°（膝屈曲位10°）の中心線で，上前腸骨棘の高さの正中面に斜入する。

■X線像
- 仙骨の正面像を描出する。
- 仙腸関節，仙骨孔，仙骨横線を描出する。
- 仙骨の正中線上に恥骨結合を描出する。

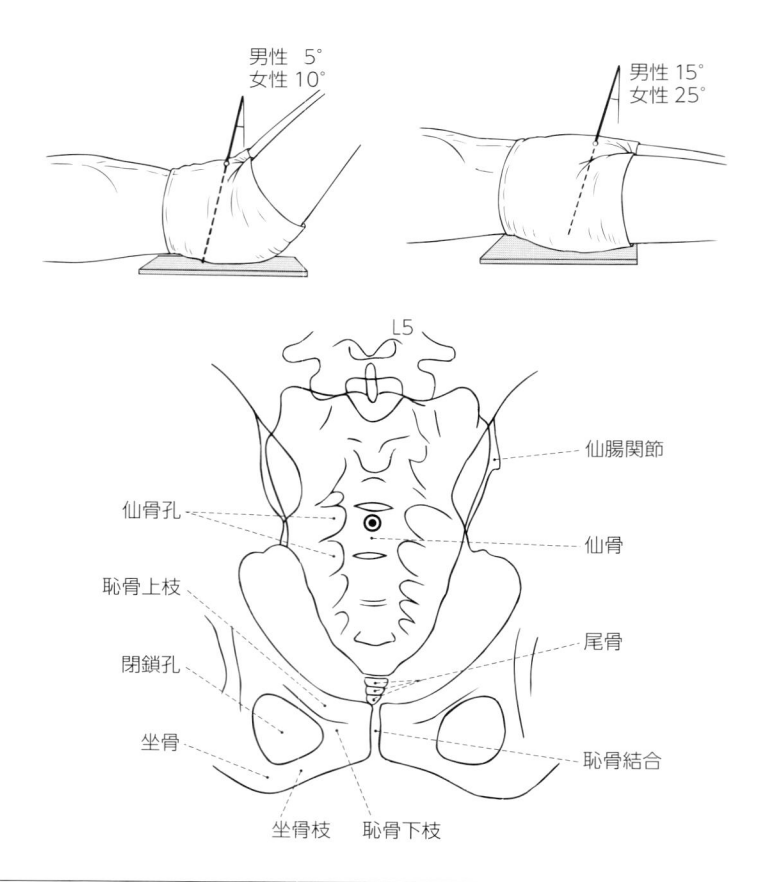

〔診断・読影のポイント〕

仙骨の形態異常や仙腸関節の変形が評価できる。仙骨透亮像（骨融解像）腫瘍性病変，仙腸関節消失は強直性脊椎炎を疑う。仙骨骨折の診断にも用いる。

2）尾骨正面像

■ 体　位
- 背臥位で腰椎から骨盤部の長軸を受像面の中心線に合わせ，骨盤の前額面を水平にし，下肢は伸展する。
- 痛みが激しい場合は膝を屈曲させる。
- 撮影前に排尿し，呼気時に撮影する。

■ 中心線
- 男性は垂直より頭尾方向25°，女性は15°の中心線で，上前腸骨棘と恥骨結合の中間の高さで正中面に斜入する。
- 膝屈曲位は男女とも上記角度に＋5°とする。

■ X線像
- 仙骨尖，尾骨の正面像を描出し，尾骨は恥骨結合とは重複しない。
- 仙骨の正中面上に恥骨結合を描出する。

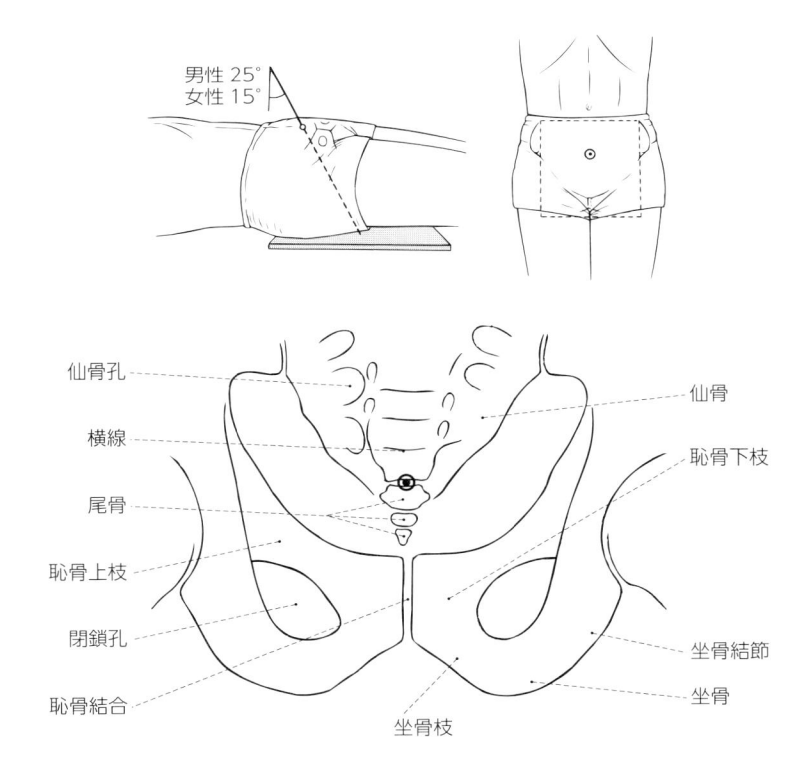

〔診断・読影のポイント〕

仙尾骨の形態異常や外傷（仙尾骨関節脱臼，仙骨骨折，尾骨骨折など）を評価できる。

3）仙骨・尾骨側面像

■ 体　位
- 側臥位で仙骨の長軸を受像面の中心線に合わせ，骨盤部の前額面は垂直にする。
- 股関節と膝を軽度屈曲する。
- 照射野は仙骨と尾骨が写る範囲に絞り，仙骨背面に鉛ゴムを置く。

■ 中心線
- 垂直の中心線で，腸骨稜と尾骨の中間で背面から 4 cm 前方の点に入射する。

■ X線像
- 第5腰椎から尾骨を描出する。
- 腰椎仙椎の椎間腔，仙骨横線，仙骨管を描出する。

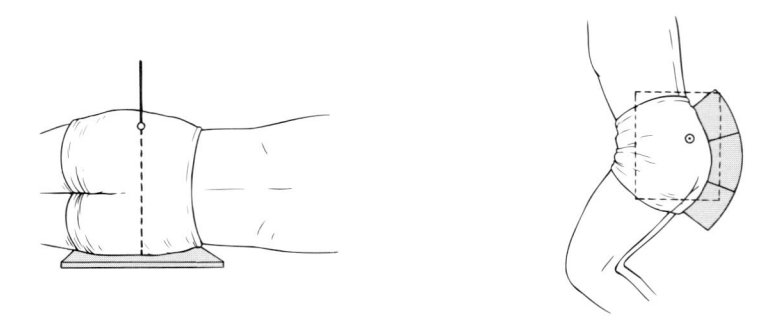

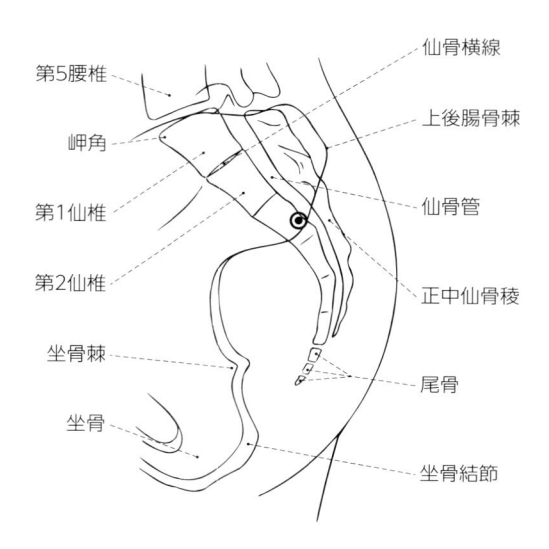

〔診断・読影のポイント〕

仙尾骨の形態異常や外傷（仙尾骨関節脱臼，仙骨骨折，尾骨骨折など）を評価できる。仙骨透亮像（骨融解像）は腫瘍性病変を疑う。

【3】骨盤部撮影法

1. 骨 盤

1）骨盤正面像

■体 位
- 背臥位で骨盤の正中線を受像面の中心線に合わせ，骨盤の前額面は水平にする。
- 下肢は伸展で内旋位にする。
- 骨盤の水平や下肢伸展が不可能な場合は，両膝軽度屈曲位で両膝を介助者が保持する。
- 呼吸停止時に撮影する。

■中心線
- 垂直の中心線で左右の上前腸骨棘の中間点と恥骨結合との中点に対し，正中面に入射する。
- 下肢伸展が不可能な場合は垂直から頭尾方向5°から10°で入射する。

■X線像
- 腸骨稜から坐骨結節まで，左右は腸骨，大転子までを描出する。
- 仙骨正中線と恥骨結合が一致し，尾骨は恥骨に重複しない。

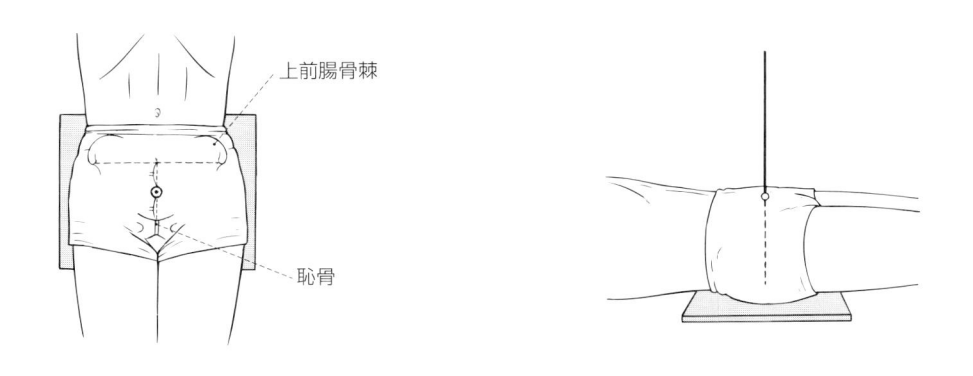

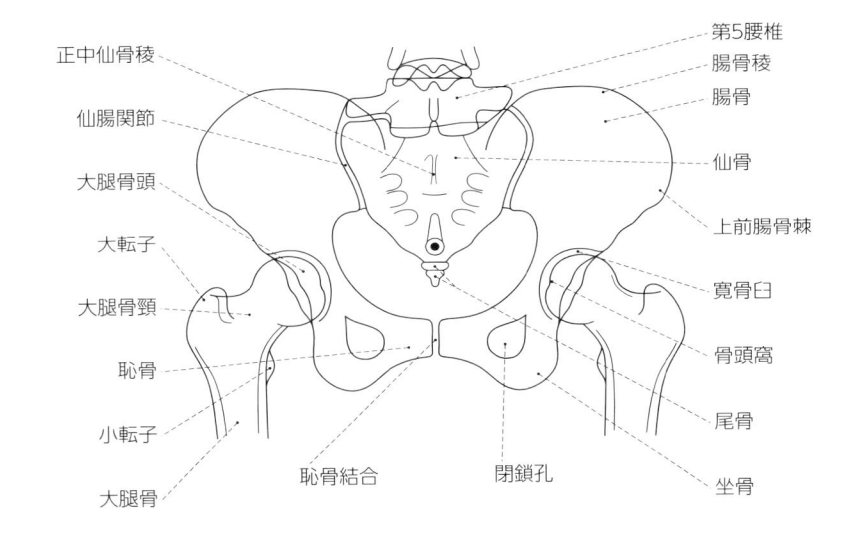

〔診断・読影のポイント〕

〈骨盤・仙腸関節〉
主に骨折などの異常の有無をチェックする。骨盤は腸骨，恥骨，坐骨による寛骨，また仙骨・尾骨の脊椎が構成要素であり，上から見ると環状構造をとっている。このため骨盤側面像は種々の骨が重なって読影が困難であり，特殊な診断目的（仙骨上面の傾きや骨盤傾斜角の評価など）で撮影する以外汎用性は低い。正面像では環状部が他の骨と重ならない方向からX線像を撮って評価する必要がある。

〈骨盤正面像〉
恥坐骨が仙骨と重ならないように撮影する必要がある。骨盤傾斜のない状態で骨盤中央部にまっすぐに照射する。骨折やわずかの形態異常を左右で比べて検討するため，左右対称に撮られていることが重要。骨盤が前傾する要因がある場合（股関節の屈曲位拘縮など）股・膝関節ともに屈曲して骨盤が前傾することを防止する。

1. 骨 盤

1. 骨盤

2）骨盤側面像

■ 体　位
- 立位で骨盤の長軸を受像面の中心線に合わせ，胸部から骨盤部の矢状面は垂直にする。
- 両膝をそろえて骨盤部の前額面を受像面に垂直にし，左右の腸骨が重複するようにする。
- 第3腰椎から坐骨下縁までを描出範囲とする。
- 両腕は胸の前で組ませ，上体に動揺がある場合は支柱などをつかませる。
- 呼吸停止時に撮影する。

■ 中心線
- 受像面に垂直な中心線で，正面から見て腸骨稜と大転子を結ぶ線の中点と，側面では骨盤部前面と後面を結ぶ線の中点が交差する点に垂直に入射する。

■ X線像
- 左右の腸骨が重複し，腸骨稜から坐骨下縁部を描出し，腰椎仙骨間関節腔を描出する。
- 左右の大腿骨頭が同心円状に描出され，仙骨岬角，仙骨尖，恥骨結合内壁が描出する。

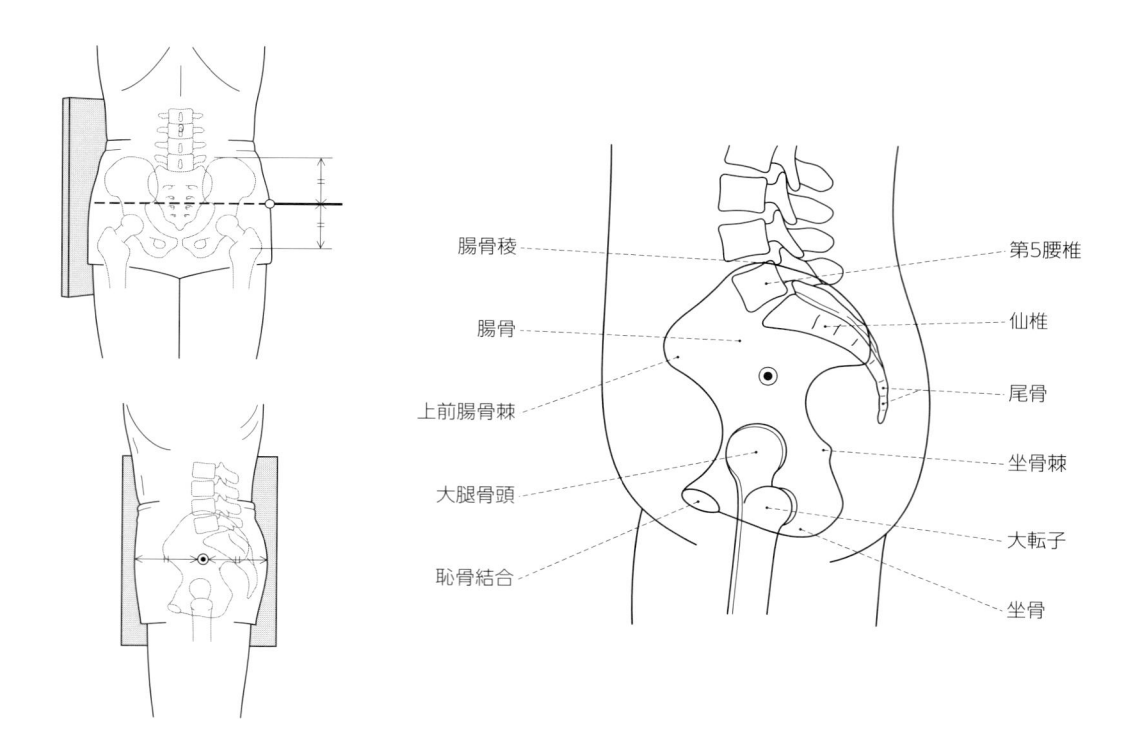

〔診断・読影のポイント〕

左右の上前腸骨棘が重なる画像が望ましい。両側上前腸骨棘と恥骨結合前面を結ぶ線が鉛直方向となす角度により骨盤の前傾と後傾を評価する。人工股関節置換術施術前に必要な検査で，骨盤の前傾，後傾により人工股関節の設置位置を変化させる必要がある。

3）骨盤斜位像

■ 体　位
- 背臥位で骨盤の正中線を受像面の中心線に合わせ，骨盤の前額面は45°斜位にする。
- 骨盤は検側へ傾斜させて背面を45°斜位にする。
- 検側の股関節と膝は軽度屈曲位で外転し，非検側は伸展位にする。
- 受傷時や小児は背部および臀部に45°のスポンジを入れ，両下肢は伸展位にする。
- 呼吸停止時に撮影する。

■ 中心線
- 垂直の中心線で，上前腸骨棘の高さで下腹部の正中線に入射する。

■ X線像
- 腸骨稜から坐骨結節まで，左右は両腸骨を描出する。
- 検側の腸骨は正投影像（正面像）として，非検側は側面像を描出する。
- 大腿骨頭および大腿骨頸は側面像を，非検側の坐骨は正面像を描出する。

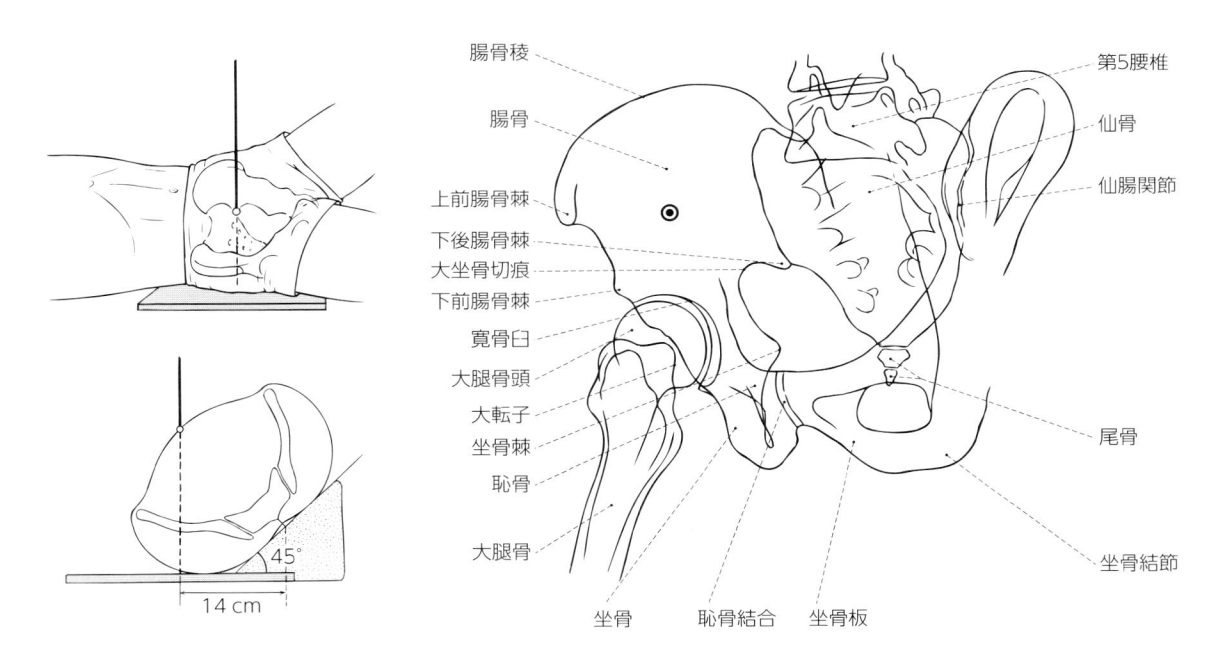

〔診断・読影のポイント〕

45°斜位にすることにより，腸骨面に対してほぼ垂直に照射することになり，腸骨が大きく撮影されわずかな骨異常も評価可能になる。外傷により骨盤骨折（特に腸骨骨折が疑われる際）に有効である。また仙腸関節部も正面像とは異なった方向から観察でき仙腸関節の評価に有用である。

4）骨盤インレット像　inlet view

■体　位
- 背臥位で骨盤の正中線を受像面の中心線に合わせ，骨盤の前額面は水平にする。
- 下肢は伸展位にする。
- 骨盤の水平や下肢伸展が不可能な場合は，両膝軽度屈曲位で両膝を介助者が保持する。
- 呼吸停止時に撮影する。

■中心線
- 垂直より頭尾方向30°の中心線で，左右の上前腸骨棘の中間点と恥骨結合との中点に対し正中面に斜入する。
- 下肢伸展が不可能な場合は，骨盤傾斜の程度に合わせ入射角30°に＋5°から＋10°で斜入する。

■X線像
- 腸骨稜から坐骨まで，左右は腸骨，大転子まで描出する。
- 腸骨，小骨盤腔が上下に伸展し，恥骨，坐骨が半軸位像，大腿骨頸は短縮して描出する。

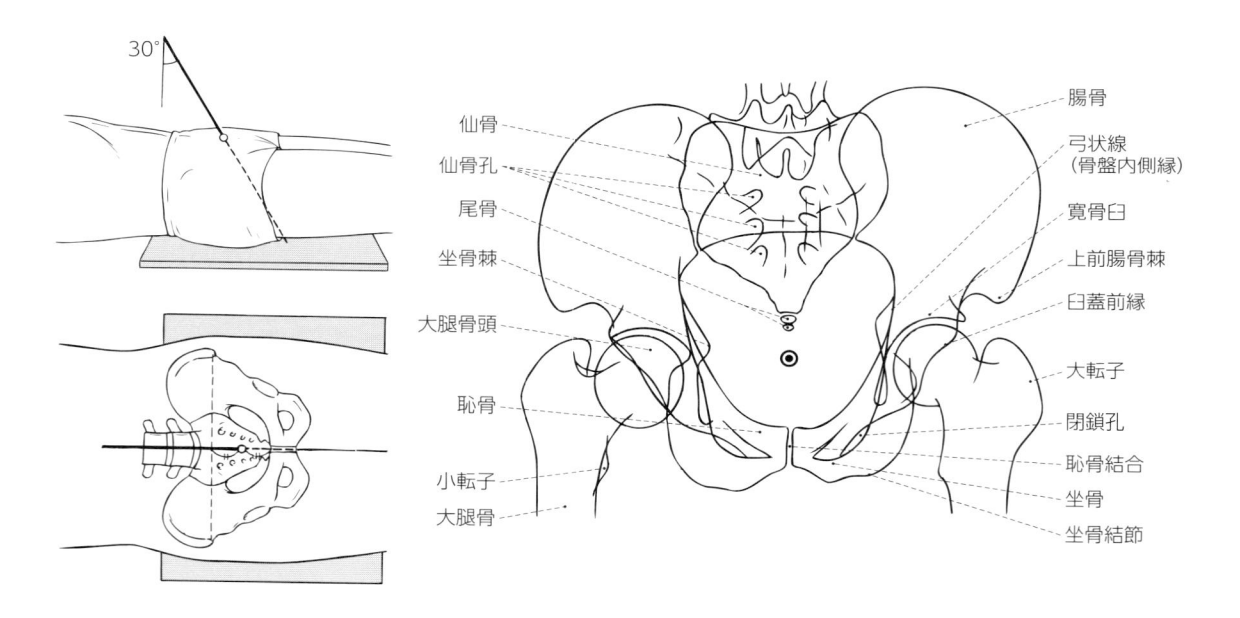

〔診断・読影のポイント〕

骨盤正面撮影より少し前方頭側から後方尾側に照射すると得られる像。股関節屈曲拘縮で骨盤が前傾している例や，産婦人科のMartius撮影に似る。骨盤内側縁（弓状線）の評価に有利で，骨折転位が骨盤輪内側にずれを生じているかどうかの評価ができる。

5）骨盤アウトレット像　outlet view

■ 体　位
- 背臥位で骨盤の正中線を受像面の中心線に合わせ，骨盤の前額面は水平にする。
- 両下肢は伸展位にする。
- 骨盤の水平や下肢伸展が不可能な場合は，両膝軽度屈曲位で両膝を介助者が保持する。
- 呼吸停止時に撮影する。

■ 中心線
- 垂直より尾頭方向30°の中心線で，左右の上前腸骨棘の中間点と恥骨結合との中点に対し正中面に斜入する。
- 下肢伸展が不可能な場合は，骨盤傾斜の程度に合わせ入射角30°に－5°から－10°で斜入する。

■ X線像
- 腸骨稜から坐骨まで，左右は腸骨，大転子まで描出する。
- 仙骨および恥骨結合，坐骨は上下に伸長して描出する。
- 大腿骨頸および大転子，小転子も上下に伸長して描出する。

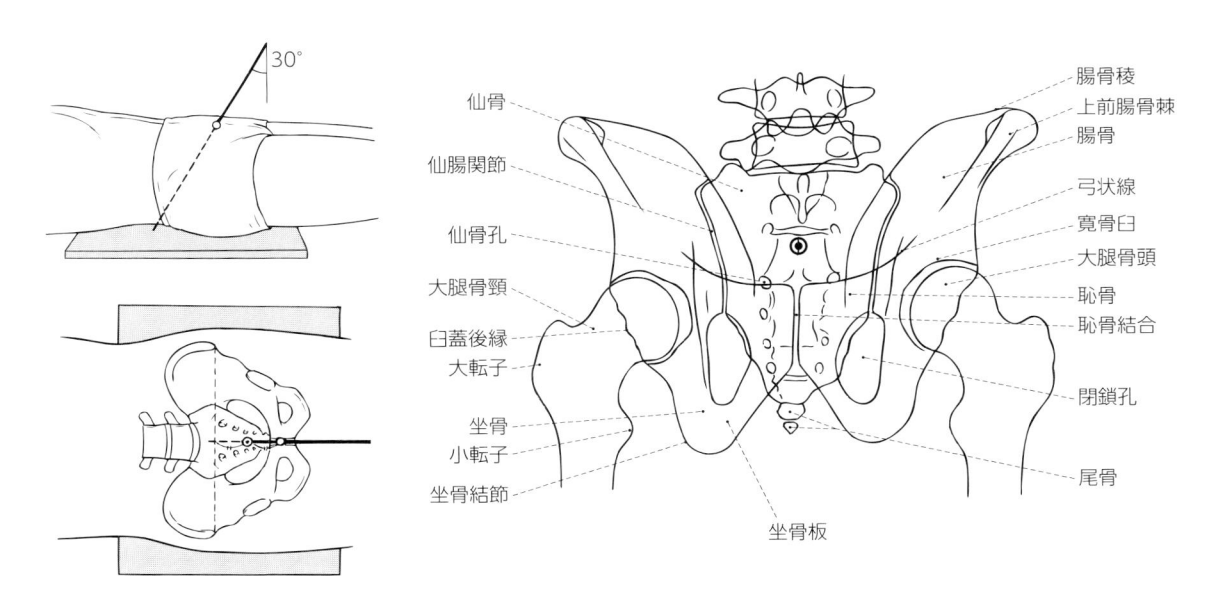

〔診断・読影のポイント〕

インレット像とは逆に骨盤正面撮影より少し前方尾側から後方頭側に照射すると得られる像。高齢者の骨盤後傾例を撮影した像に似る。仙骨と恥坐骨が重なった位置ではあるが大きく写るので同部の骨折の評価に有用である。

2. 仙腸関節

1）仙腸関節正面像

■ 体　位
- 背臥位で骨盤の正中線を受像面の中心線に合わせ，骨盤の前額面は水平にする。
- 両下肢は伸展位にする。
- 骨盤の水平や下肢伸展が不可能な場合は，両膝軽度屈曲位で両膝を介助者が保持する。
- 呼吸停止時に撮影する。

■ 中心線
- 垂直より尾頭方向で男性 15°，女性 25°の中心線で恥骨結合上縁の正中面に斜入する。
- 膝を屈曲させた場合は男性 10°，女性 20°で斜入する。

■ X線像
- 腸骨稜から恥骨まで，左右は腸骨まで描出する。
- 仙骨は上下に伸長し，小骨盤腔は短縮して描出する。
- 下位の仙腸関節を分離して描出する。

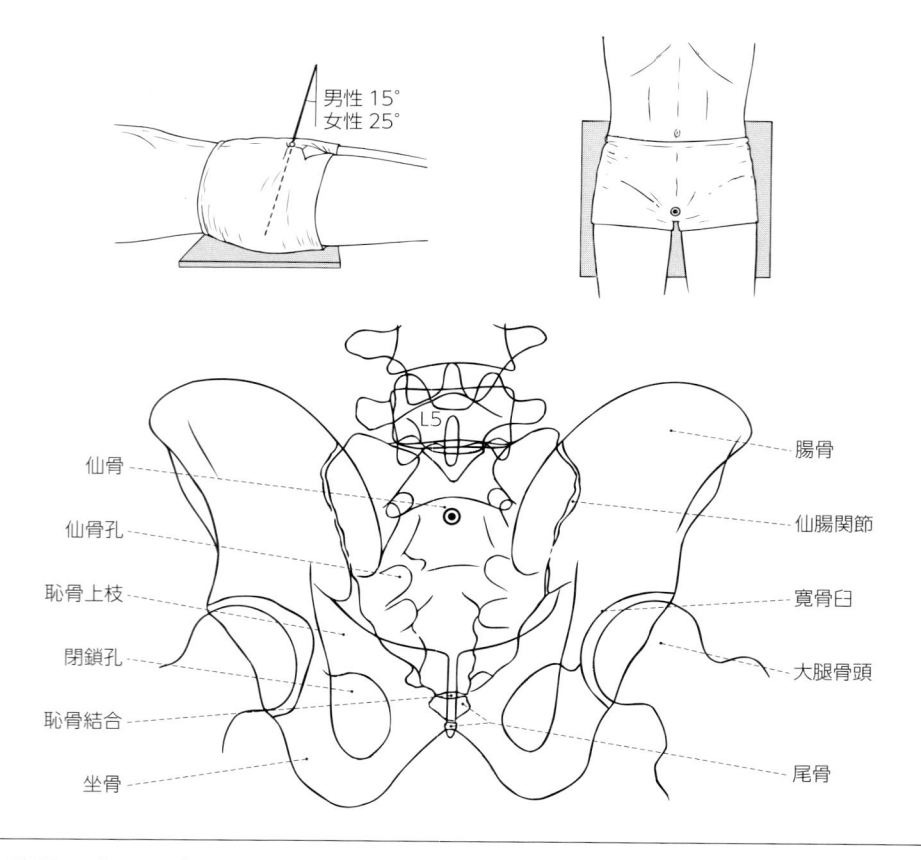

〔診断・読影のポイント〕

骨盤アウトレット像に似る。仙腸関節が恥坐骨と重なった位置ではあるが，大きく写り仙腸関節の関節裂隙幅，骨折・硬化像の有無の評価が可能である。

2）仙腸関節斜位像（上位）

■体　位
- 背臥位で骨盤の正中線を受像面の中心線と平行に合わせ，骨盤の前額面は検側を上げて 40° 斜位にする。
- 非検側の股関節および膝を軽度屈曲位で外転し，検側の膝は屈曲させて立てる。
- 背部および臀部に 40° のスポンジを入れる。
- 両側の股関節および膝の屈曲，外転位が無理な場合は両側伸展位にする。
- 呼吸停止時に撮影する。

■中心線
- 垂直より尾頭方向 15° の中心線で，検側の上前腸骨棘内側に斜入する。

■X 線像
- 検側の腸骨および仙骨を描出する。
- 上位の仙腸関節を分離して描出する。

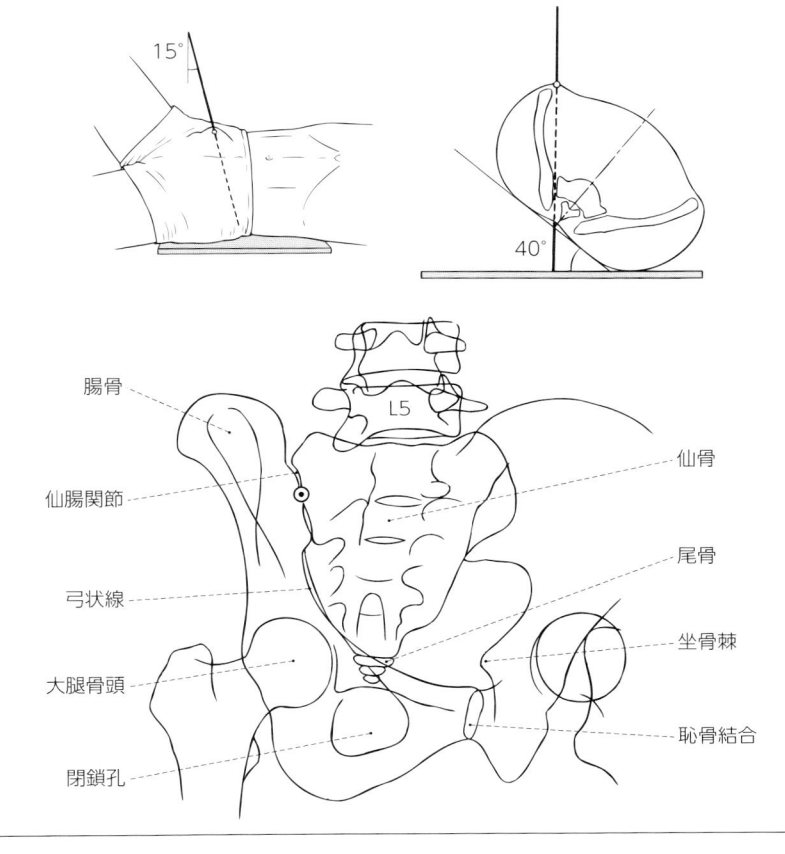

〔診断・読影のポイント〕

骨盤を軽度側方に傾けることにより，正面像では評価しきれない仙腸関節異常の詳細な検討が可能になる。

2. 仙腸関節

3）仙腸関節斜位像（下位）

■ 体　位
- 背臥位で骨盤の正中線を受像面の中心線と平行に合わせ，骨盤の前額面は検側を上げて20°斜位にする。
- 非検側の股関節および膝を軽度屈曲位で外転し，検側の膝は屈曲させて立てる。
- 背部および臀部に20°スポンジを入れる。
- 呼吸停止時撮影

■ 中心線
- 垂直より尾頭方向15°の中心線で，検側上前腸骨棘の内側5 cmに斜入する。

■ X線像
- 検側の腸骨および仙骨を描出。
- 中位以下の仙腸関節を分離して描出。

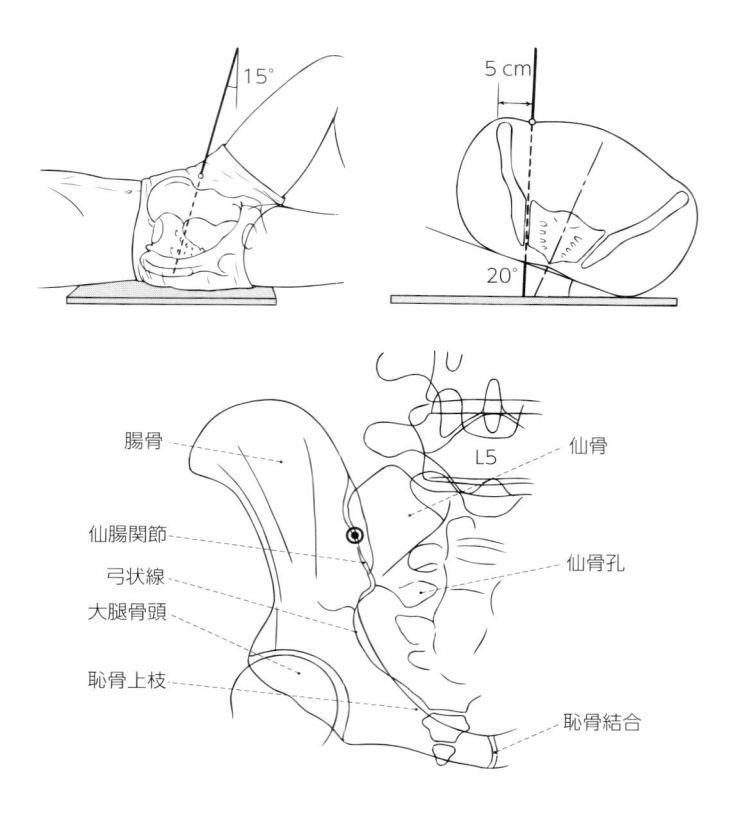

〔診断・読影のポイント〕

骨盤を軽度側方に傾けることにより，正面像では評価しきれない仙腸関節異常の詳細な検討が可能になる。

【4】胸郭撮影法

1. 肋　骨

1）肋骨正面像（前胸部肋骨）

■体　位
- 両側の前胸部肋骨を目的とする場合は，立位で前胸部の正中線を受像面の中心に付け，前額面を受像面と平行にする。
- 左右どちらかの肋骨を目的とする場合は，立位で患側胸部の中心を受像面の中心に付ける。
- 受像面の大きさは，第1肋骨から第10肋骨まで入る大きさを使用する。
- 上肢は手背を腰部に当て，肘を軽度曲げて前方に出す。
- 受傷時は，直立位でよい。
- 深吸気時で撮影するが，第10肋骨以下に対しては深呼気時に撮影する。

■中心線
- 両側の撮影では，受像面に垂直な中心線で，肩甲骨下角の高さで正中線に入射する。
- 片側の撮影では，受像面に垂直な中心線で，正中線と側胸壁の中点に入射する。

■X線像
- 第1から第9肋骨と骨化した肋軟骨，鎖骨，肩甲骨を描出する。
- 肋骨頭，肋骨頸は縦隔，心陰影に重複して描出しにくい。

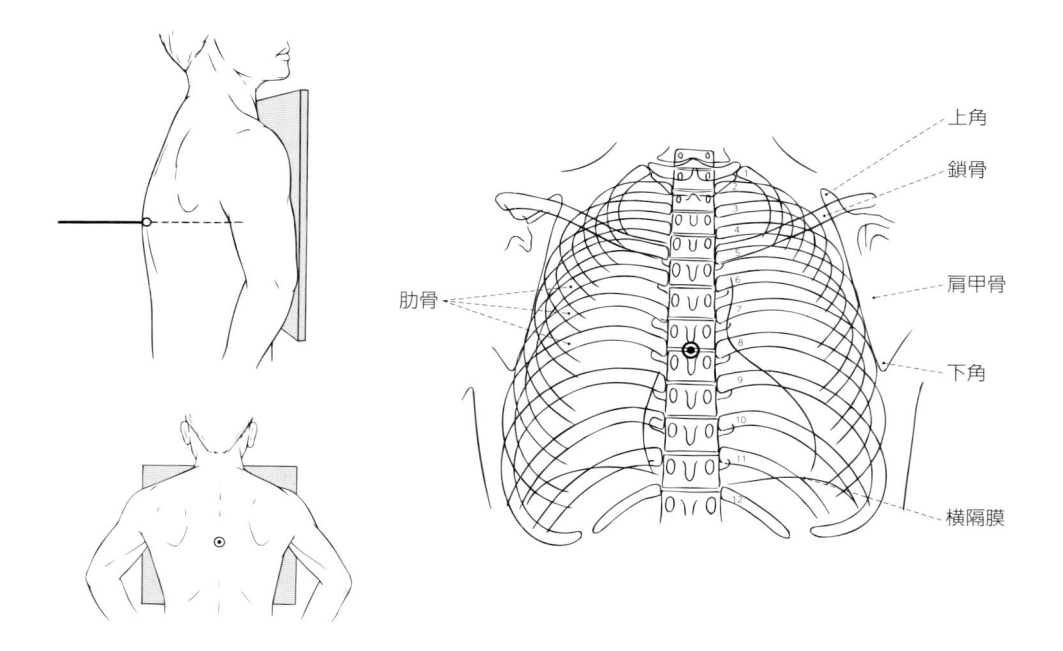

〔診断・読影のポイント〕

上・中位の肋骨全長が鮮明に追跡できねばならない。肋骨前方の肋軟骨は，加齢とともに骨化・石灰化が進行して描出される。35歳以下の肋軟骨に骨化・石灰化があれば，全身的な疾患の存在が疑われるので，これらも鮮明に描出されていなければならない。

2）肋骨正面像（後背部肋骨）

■体　位
- 両側の背部肋骨撮影は，立位で胸部背面を受像面に付け，正中面を受像面の中心に合わせ，前額面を受像面と平行にする。
- 左右片側の撮影は，検側胸部の中心を受像面の中心に合わせる。
- 上肢は手背を腰部に当て，肘を軽度曲げて前方に出す。
- 第10肋骨以下および第7肋骨から第9肋骨は，受像面の下縁を第12肋骨下端に合わせる。
- 受傷時は直立位でよい。
- 深吸気時で撮影するが，第10肋骨以下に対しては深呼気時に撮影する。

■中心線
- 両側の撮影では，受像面に垂直な中心線で，胸骨上窩と剣状突起の中間の高さで正中線に入射する。
- 横隔膜下の肋骨には剣状突起に入射する。
- 片側の撮影では，受像面に垂直な中心線で，正中線と側胸壁の中点に入射する。

■X線像
- 第1から第10までの肋骨，鎖骨，肩甲骨を描出する。
- 横隔膜下の肋骨は濃度不足になる。
- 横隔膜下の下部肋骨像では第8肋骨以下が描出する。

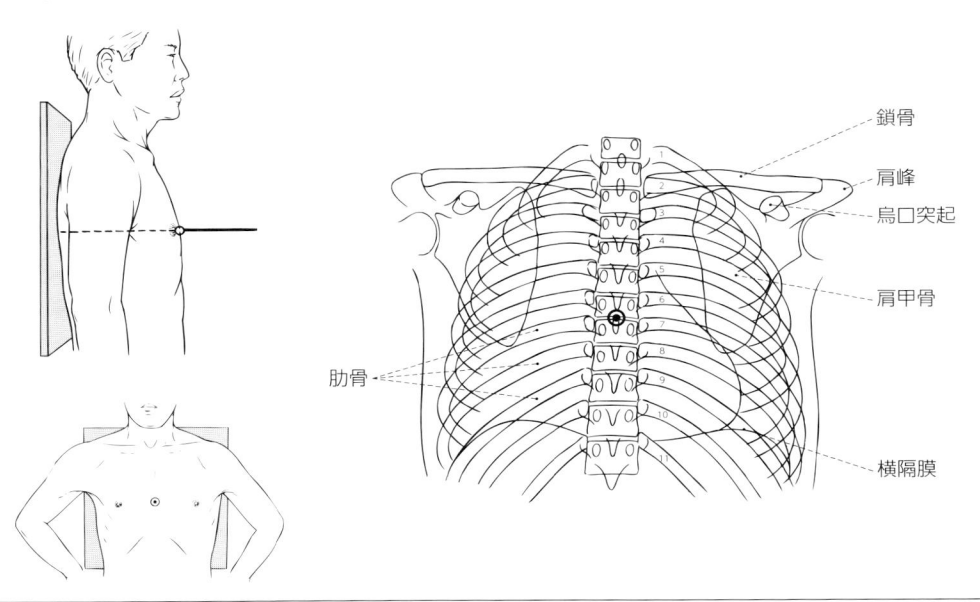

〔診断・読影のポイント〕

多くの外傷性骨折，疲労骨折，奇形などは後側方から後方に生じるので，この部位の肋骨が鮮明に描出されていなければならない。しかし重度の胸部外傷患者では，骨折はさまざまな陰影の重複により60%が見逃されるので，他の画像診断法が必要になる。

1. 肋　骨

3）肋骨斜位像

■ 体　位
- 立位で検側の側胸壁の背部を受像面に付けて，両上肢は挙上する。
- 胸部の前額面は受像面に対して45°斜位にする。
- 受傷時，上肢は無理に挙上させず体側から離す程度にする。
- 深吸気時で撮影するが，横隔膜以下の肋骨は深呼気時で撮影する。

■ 中心線
- 第1から第7肋骨までの肺野内肋骨に対しては，受像面に垂直な中心線で，胸骨上窩と剣状突起の中間の高さで正中線に入射する。
- 第8肋骨以下の横隔膜下肋骨に対しては剣状突起に入射する。

■ X線像
- 検側の第1から第7肋骨が伸展した像として肺野内に描出する。
- 横隔膜下肋骨は濃度不足になる。

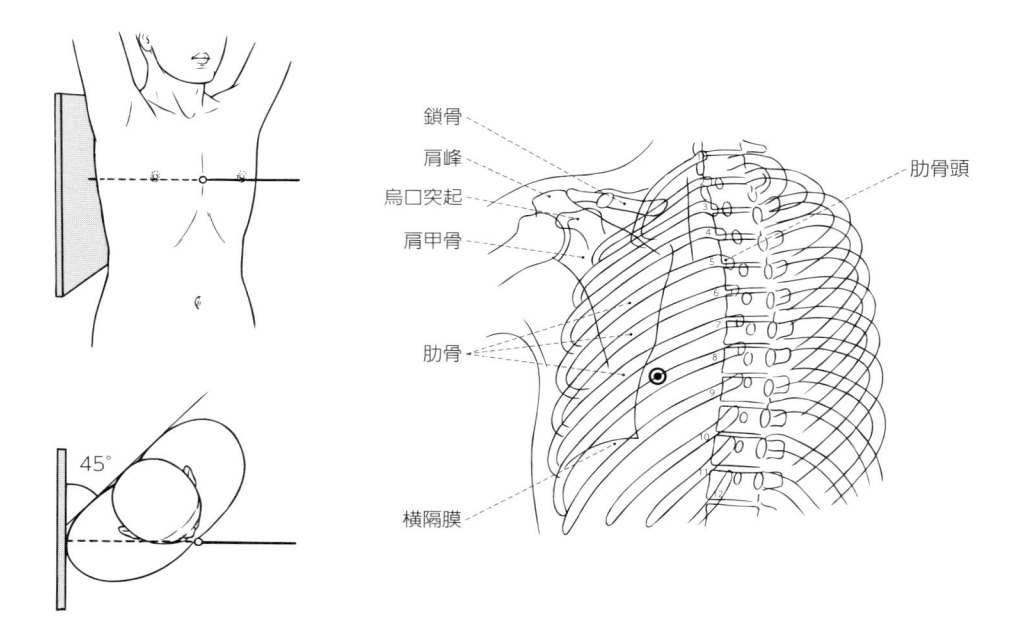

〔診断・読影のポイント〕

極力骨性陰影の重複を避け，高・中位の肋骨が全長にわたり描出されねばならない。後側方から後方に好発する外傷性骨折，疲労骨折，奇形などの病変に対し，垂直方向から照射するので，描出の可能性が高まる。

4）肋骨接線像

■ 体　位
- 立位で検側の胸部外側部後面を受像面に付け，側胸壁を受像面に対して垂直になるように上体を斜位にし，検側の上肢は挙上する。
- 上体の斜位角度は患部の位置によって異なり，側胸壁では正面像に近い斜位で，前胸壁ほど斜位角度は大きくなる。
- 患部が2カ所以上に及ぶ場合は，斜位の角度を変えて撮影する。
- 受傷時，上肢は無理に挙上させず，体側から離す程度にする。
- 深吸気時で撮影する。

■ 中心線
- 受像面に対して垂直より頭尾方向30°の中心線で，患部肋骨の皮膚面から1 cm内側に斜入する。

■ X線像
- 側胸壁から前胸壁までの肋骨を接線像として上下方向に伸展し，骨折や骨折片の変位を描出する。

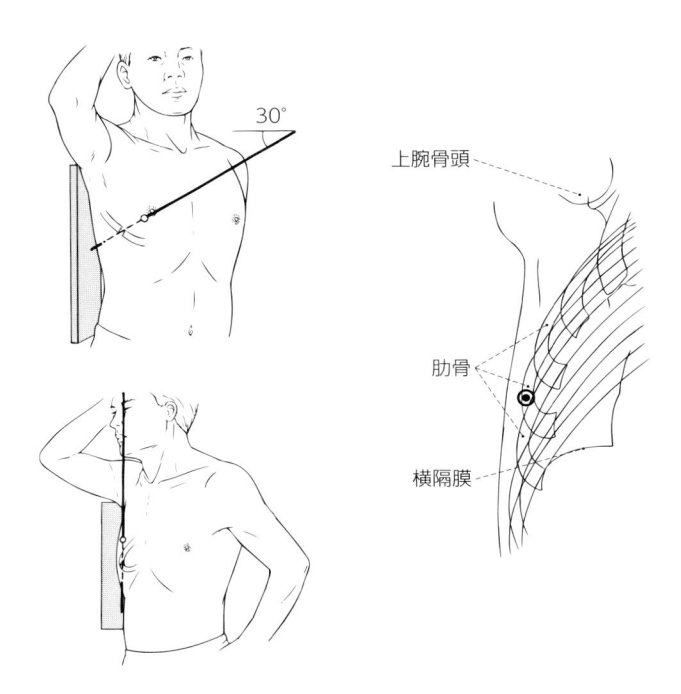

〔診断・読影のポイント〕

対象の肋骨部位が，隣接肋骨陰影と重複してはならない。このため小さなマーカーなどを使用し，撮影部位を事前に明確化する必要がある。病変が前外側にある場合，病変に上下方向に垂直に照射するので，肋骨の内外側方向への骨折転移や病変の広がりが描出される。

2. 胸骨

1）胸骨正面像（Ⅰ）

■体位
- 腹臥位で高さ 3 から 5cm の台に受像面を載せ，受像面の中心に胸骨の正中線を合わせる。
- 胸部の前額面は受像面と平行にして密着する。
- 上肢は体側におき，平常呼吸中に近接撮影する。
- 受傷時は立位または坐位で同様に位置付けする。

■中心線
- 受像面に対し垂直より 30°第 1 斜方向の中心線で，胸骨の中央に斜入する。
- 入射点は肩甲骨上角と下角の中点で，正中線から左へ約 10 cm の点に相当する。
- グリッドの方向は体軸に対して直角に置く。

■X 線像
- 左胸鎖関節および胸骨柄，胸骨体が胸椎の左側に近接して心陰影内に描出する。
- 胸骨柄と胸骨体は分離し，胸骨の両外側に肋骨切痕のくぼみが描出する。
- 剣状突起は描出しない場合が多く，背部肋骨は拡大と呼吸運動でぼけ像になる。

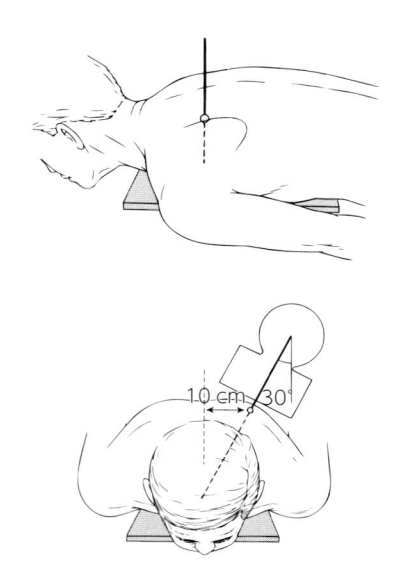

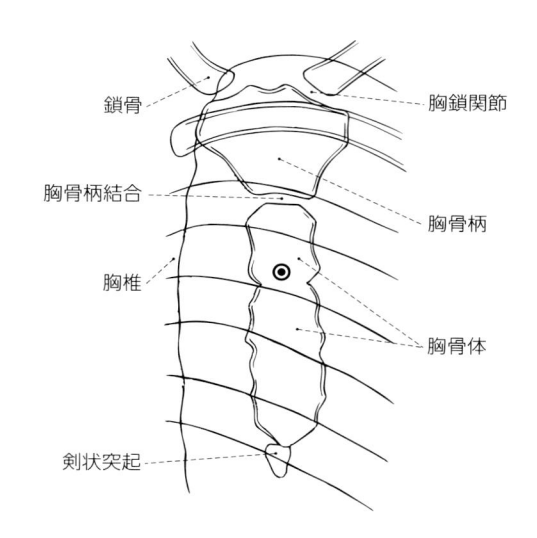

〔診断・読影のポイント〕

基本的に，両側胸鎖関節を含め，胸骨と脊椎陰影とを重複させない。胸骨の輪郭が全長にわたり，線状陰影として追跡できねばならない。特に，奇形を除き病変は体部の上部に好発するので，この部位の鮮明な描出が必要である。

2）胸骨正面像（Ⅱ）

■ 体　位
- 腹臥位で高さ3から5cmの台に受像面を載せ，受像面の中心に胸骨の正中線を合わせる。
- 胸部の前額面を受像面と平行にして密着する。
- 上肢は体側におき，呼吸停止で撮影する。
- 受傷時は立位または坐位で同様に位置付けする。

■ 中心線
- 受像面に対して垂直より20°第2斜方向の中心線で，胸骨の中央に斜入する。
- 入射点は肩甲骨上角と下角の中点で，正中面より右へ約6cmの点に相当する。
- グリッドの方向は体軸に対して直角に使用する。

■ X線像
- 胸骨柄と胸骨体が，胸椎の右側に接して肺野と縦隔に重複して描出する。
- 右胸鎖関節は明瞭に描出し，左胸鎖関節は胸椎に重複する。
- 背部肋骨は鮮明に描出する。

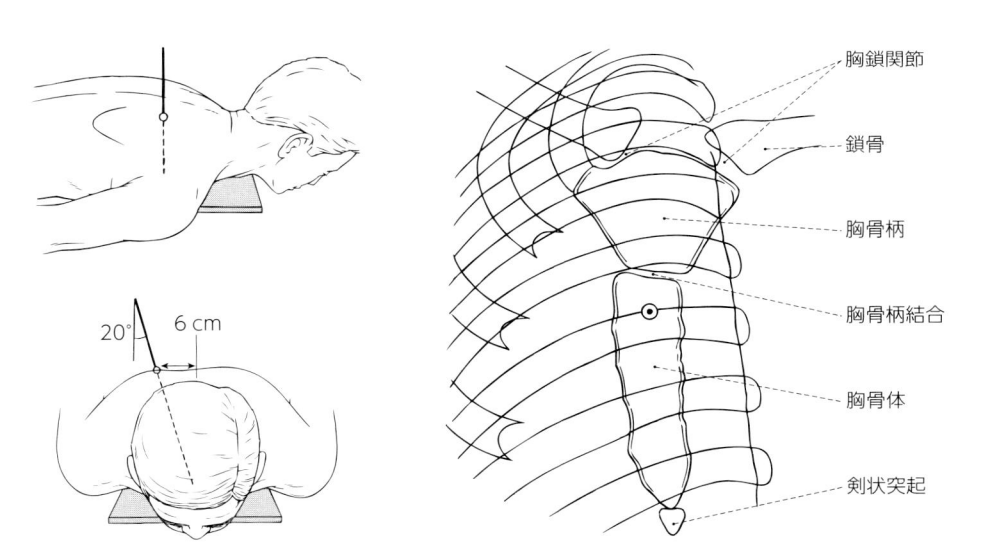

〔診断・読影のポイント〕

体部の全長にわたり，外側縁が鮮明に描出されていなければならない。前出の撮影像と異なり，柄と肋骨・椎体陰影との一部重複が避け難い。正面像に近い像となるが，左右差の判定は困難である。

2. 胸骨

3）胸骨側面像

■ 体　位
- 立位で上腕骨外側を受像面に付け，胸骨を受像面中心に合わせ，胸部の正中線を受像面と平行にする。
- 上肢は背部で手を組み，両肩を後方へ引いて胸を反らせる。
- 呼吸停止で撮影する。

■ 中心線
- 受像面に対して垂直な中心線を，胸骨上窩と剣状突起の中間で，前胸壁皮膚面から2cm内側に入射する。
- 照射野は前後5cm程度に絞る。

■ X線像
- 胸骨柄上部には左右の鎖骨が重複する。
- 胸骨柄と胸骨体との結合部が分離し，胸骨の前面と後面が線状の輪郭として描出する。
- 胸骨の下端内側に剣状突起を描出する。
- 上体の矢状面が中心線に対して垂直でない場合は胸骨辺縁が不鮮明になり，肋骨が胸骨に重複する。

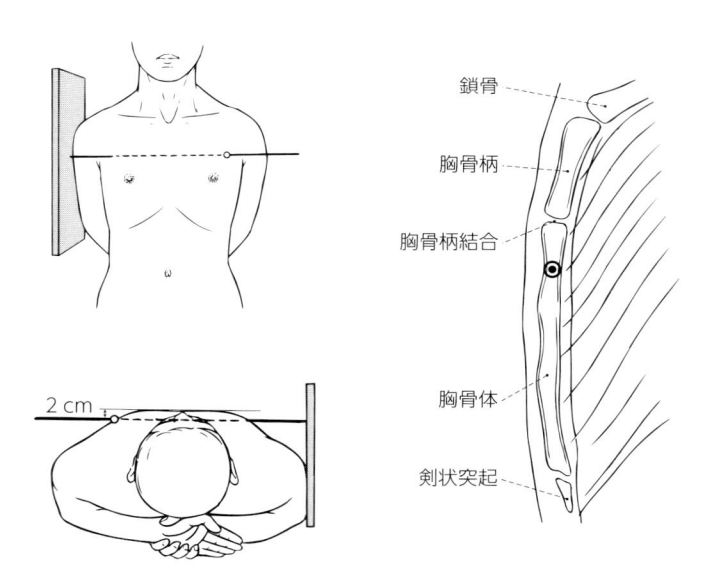

〔診断・読影のポイント〕
最も病変が多い柄部の中央以下，胸骨結合，体部の大半が薄い皮質骨で囲まれて鮮明に描出されていなければならない。柄最上部の胸鎖関節部は，鎖骨陰影と重複するので読影し難い。

3. 胸鎖関節・肋鎖間隙

1）胸鎖関節像（Ⅰ）

■体　位
- 立位で検側の肩を受像面に付けて，検側の胸鎖関節部を受像面の中心に合わせる。
- 上肢は下垂し，胸部の前額面を受像面に対して55°斜位にする。
- 呼吸停止で撮影する。

■中心線
- 受像面に対して垂直な中心線を検側の胸鎖関節に入射する。
- 入射点は非検側背面の肩甲棘の中央に相当する。

■X線像
- 検側鎖骨の胸骨端が胸椎の非検側前縁に位置し，その前方に検側胸鎖関節腔を描出する。
- 非検側は鎖骨と胸骨柄の関節腔は連続して描出する。

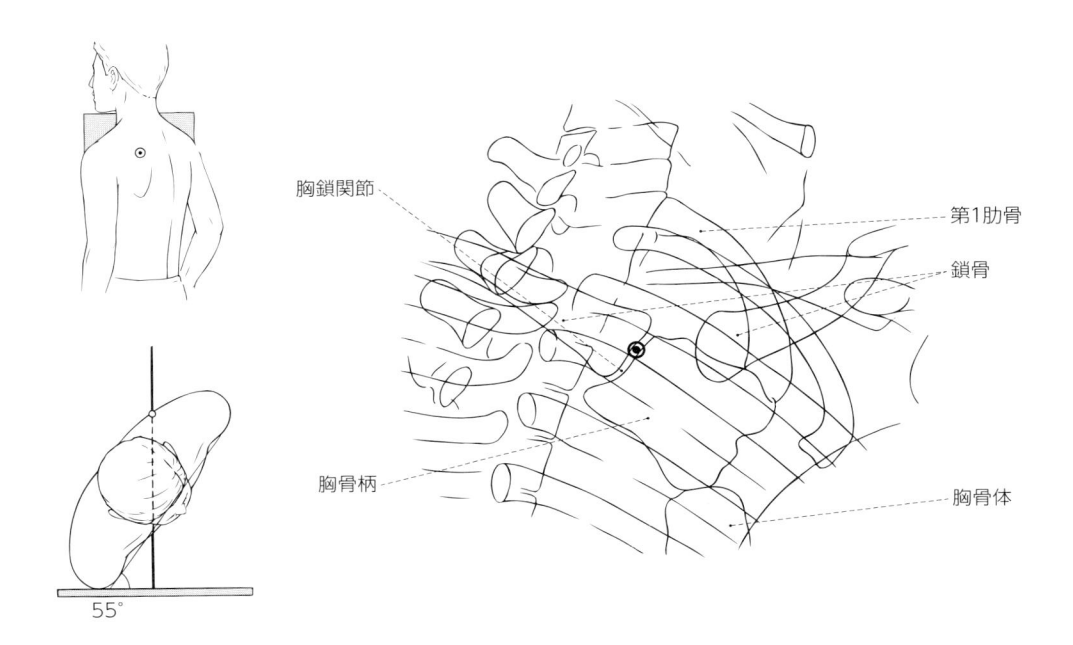

〔診断・読影のポイント〕
対象とする胸鎖関節部で，鎖骨内側端と柄の鎖骨切痕の陰影がおのおの連続した線として追跡でき，かつ重複しないように描出させる。強斜位像であるため，左右差の判定はできない。

3. 胸鎖関節・肋鎖間隙

2）胸鎖関節像（Ⅱ）

■ 体　位
- 非検側の肩を受像面に付け，上肢は下垂し，胸部前額面を受像面に対して非検側へ15°斜位にする。
- 呼吸停止で撮影する。

■ 中心線
- 受像面に垂直の中心線で胸骨上窩に入射する。

■ X線像
- 胸椎の検側外側に胸鎖関節を描出する。
- 胸鎖関節腔が分離せず，鎖骨胸骨端と胸骨柄が連続して描出する。

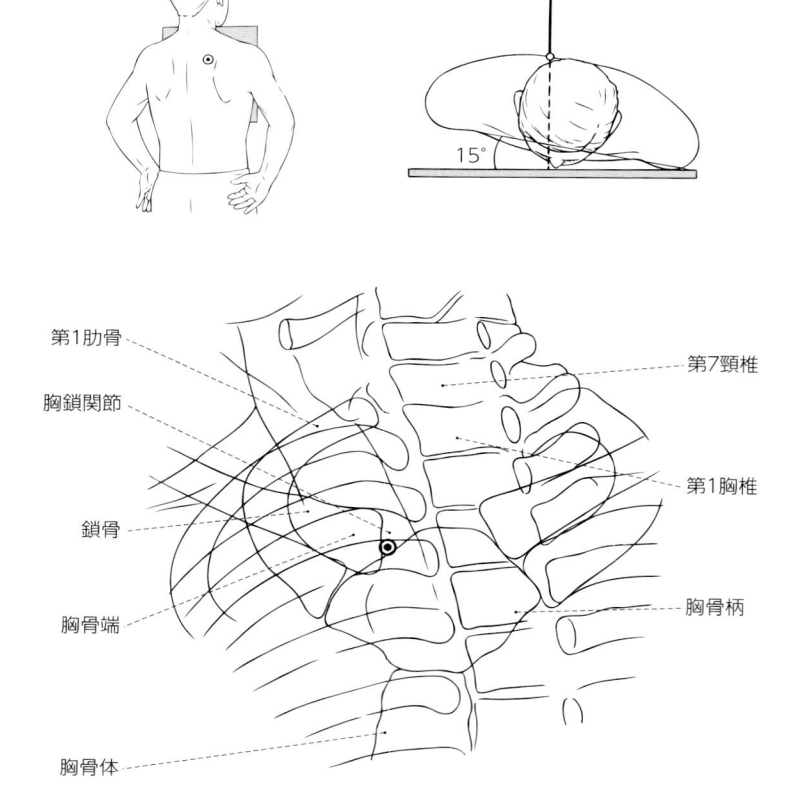

〔診断・読影のポイント〕

前出の像より正面像に近いが，対象の関節腔が描出されねばならない。対側関節は椎体陰影と重複するので，左右差の判定はできない。また，前後方向への脱臼などの判定はできない。

3）肋鎖間隙像

■体　位
- 立位で上体の正中線を受像面の中心に合わせ，受像面の上縁は肩の高さに合わせる。
- 肩の後上方を受像面に付けて，上体の前額面を30°後傾させる。
- 上肢は手を腰部におき，肘をやや前方に出す。
- 上肢を頭頂部に上げ両肘をつかむ体位でもよい。
- 上体を後傾させる角度は，胸郭に対する鎖骨の位置や胸厚などにより異なる。
- 胸郭出口症候群では上体の後傾角度は30°以上にする場合が多い。
- 呼吸停止で撮影する。

■中心線
- 胸骨体の中央の点に，正中線に水平に入射する。

■X線像
- 第1・2肋骨の肋骨頭と前部の肋骨体が一致し，鎖骨は胸骨近位部から中央部にかけて上方に凸の曲線を描出する。
- 肩峰端は下方に下がり鎖骨全体が胸郭から分離し，鎖骨下動脈・静脈，腕神経叢が通る鎖骨と第1肋骨がつくる肋鎖間隙を広く描出する。

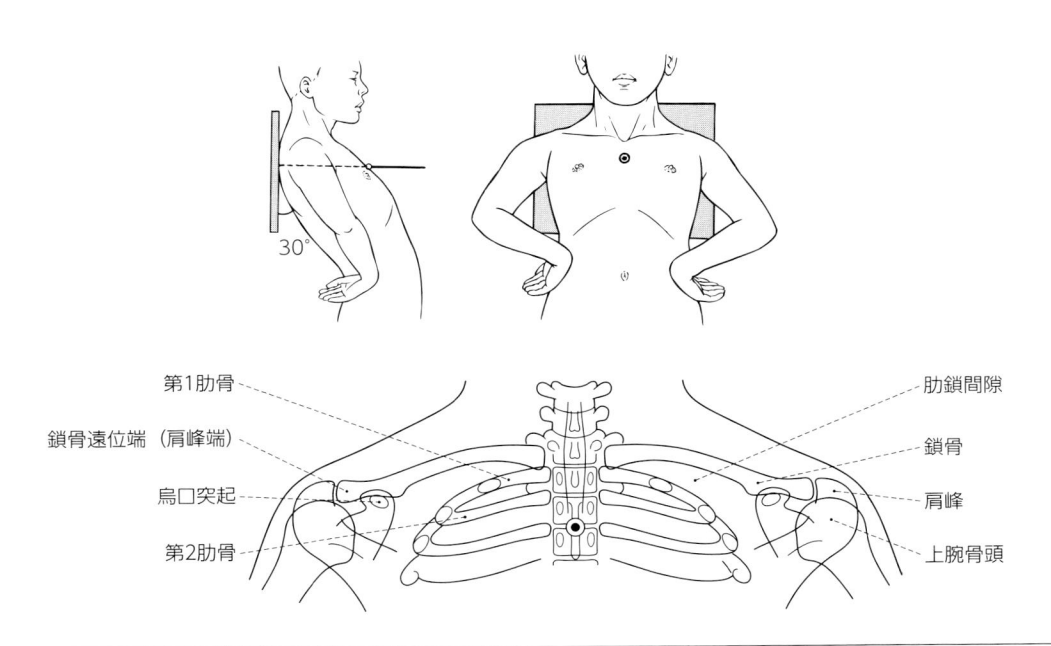

〔診断・読影のポイント〕
肋鎖間隙が骨陰影の重複が無く撮影されねばならない。同様の撮影法が胸鎖関節や鎖骨近位端などの外傷時に用いられるが，外傷時には記載された体位をとることができない。体位は仰臥位とし，前額面に対し40から45°仰角照射を用い（いわゆるRockwood撮影法），近位鎖骨の左右差を比較する。

【5】上肢撮影法

1. 肩甲骨・烏口突起

1）肩甲骨正面像

■体　位
- 立位で肩甲部の背面を受像面に付け，上体の前額面は受像面に対し検側へ 20°回旋する。
- 上肢は肘を曲げて上腕を外転させ，手は腰部に当てる。
- 受傷時，上腕部の外転は介助者が行う。

■中心線
- 受像面に垂直な中心線で，第 3 肋骨の外側縁に入射する。

■X 線像
- 肩甲骨の約 1/2 は胸郭に重複するため，内側縁や下角は不明瞭に描出する。
- 肩峰，烏口突起，肩甲頸，外側縁，上腕骨頭を描出する。
- 上角は鎖骨に重複し，肩関節腔は描出しない。

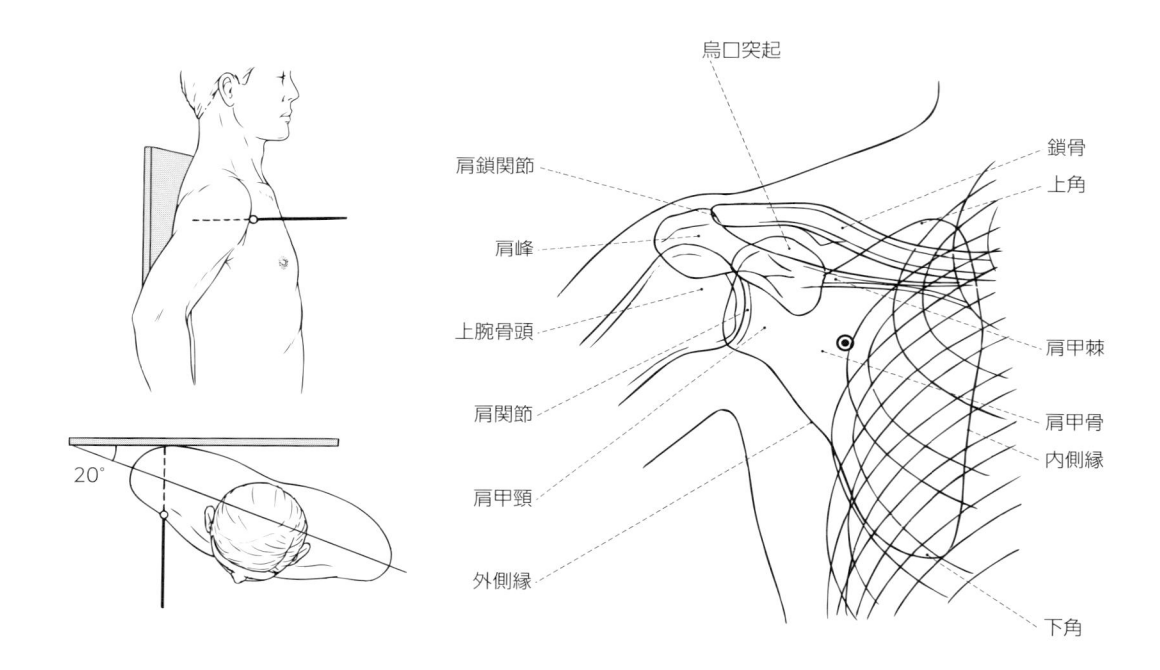

〔診断・読影のポイント〕

肩関節正面ではなく，肩甲骨正面像の撮影をする場合の多くは，肩甲骨骨折例である。したがって，疼痛のため肩関節の内旋，伸展，外転制限があるかもしれないが，できれば立位で撮影する。肩甲骨内縁は縦隔および肋骨からできるだけ分離している必要がある。胸郭に対して，より明瞭に肩甲骨を描写することで，逆に肋骨骨折が明らかとなる例もある。

2）肩甲骨軸位像

■ 体　位
- 立位で上腕骨頭の前面を受像面の中心よりやや上方に付け，上体の前額面を受像面と平行にする。
- 上体は非検側を受像面から離すように前額面を20°回旋し，検側の手で非検側の肩をつかむ。
- 受傷時，肩に手を回せない場合は，非検側の上腕あるいは腹部に手をおく。

■ 中心線
- 受像面に垂直な中心線で，肩甲骨内側縁の中央に入射する。

■ X線像
- 肩甲骨の内側縁と外側縁が一致し，胸郭と分離する。
- 肩甲棘と烏口突起の頸部および棘上窩によってY字状を示し，肩峰と鎖骨が連なる空間に上腕骨頭が描出する。
- 上腕骨は胸郭内に描出し，肩甲骨と重複しない。

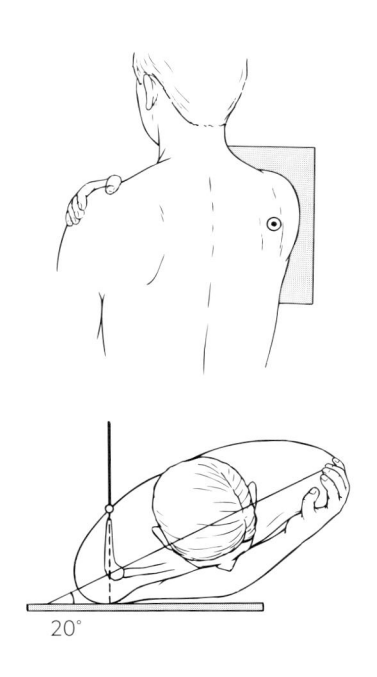

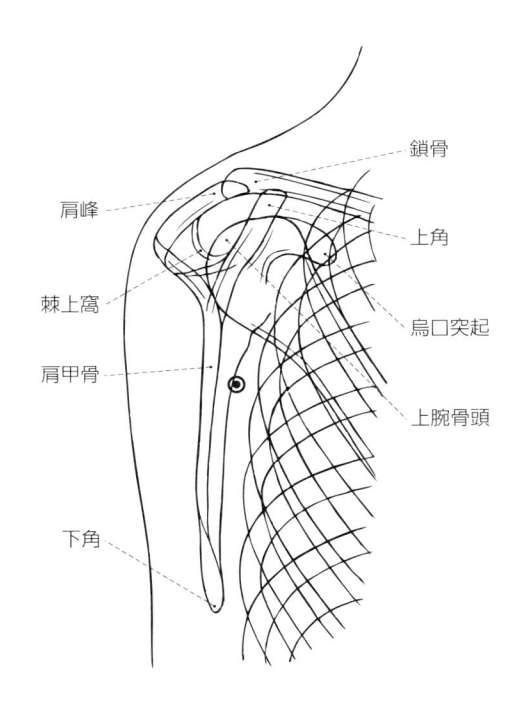

〔診断・読影のポイント〕

肩甲骨骨折あるいは腫瘍などで撮影することが多い。肩甲骨の内縁と外縁が重なっていることが必要で，骨折の転位方向や腫瘍の大きさの評価が可能となる。肩甲骨が肋骨や上腕骨と分離して描出されていることが読影を容易にする。

1. 肩甲骨・烏口突起

3）烏口突起像

■ 体　位
- 背臥位で体軸を受像面の中心線と平行にし，受像面の中央に検側の上腕骨頭部の背面を付ける。
- 上肢は前方から挙上し最大挙上点で静止する。
- 外傷時の撮影が多く，最大挙上ができない場合は中心線の角度で調整する。
- 呼吸停止時に撮影する。

■ 中心線
- 受像面に尾頭方向 30°，内外方向 5°の中心線で，腋窩のやや上方に斜入する。
- 最大挙上ができない場合は尾頭方向からの中心線を 35°から 60°で斜入する。

■ X 線像
- 上腕骨小結節と上下に伸展した肩峰が重複して描出する。
- 鎖骨遠位端（肩峰端）と烏口突起は重複するが，烏口突起基部は描出する。
- 肩峰と鎖骨遠位端（肩峰端）の間に肩鎖関節が描出する。
- 肩関節窩と上腕骨頭の位置関係が描出され，上腕骨大結節は描出しない。

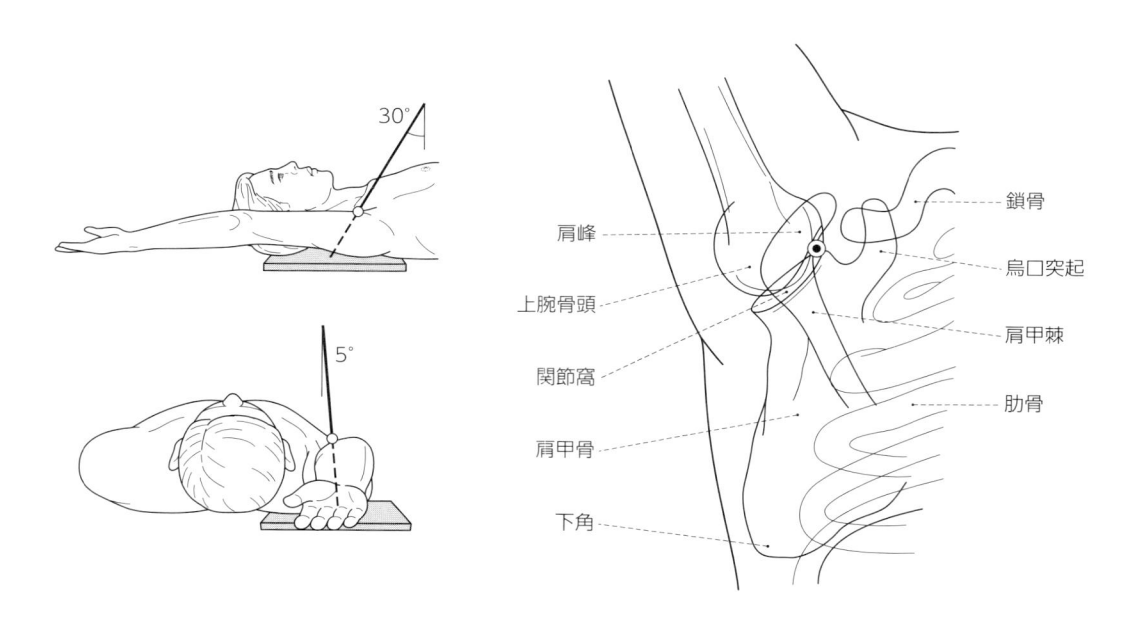

〔診断・読影のポイント〕

烏口突起骨折や肩鎖関節脱臼で撮影することが多い。肩関節を外転させて手を頭の上に置くことで，烏口突起骨折の有無と転位の評価および肩鎖関節の評価を容易にする。挙上が難しい場合（外傷時）は複合損傷が多いので本撮影法は不可。angle-up view 法が推奨される。

2. 肩関節

1）肩正面像

■ 体　位
- 立位で受像面の中央に肩甲部の背面を付け，胸部矢状面を受像面に対して垂直にする。
- 上肢を自然下垂して手掌部は体側に付ける。
- 呼吸停止時に撮影する。

■ 中心線
- 受像面に垂直な中心線で，上腕骨頭の内側に入射する。

■ X線像
- 肩甲骨の約 1/2 は胸郭に重複し，鎖骨と上角が重複する。
- 肩峰，鎖骨遠位端（肩峰端）の下方に上腕骨頭を描出する。
- 上角，内側縁，下角は肋骨に重複し，肩関節窩は肩甲頸，上腕骨頭に重複し，肩関節腔は描出しない。
- 烏口突起は肩甲棘に重複する。

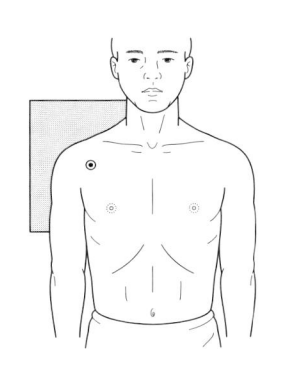

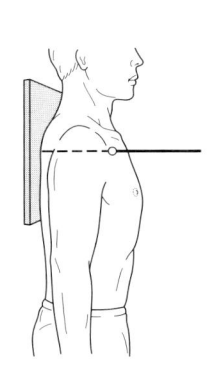

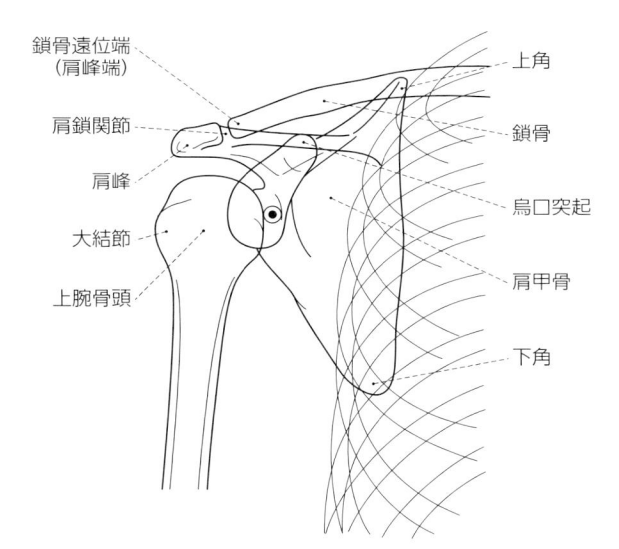

〔診断・読影のポイント〕

肩正面像と肩関節正面像とは異なる撮影であることをしっかり認識する必要がある。臨床現場で撮影される多くの写真は，肩正面像ではなく，肩関節正面像である。肩正面像では（前後方向撮影），肩甲骨の傾きのため，上腕骨頭と肩甲骨関節窩は一部重なって撮影される。また，画像は患者の姿勢に大きく左右され，患者が体を反った場合には上腕骨頭は肩峰と重なり，逆に前傾姿勢の場合には上腕骨頭は下方に投影され前方亜脱臼のような像になる。

2. 肩関節

2）肩関節正面像

■ 体　位
- 立位で肩甲部の背面を受像面の中央より上外側に付けて，前額面は受像面に対し，非検側を離すように30°から40°回旋する。
- 老人や受傷時では40°にする場合がある。
- 上肢は自然下垂位で体側につけ，頭部は非検側を向く。

■ 中心線
- 水平より頭尾方向20°の中心線で，上腕骨頭中央の内側に斜入する。
- 上体の前傾がある場合には，肩峰上縁の平面に平行な中心線で斜入してもよい。

■ X線像
- 関節窩の中央部がわずかに陥凹した関節面と上腕骨頭関節面で作られる関節腔と，肩峰部の前後縁が一致して肩峰下腔を描出する。
- 上腕骨の外側に大結節，その内側に小結節を描出し，烏口突起が上腕骨頭の上内側に重複する。
  ⇨修正用9パターン　213ページを参照

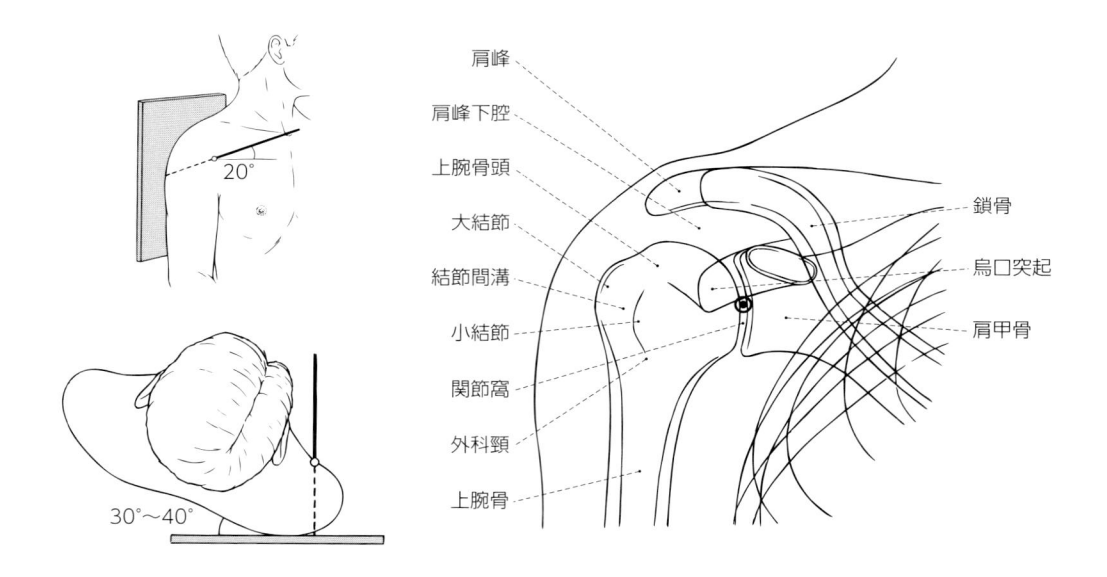

〔診断・読影のポイント〕

臨床の現場では肩（関節）正面像といえば，この撮影である。肩甲体部とフィルム面を平行にして関節面と直角にする必要がある。この像では，上腕骨頭と肩甲関節窩の間隙が描出されるので，関節裂隙の評価や，後方脱臼の有無の評価が可能となる。

3）肩関節軸位像

■ 体　位
- 立位で手掌を体側につけた自然下垂位から水平まで外転させて支柱を持たせ，腋窩をX線管の上に位置させる。
- 受像面は肩の上に載せ頸部に接するように患者に保持させる。
- 背臥位撮影は，高さ約3cmの発泡スチロール上に背臥位にし，上肢を90°まで外転させる。
- 外傷時や疼痛が激しいときは背臥位撮影がよい。

■ 中心線
- 背面の肩甲骨内側縁に平行な中心線で，肩峰の内側3cmを射出点として腋窩に斜入する。
- 背臥位撮影は，正中線に対して体軸より20°外側からの中心線で，肩峰の内側3cmを射出点として腋窩に斜入する。

■ X線像
- 関節窩と上腕骨頭で作る関節腔に，関節窩上下の関節唇が描出する。
- 肩峰と鎖骨遠位端（肩峰端）が上腕骨頭に重複し，関節窩，関節腔は鎖骨遠位端に重複する。
- 上腕骨頭の前縁に小結節が，その内側に大結節が描出し，骨頭に接近して烏口突起を描出する。

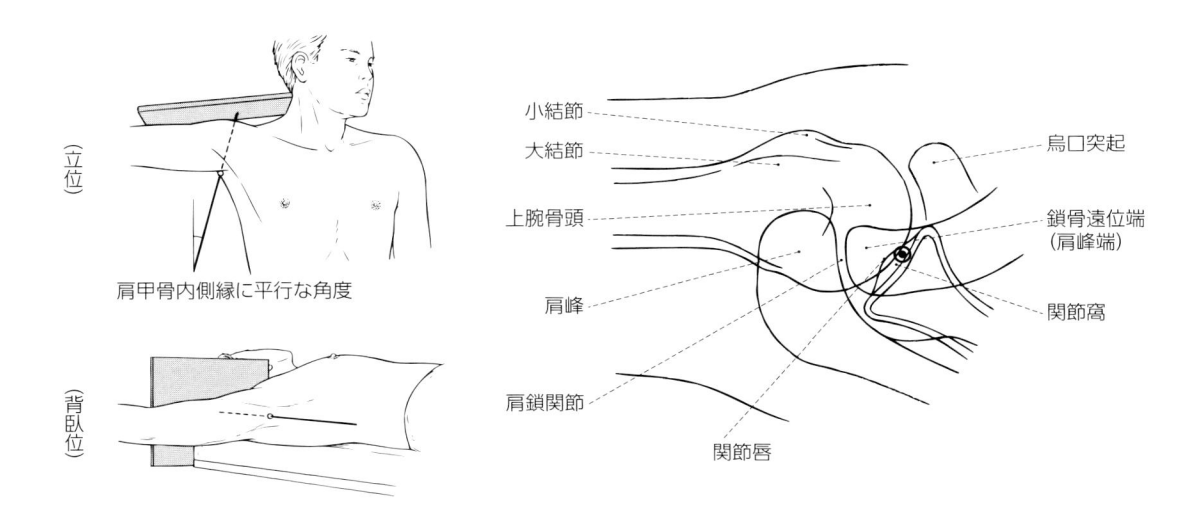

〔診断・読影のポイント〕

肘は曲げたままでもいいが，最低45度の外転が必要となる。したがって外傷時には疼痛のため撮影できないことも多い。肩甲関節窩の形態（前後の骨欠損や傾き），特に反復性肩関節脱臼に見られる骨性Bankart lesion（関節窩前下方部の骨欠損）の評価に有用である。また，上腕骨頭の前後の位置，烏口突起骨折や肩峰骨の診断にも有用である。

2. 肩関節

4) スカプラY像

■ 体　位
- 立位で上腕骨の前面を受像面の中心よりやや上方に付ける。
- 上体の前額面は受像面と平行な状態から，非検側が受像面から離れるように70°から80°回旋する。
- 肩峰先端と肩甲棘後面を結ぶ直線を受像面に対して垂直にしてもよい。
- 上肢は自然下垂位で，手掌は体側につける。

■ 中心線
- 水平より頭尾方向20°の中心線で，肩甲棘後面の内側に斜入する。
- 肩甲骨が挙上している場合には，肩甲棘に対して下方へ10°から15°で入射してもよい。

■ X線像
- 肩甲骨の内側縁と外側縁が一致して，胸郭と分離する。
- 肩甲棘と烏口突起の頸部および棘上窩によってY字状を示し，最も長く平板状に描出した肩峰と鎖骨が連なる空間に上腕骨頭が描出する。
- 上腕骨は肩甲骨に重複する。
  ⇨ 修正用9パターン　214ページを参照

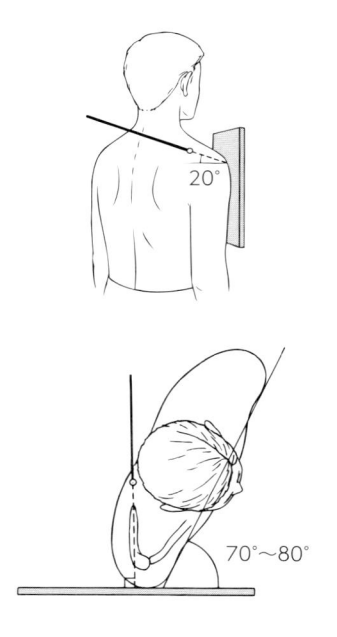

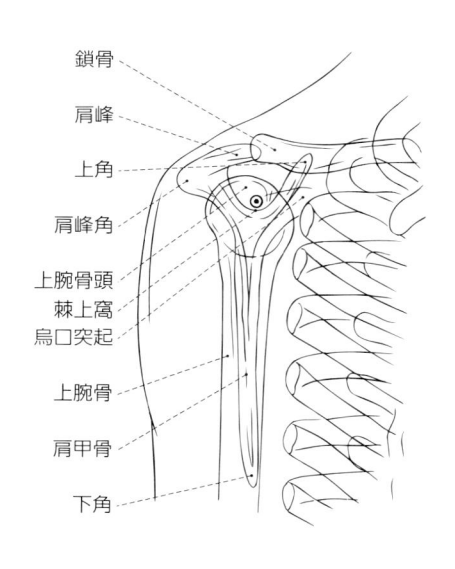

〔診断・読影のポイント〕

肩甲骨がY字に描写される。肩関節正面像とほぼ直交する撮影である。疼痛のため肩関節の可動域制限のある場合でも撮影できる。肩関節脱臼時の骨頭の位置，肩甲骨腫瘍（特に外骨腫など），肩甲骨轢音症，上腕骨頸部腫瘍の評価に有用である。

5）肩関節内旋位正面像

■ 体　位
- 立位で肩甲部の背面を受像面の中央より上外側に付ける。
- 前額面は受像面に対して非検側を離すように30°回旋し，肘関節を90°屈曲して前腕部を水平にする。
- 腹囲が大きい人は40°回旋する。
- 水平な前腕部を受像面に垂直な状態を中間位とし，中間位から30°内旋して腹部に付ける。
- 前腕部を腹部に付けるとき肘関節部を腹部から離さないように注意する。
- 呼吸停止時に撮影する。

■ 中心線
- 水平より頭尾方向20°の中心線で，上腕骨頭の内側に斜入する。
- 上体の前傾がある場合には，肩峰上縁の平面に平行な中心線で入射してもよい。

■ X線像
- 関節窩と上腕骨頭関節面で作られる関節腔を描出する。
- 肩峰部の前後縁が一致して肩峰下腔を広く描出し，棘下筋や小円筋付着部を描出する。
- 烏口突起は上腕骨頭の上内側に重複する。
- 上腕骨頭後外側部が描出し，小結節は肩関節腔下部に描出する。

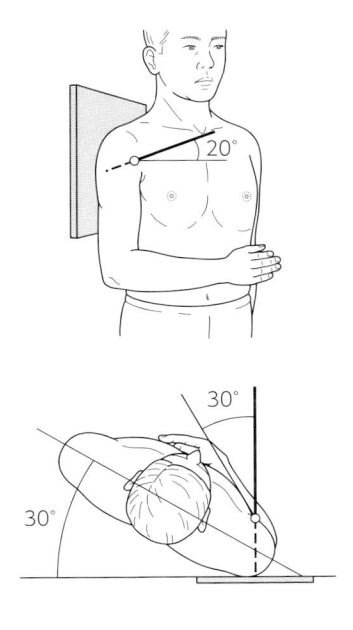

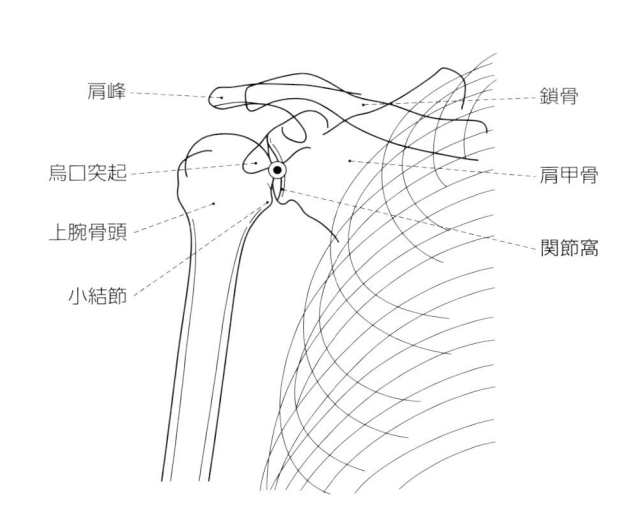

〔診断・読影のポイント〕
この像は，上腕骨頭の後外側の観察に適していて，反復性脱臼の際にみられるHill-Sachs lesion（上腕骨頭の後外側骨欠損）の評価に役立つ。また，小結節骨折の診断にも有用である。

2. 肩関節

6) 肩関節外旋位正面像

■ 体　位
- 立位で肩甲部の背面を受像面の中央より上外側に付ける。
- 前額面は受像面に対して非検側を離すように30°回旋し，肘関節を90°屈曲し前腕部を水平にする。
- 水平な前腕部を受像面に垂直な状態を中間位とし，中間位から30°外旋して矢状面と平行にする。
- 肘関節部を側腹部から離さないように注意する。
- 呼吸停止時に撮影する。

■ 中心線
- 水平より頭尾方向20°の中心線で，上腕骨頭の内側に入射する。
- 上体の前傾がある場合には，肩峰上縁の平面に平行な中心線で入射してもよい。

■ X線像
- 関節窩と上腕骨頭関節面で作られる関節腔を描出する。
- 肩峰部の前後縁が一致して肩峰下腔を描出する。
- 上腕骨の外側に大きく大結節を描出し，棘上筋腱付着部を接線状に描出する。
- 大結節の内下方に小結節を描出し，烏口突起は上腕骨頭の上内側に重複する。

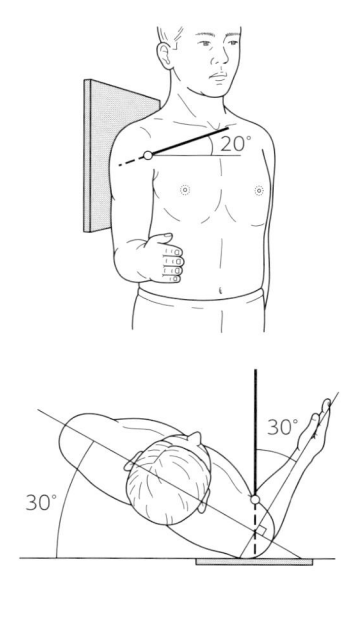

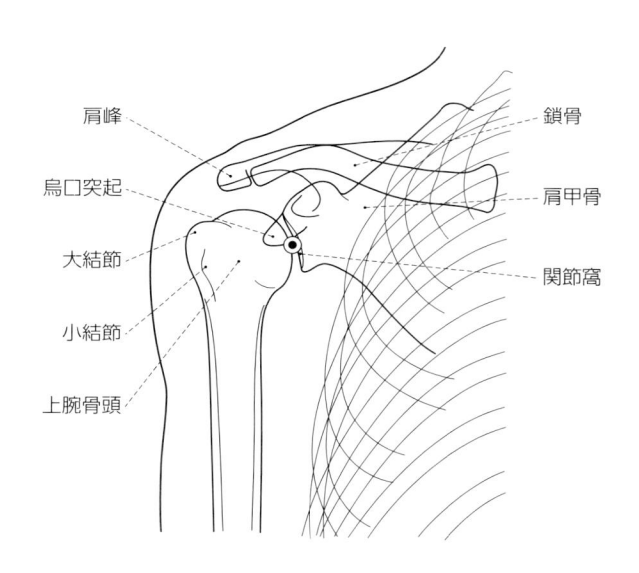

〔診断・読影のポイント〕

上腕骨頭は後捻しているので，外旋位にすることで，上腕骨頭の形態を評価できる。また，大結節骨折や棘上筋腱の石灰沈着の診断にも有用である。

7）ウエストポイント像　West Point's view

■体　位

・上体の正中線を受像面の中心線上に合わせ，高さ 5 cm の台上に腹臥位にする。
・上腕を 90°外転し，撮影台の縁で肘関節を屈曲させて，前腕が垂直下垂する体位にする。
・受像面は肩の上方で，垂直より 25°傾斜させて固定する。

■中心線

・体軸に対して外側から 25°，水平から尾頭方向 25°の中心線で，肩峰より内側 3 cm の点を射出点として腋窩に斜入する。
・あるいは肩甲骨内側縁に平行で，水平から下方へ 25°の中心線で斜入する。

■X 線像

・肩関節軸位像と同様だが，肩甲骨関節窩の前下方縁の描出に優れる。
・肩関節の前方脱臼による関節唇の摩耗や欠損などを明瞭に描出する。

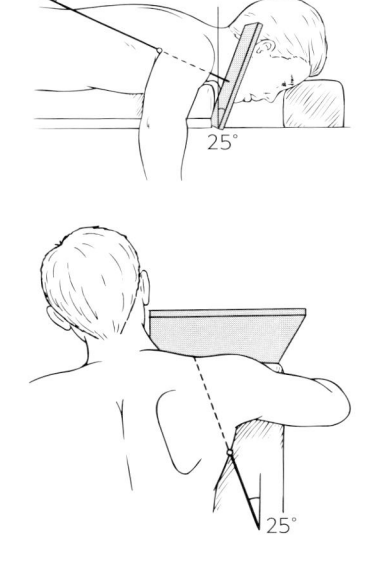

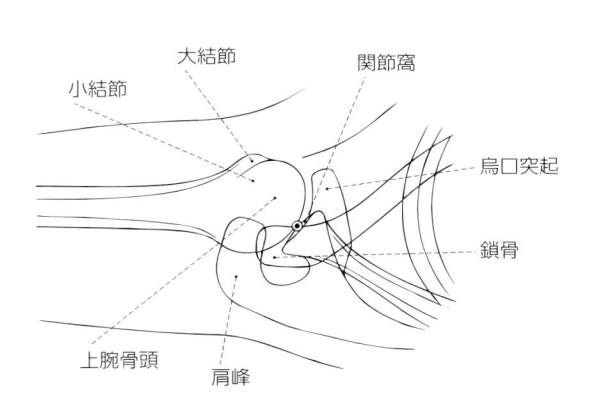

〔診断・読影のポイント〕

通常腹臥位で撮影される。画像としては肩関節軸位像と類似する。肩甲関節窩の形態，特に反復性肩関節脱臼に見られる骨性 Bankart lesion（関節窩前下方部の骨欠損）の評価に有用である。また，烏口突起骨折や肩峰骨の診断にも有用である。

2. 肩関節

8) ストライカー像　Stryker's view

■ 体　位
- 背臥位で肩甲部の背面を受像面の中心に付け，体軸を受像面の中心線と平行にする。
- 上腕は垂直より45°挙上し，肘関節を曲げて手掌を頭部に置く。
- 前腕は垂直より15°内側へ傾斜する。

■ 中心線
- 受像面に垂直な中心線で，腋窩に入射する。

■ X線像
- 肩甲骨関節面，鎖骨，烏口突起，上腕骨頭を描出する。
- 反復性肩関節脱臼にみられる上腕骨頭後外側の骨欠損像を描出する。

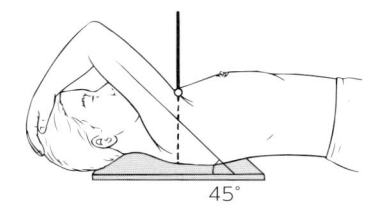

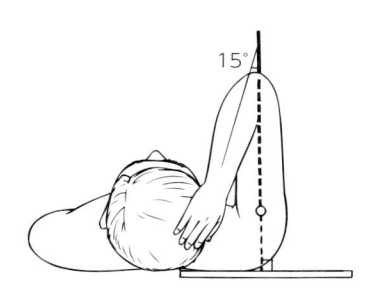

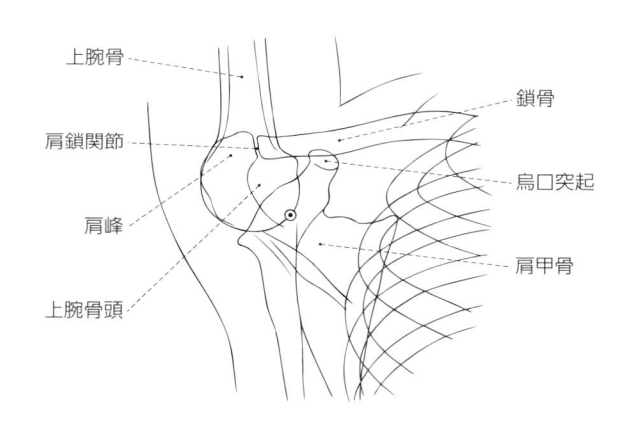

〔診断・読影のポイント〕
反復性脱臼の際にみられるHill-Sachs lesion（上腕骨頭の後外側骨欠損）の評価に役立つ。

9）肩関節 45°頭尾方向像　cranio-caudal view

■ 体　位
・背臥位で肩甲部の背面を受像面の中央に付け，上肢を伸展して手掌部を体側に付ける．
・上体の前額面を受像面に対して非検側を離すように 10°～15°回旋する．
・呼吸停止時に撮影する．

■ 中心線
・肩峰前縁へ 45°頭尾方向で斜入する．

■ X 線像
・上下に伸展した上腕骨頭の上部に鎖骨遠位端（肩峰端），肩峰を描出する．
・関節窩は上腕骨頭内側部に重複し，烏口突起は不明瞭である．
・反復性肩関節脱臼では関節窩前下縁部の欠損像や剥離骨片，上腕骨頭外側部の欠損像が描出する．

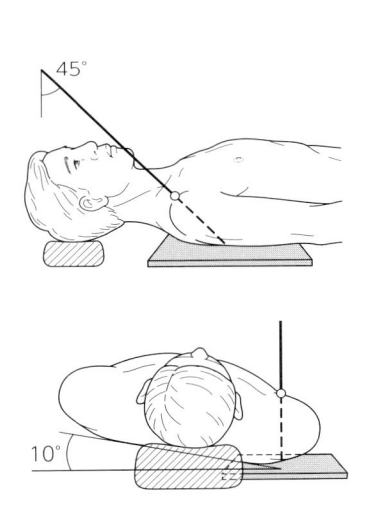

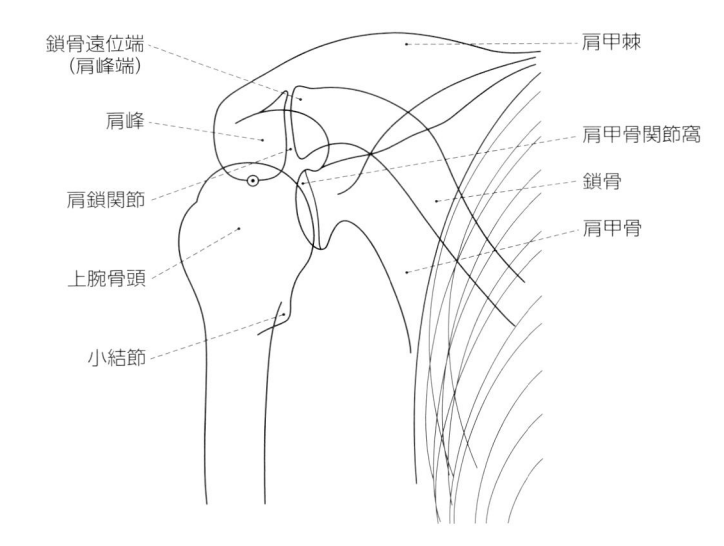

〔診断・読影のポイント〕
反復性脱臼の際にみられる Hill-Sachs lesion（上腕骨頭の後外側骨欠損）の評価に役立つだけでなく，同じく反復性脱臼の際にみられる骨性 Bankart lesion（関節窩前下方部の骨欠損）の評価にも有用である．また，肩甲棘骨折や肩甲棘病変の check にも有用である．

3. 鎖骨・肩鎖関節

1）鎖骨 20°尾頭方向像

■ 体　位
- 立位で肩甲部の背面を受像面に付け，受像面は鎖骨より少し上方に合わせ，前額面を受像面と平行にする。
- 上肢は自然下垂位とし，受傷時，坐位は上体の前傾を出来るだけ少なくする。
- 小児は，介助者が頭部を上方へ向け体部を保持する。

■ 中心線
- 水平より尾頭方向 20°の中心線で，鎖骨の中央に斜入する。
- 上体に前傾がある場合は，20°にその角度を加えて設定する。

■ X線像
- 鎖骨遠位端（肩峰端）が下がり，鎖骨がほぼ水平に描出し，鎖骨遠位端に近い下面に円錐靱帯結節を描出する。
- 鎖骨の近位部は第1・2肋骨に重複し，遠位部は胸郭から分離して描出する。
- 近位部が1/3以上胸郭に重複した場合は上体が前傾し，鎖骨遠位端が烏口突起に重複した場合は上体が後傾している。

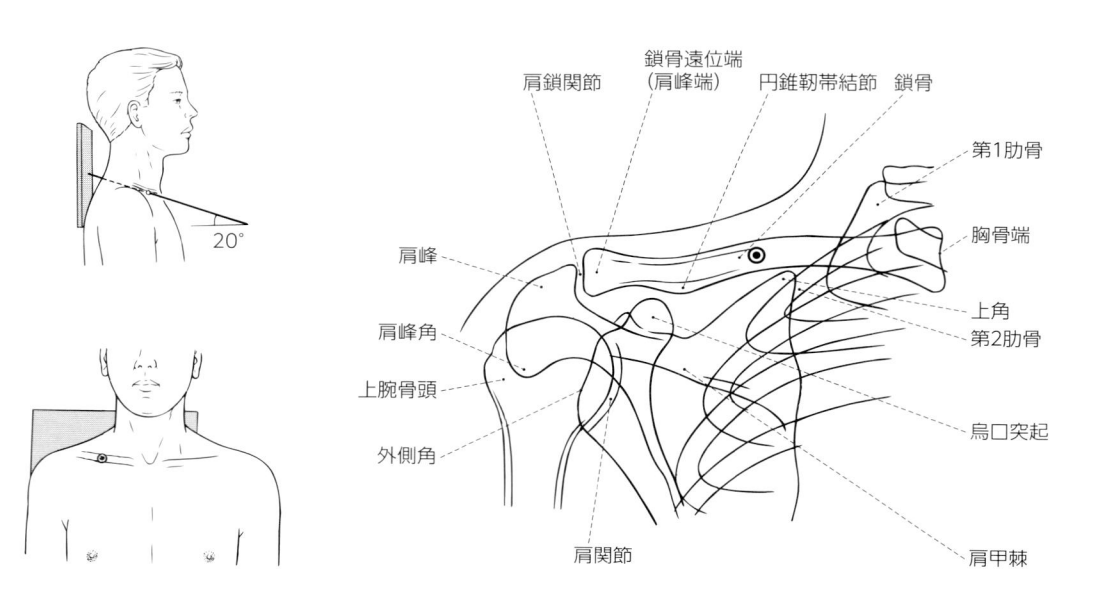

〔診断・読影のポイント〕

次の正面像とあわせて，鎖骨骨折の転位方向，上部肋骨骨折の有無（これがある場合には血胸や気胸を合併する重症であることが多い）を評価するのに有用である。

2）鎖骨正面像

■ 体　位
- 立位で肩甲部の背面を受像面に付け，受像面中心は鎖骨より少し下方に合わせ，胸部の前額面を受像面と平行にする。
- 上肢は自然下垂位にする。
- 受傷時は上体が前傾しやすいので，前傾をできるだけ少なくする。

■ 中心線
- 受像面に垂直な中心線で，鎖骨の中央に入射する。
- 上体に前傾がある場合は尾頭方向5°から10°で斜入する。

■ X線像
- 鎖骨遠位端（肩峰端）は肩峰に，鎖骨の近位1/2は肋骨，肺に重複して描出する。
- 肩甲骨肩関節窩は肩甲頸，上腕骨頭に重複し，肩峰の下に上腕骨頭を描出する。
- 肩甲骨の上角から内側縁と下角は肋骨，肺に重複する。
- 烏口突起は肩甲頸に重複し，関節腔，上腕骨大結節，小結節は描出しない。

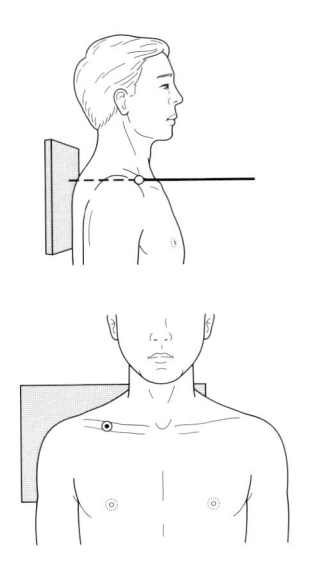

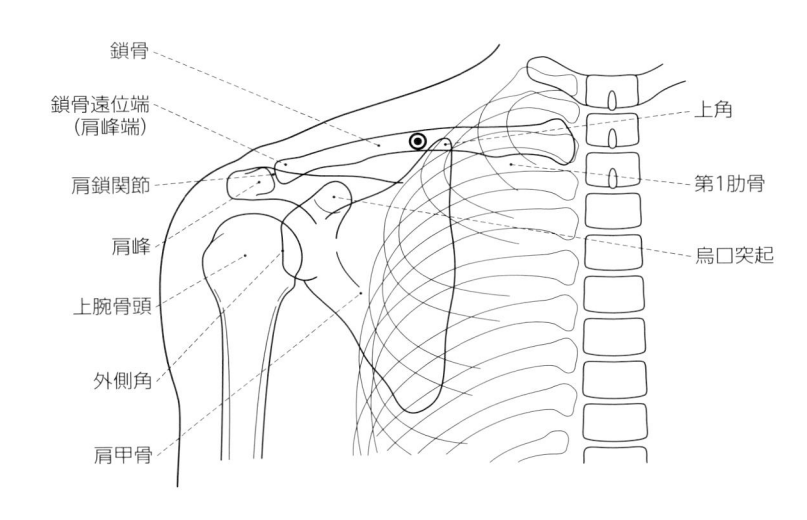

〔診断・読影のポイント〕

鎖骨の詳細をみるためには，鎖骨をフィルムに近づけるほうが望ましい（後前方向）。鎖骨の評価をするのであるから，画像は鎖骨全体を含んでいること（鎖骨の内側と外側端の両方が描出されていること）が必要である。

3. 鎖骨・肩鎖関節

3）肩鎖関節正面像

■体　位
- 立位で検側の肩甲部背面を受像面に付け，肩峰部を受像面の中心に合わせ，上肢は自然下垂位にする。
- 前額面を垂直に保ちながら，受像面に対して検側へ5°回旋する。
- 両側同時撮影する場合は，両肩全体が入る受像面を使用する。

■中心線
- 水平より尾頭方向10°の中心線で肩鎖関節部に斜入する。
- 前額面に前傾または後傾がある場合は，上体が垂直より傾斜した角度を10°に加算または減算して設定する。

■X線像
- 肩峰および肩甲棘に重複せず，肩鎖関節腔を接線像として描出する。
- 肩峰と鎖骨遠位端（肩峰端）の上下方向の変位や関節腔の広さ，鎖骨遠位端の骨折，脱臼を描出する。

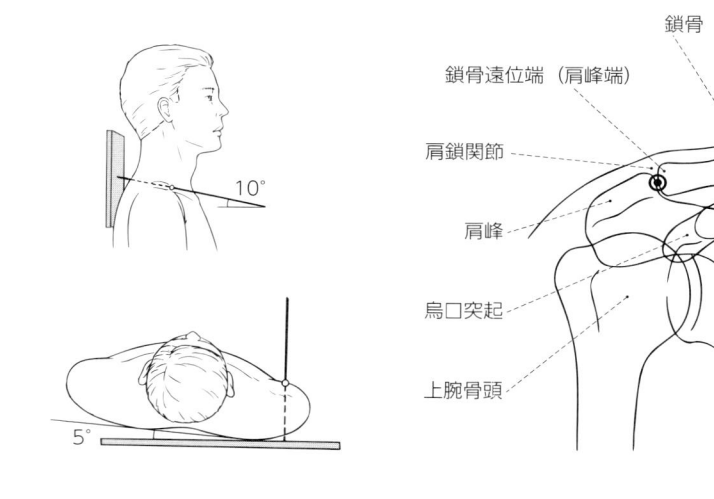

〔診断・読影のポイント〕

肩鎖関節脱臼，鎖骨遠位端骨折の際に撮影される。鎖骨遠位部と肩甲棘が重ならないように撮影する必要がある。症例によっては，患者に重錘を持たせて下方へのストレスをかけて撮影することもある。また，健側と比較するには，両側の肩鎖関節を1枚のフィルムにおさめた撮影が有用である。

4. 上腕骨

1）上腕骨正面像

■ 体　位
- 立位で上腕骨頭から肘関節まで入れて受像面に付け，受像面の中央に上腕骨の後面を中央部に合わせる。
- 上体と手掌および肘関節の前額面を受像面に対して平行にする。
- 受傷時，肘関節および前腕部を固定している場合は，上腕骨固定時の立位正面撮影を行う。

■ 中心線
- 受像面に垂直な中心線で，上腕骨の中央に入射する。

■ X線像
- 上腕骨頭から肘関節までの正面像を描出する。
- 上腕骨頭は肩峰および肩甲骨関節窩が重複する。
- 大結節，小結節，結節間溝を，また肘関節部では内側上顆，外側上顆を描出する。

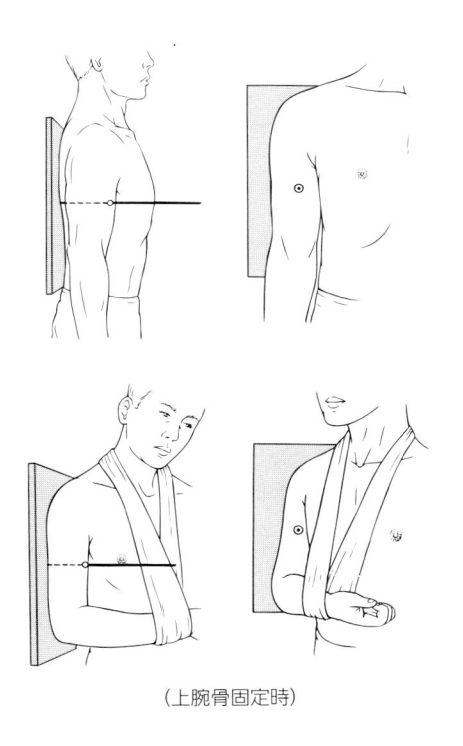

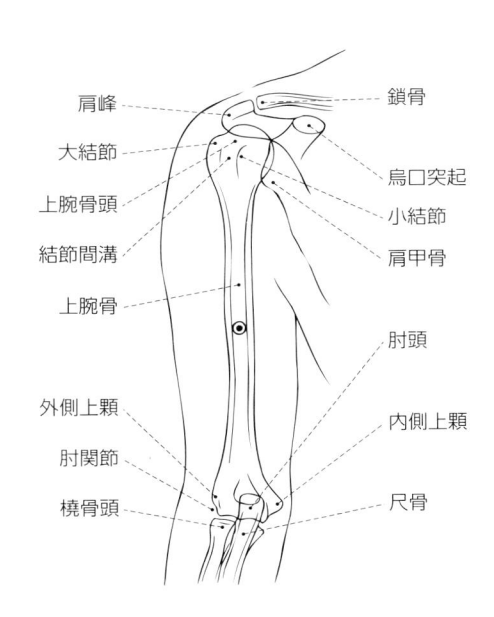

（上腕骨固定時）

〔診断・読影のポイント〕
肘関節の屈曲・伸展軸と平行にフィルムを設置して撮影される。上腕骨骨腫瘍，上腕骨骨折（特に斜骨折や二重骨折など），骨折に対して髄内釘による観血的整復固定術後などに有用である。

4. 上腕骨

2）上腕骨側面像

■ 体 位
- 立位で上腕骨頭外側面から肘関節外側面まで入れて受像面に付けて，受像面の中央に上腕骨の中央部を合わせる。
- 肘関節を屈曲させる。
- 受傷時，肘関節および前腕部を固定している場合は，上腕骨固定時の立位側面撮影を実施する。

■ 中心線
- 受像面に垂直な中心線で，上腕の中央に入射する。

■ X線像
- 上腕骨頭から肘関節までの側面像を描出する。
- 上腕骨頭は肩峰および肩甲骨に重複する。
- 肘関節は上腕骨小頭，滑車がずれて描出する。

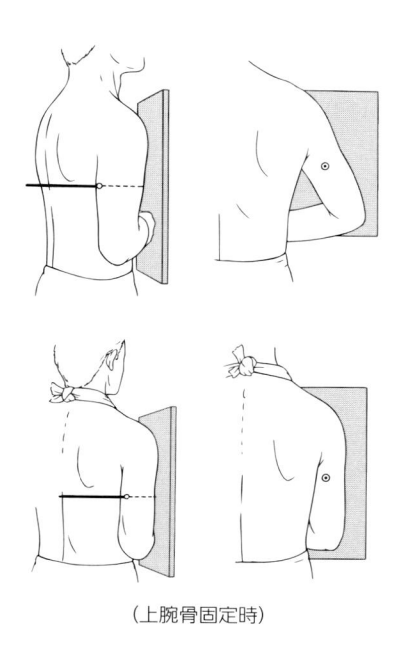

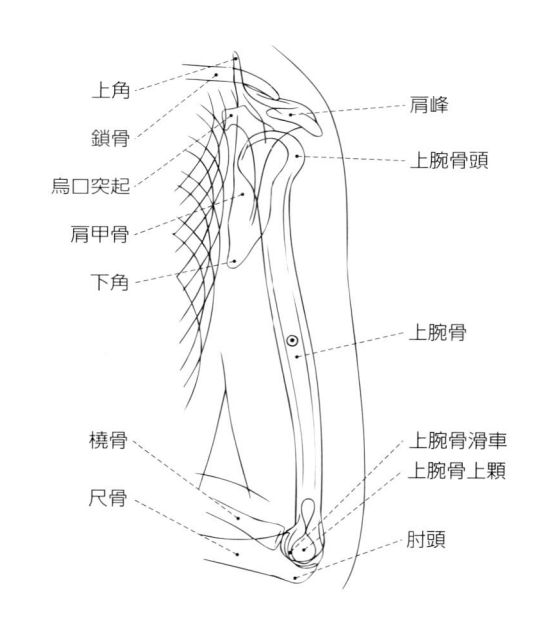

（上腕骨固定時）

〔診断・読影のポイント〕

肘関節の屈曲・伸展軸に垂直にフィルムを設置する。上記の正面像とは直交する撮影法である。上腕骨骨腫瘍，上腕骨骨折（特に斜骨折や二重骨折など），骨折に対して髄内釘による観血的整復固定術後などに有用である。

3）上腕骨頭側面像

■ **体　位**
- 立位で検側の上腕近位部の外側を受像面の中央に付け，上体の背面を受像面に対して 75°にする。
- 検側の上肢は自然下垂位にし，非検側は頭部に置く。

■ **中心線**
- 水平より尾頭方向 10°の中心線で，非検側腋窩の下方 8 cm の点に斜入する。

■ **X 線像**
- 肩関節部および上腕骨の側面像が前胸壁と胸椎の中央に描出し，上腕骨頭の上方に烏口突起と肩峰を描出する。
- 肩甲骨関節面は上腕骨頭の中央に，また肩甲骨は胸椎に重複する。
- 上腕骨頭と肩甲骨関節窩の位置関係や上腕骨近位部の側面像として有効である。

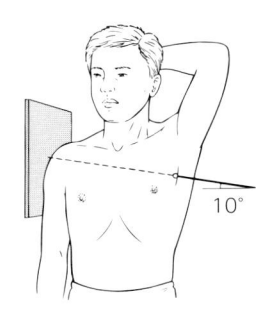

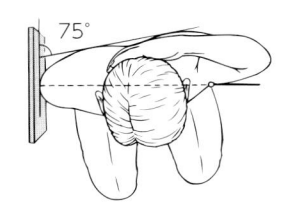

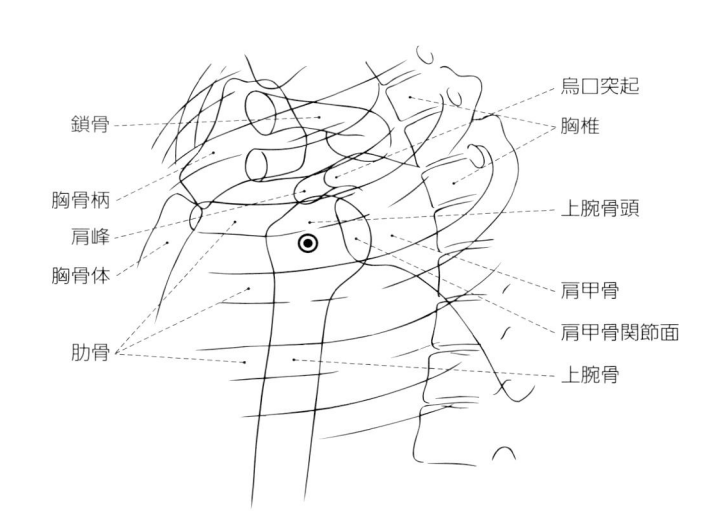

〔**診断・読影のポイント**〕

上腕骨頸部骨折，上腕骨頭骨折の骨折型や転位方向の評価に有用である。
上腕骨頭と上腕骨軸との関係では，次の三つの点，すなわち 1．内側オフセット（正面像で上腕骨軸に対して上腕骨頭の中心は内側にある），2．後方オフセット（側面像で上腕骨軸に対して上腕骨頭の中心は後方にある），3．後捻（肘関節屈伸軸に対して上腕骨頭軸は後方に 30°捻れている）を認識しておくことが重要である。

5. 肘関節

1）肘関節正面像

■ 体　位
- 坐位で伸展した肘関節部の後面を受像面の中央に付け，手掌と肘関節部の前面を上方へ向ける。
- 上腕部および前腕部を水平にして，手掌は外旋する。
- 肘関節が伸展できない場合は，前腕部を受像面に付け，上腕部は肘関節の屈曲角に応じて受像面から離す。
- 上腕骨を受像面に付ける場合は，前腕部を受像面から離す。

■ 中心線
- 受像面に垂直な中心線で，内側および外側上顆を結ぶ中点から遠位側 1.5 cm の点に入射する。

■ X線像
- 肘頭は上腕骨内側・外側上顆の中央よりやや内側に位置し，肘頭軸と鉤状突起が一致する。
- 橈骨頭関節窩は接線像になり，腕橈関節を描出する。
- 腕尺関節は肘頭に重複するがその関節腔は明瞭である。
- 尺骨神経溝は内側上顆と上腕骨滑車の間に陥凹像として描出する。

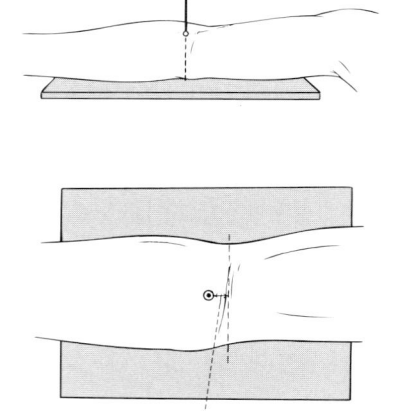

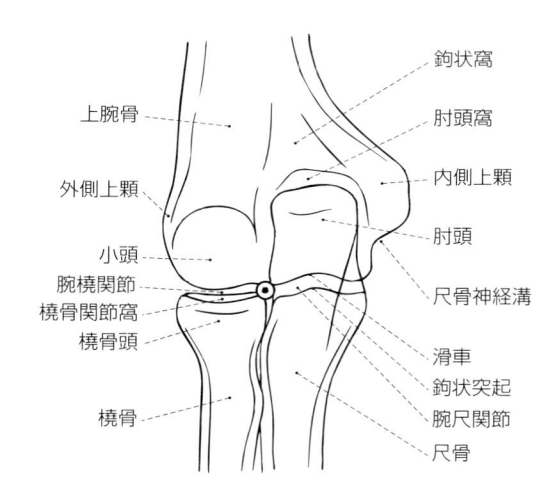

〔診断・読影のポイント〕
上腕骨滑車冠状面，腕尺関節，上腕骨小頭後方，橈骨頭，上腕骨外顆，上腕骨内上顆，肘頭の状態を主に見る。肘頭窩にある関節鼠の把握も可能である。

2）肘関節側面像

■ 体　位
- 坐位で上腕部から前腕部を描出できる受像面に肘関節の内側を付け，上腕を水平にする。
- 肘関節は 90°屈曲し，前腕は手掌を垂直にする。
- 手関節の位置で前腕の遠位側を 3 cm（6°）上げる。

■ 中心線
- 受像面に垂直な中心線で，外側上顆の 45°外側前方 1.5 cm の点に入射する。

■ X 線像
- 上腕骨滑車および上腕骨小頭を同心円に描出し，その外周に尺骨の滑車切痕を均一な間隔で描出する。
- 橈骨関節窩と鉤状突起関節面が一致する。
  ⇨修正用 9 パターン　215 ページを参照

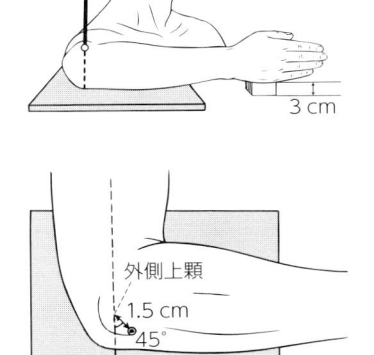

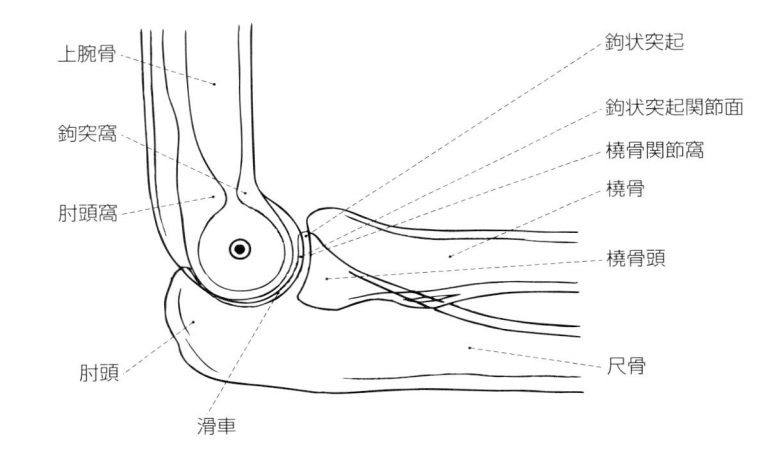

〔診断・読影のポイント〕

上腕骨滑車矢状面，肘頭，鉤状突起，上腕骨小頭矢状面，橈骨頭，肘頭窩，鉤突窩の状態を見る。橈骨頭と小頭の適合が悪い場合には橈骨頭脱臼・亜脱臼となる。肘頭骨折は側面像で容易に把握できる。肘頭窩，鉤突窩の関節鼠の把握にも有用である。

5. 肘関節

3）肘関節 45°屈曲位正面（野球肘）像

■ 体　位
- 坐位で受像面の中央に肘頭部を付け，前腕部の後面を受像面に付けて前腕部は水平位にする。
- 肘関節を 45°屈曲して上腕部は起こす。
- 手掌はやや外旋位にする。

■ 中心線
- 受像面に垂直な中心線で，上腕骨内側上顆と外側上顆を結ぶ線の中点から 1.5 cm 遠位の点に垂直に入射する。

■ X 線像
- 上腕骨外側上顆，内側上顆，小頭，滑車を描出し，腕尺関節は肘頭に重複して描出する。
- 上腕骨小頭の外側，腕橈関節，橈骨関節窩を描出し，離断性骨軟骨炎では病変を認める。

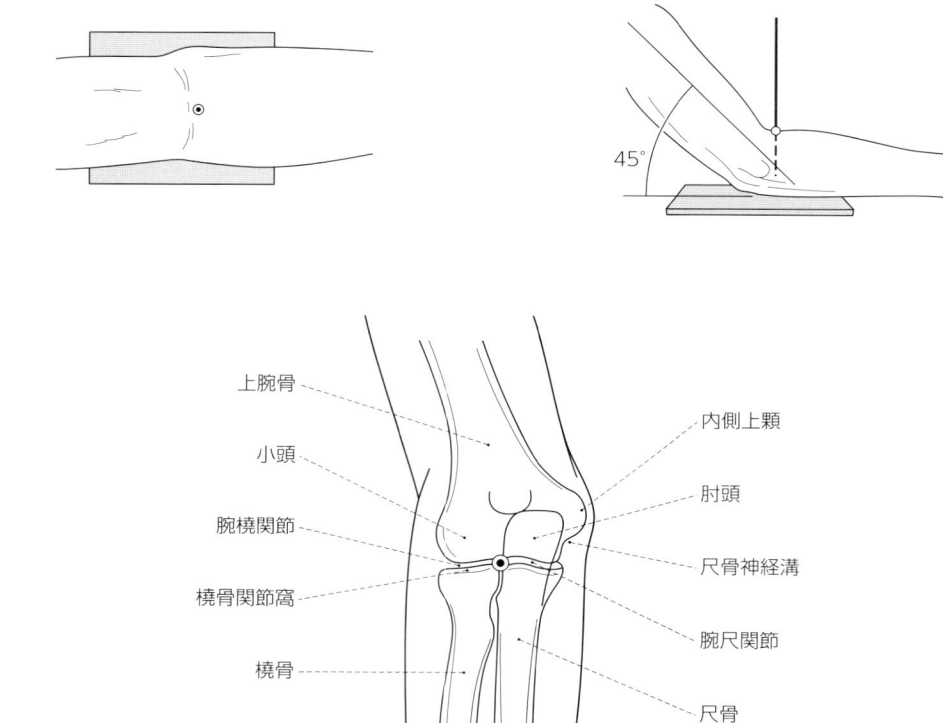

〔診断・読影のポイント〕

いわゆる Tangential view 像で，肘関節正面像との違いは上腕骨小頭の 60°前方面と 45°前方面の状態が把握できる点である。同部位は上腕骨小頭離断性骨軟骨炎の好発部位である。

4）肘関節軸位像

■体　位
- 坐位で上腕部の後面を受像面に付けて上腕骨を水平にする。
- 肘関節を最大屈曲位にし，屈曲させた前腕部は上腕部の直上に合わせて手掌は外旋する。

■中心線
- 最大屈曲位では，受像面に垂直および30°の中心線で，上腕骨内側と外側上顆を結ぶ中点に入射して2枚撮影する。
- 屈曲角が少ない場合は，垂直方向と前腕部に垂直な角度で斜入する。

■X線像
- 垂直入射像は，上腕骨滑車と尺骨滑車切痕による関節腔と肘頭部の軸位像を描出する。
- 30°斜入像は，上腕骨滑車前面と鉤状突起関節面および橈骨頭関節面でつくる関節腔を描出する。

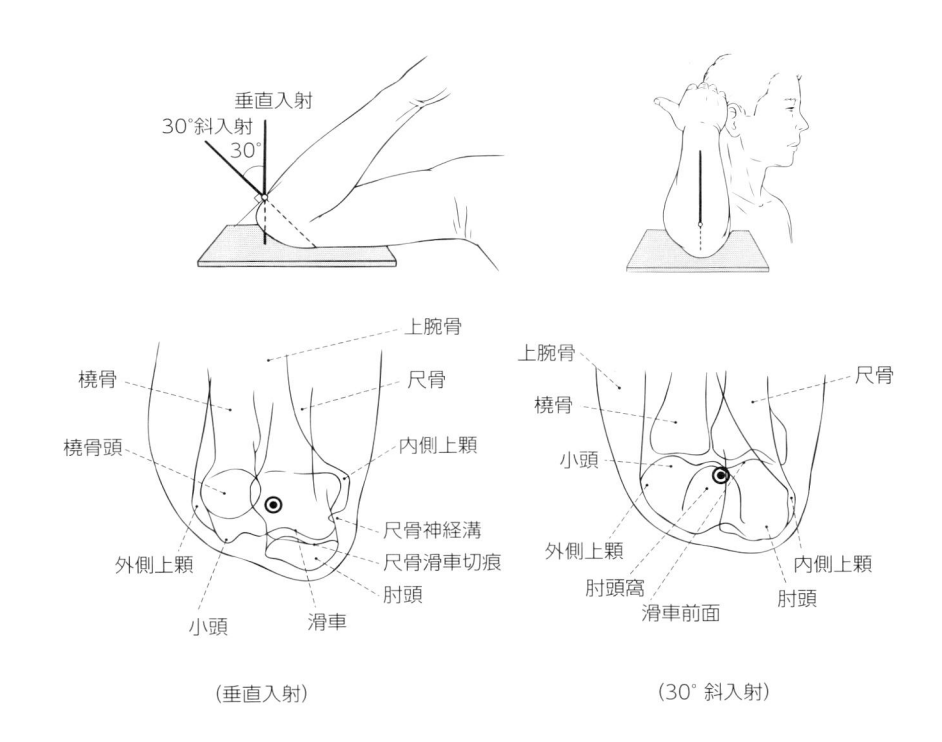

（垂直入射）　　　　　　　（30°斜入射）

〔診断・読影のポイント〕

垂直入射軸位像では腕橈，腕尺関節の後方関節面の描出に優れるうえ，尺骨神経溝の状態も把握できる。30°斜入射像では腕橈，腕尺関節面前方関節面の描出に優れ，同部位での関節鼠の陥屯が把握可能である。

5. 肘関節 | 101

5. 肘関節

5）肘関節回内斜位像

■ 体 位
- 坐位で肘関節の内側面を受像面に付けて伸展する。
- 上腕部および前腕部を水平にし，肘関節部は内旋して受像面に対し 40°斜位にする。

■ 中心線
- 受像面に垂直な中心線で，上腕骨外側上顆の外側 1 cm の点に入射する。

■ X線像
- 内側には球状の上腕骨小頭と橈骨頭による腕橈関節を，その外側に上腕骨滑車，外側上顆，肘頭窩を描出し，肘頭がそれらに重複する。
- 橈骨と尺骨は鈎状突起がわずかに重複するが，遠位部は分離する。

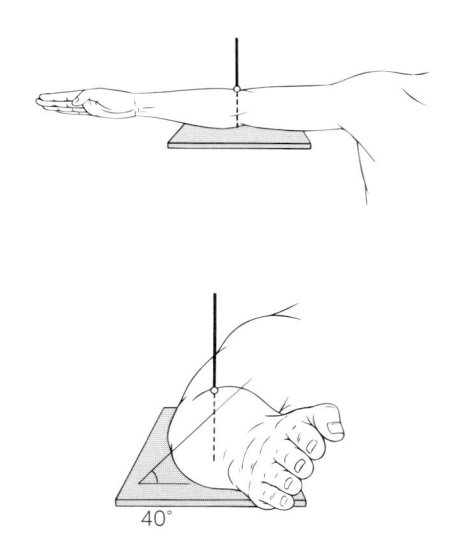

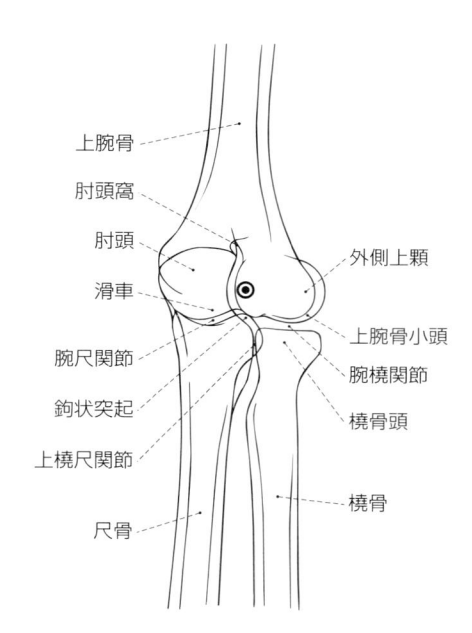

〔診断・読影のポイント〕

腕橈関節（上腕骨小頭と橈骨頭），肘頭と滑車切痕の適合をよく描出できる。関節鼠の把握，肘頭での骨棘形成の把握に優れる。橈骨頭脱臼の把握も容易である。

6）肘関節回外斜位像

■体　位
- 坐位で肘関節の外側部を受像面に付けて伸展する。
- 水平にした肘関節部を外旋し，受像面に対し45°斜位にする。

■中心線
- 受像面に垂直な中心線で，肘関節内側上顆と外側上顆を結ぶ線の外側1/3の点に入射する。

■X線像
- 内側に球状の上腕骨滑車と1/4円状の尺骨滑車切痕による腕尺関節腔を描出する。
- 上腕骨小頭は肘頭および外側上顆に重複する。
- 尺骨と橈骨頭でつくる上橈尺関節は分離しない。

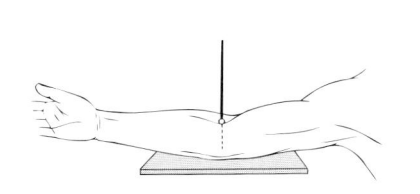

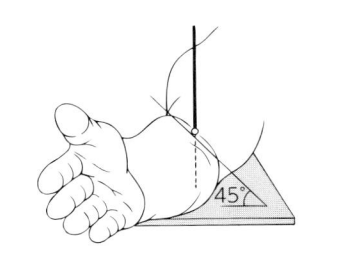

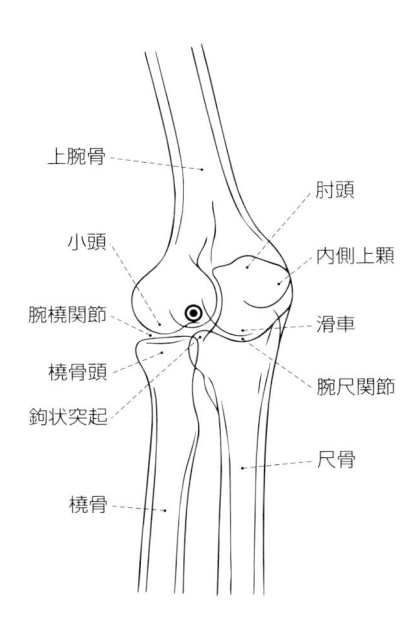

〔診断・読影のポイント〕
腕橈関節（上腕骨小頭と橈骨頭）の状態と肘頭外側の骨棘形成を描出できる。橈骨頭脱臼の把握も容易である。

5. 肘関節

7）尺骨神経溝像

■ 体　位
- 坐位で上腕部を水平にして受像面に付けて肘関節を屈曲する。
- 傾斜させた前腕部の長軸は受像面に対して垂直より 20°外旋する。
- 肘関節の屈曲角度は可能な範囲でよい。
- 前腕部を受像面に付ける場合は，屈曲した肘関節を後方に突き出し，前腕部を受像面に付け，上腕部を 15°から 20°外転して，前腕部と上腕部の角度は 45°にする。

■ 中心線
- 上腕骨長軸に平行で，かつ垂直から近位へ 20°傾斜した中心線を，上腕骨内側上顆と肘頭の中点に斜入する。
- 肘関節を後方に突き出した場合は，上腕骨内側上顆と肘頭の中点に垂直に入射する。

■ X 線像
- 尺骨神経溝が上腕骨内側上顆と上腕骨滑車の中間に馬蹄状に描出する。
- 尺骨神経溝の内側に上腕骨滑車と肘頭を描出する。

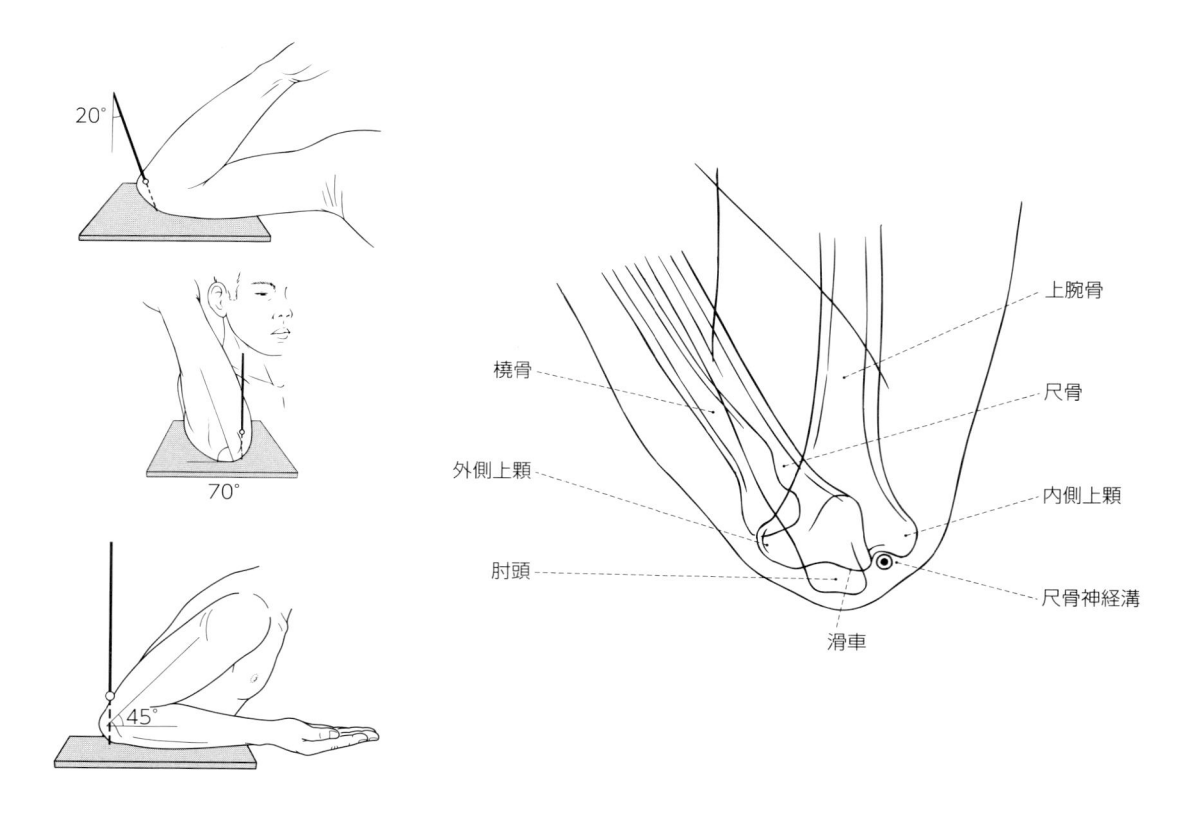

〔診断・読影のポイント〕
尺骨神経溝の状態を主に描出する撮影法である。同部位での骨棘形成の有無を調べる。

6. 肘関節―ストレス撮影

1）肘関節外反ストレス正面像

■体　位
- 坐位で肘関節部の背面を受像面に付け，軽度屈曲する。
- 上腕遠位部の外側を固定し，前腕部を外反するように加重する。
- 徒手的あるいは負荷装置を用いて外方に加重する。

■中心線
- 受像面に垂直な中心線で，上腕骨内側上顆と外側上顆を結ぶ線の中点から1.5 cm遠位の点に入射する。

■X線像
- 上腕骨滑車と尺骨関節面でつくる腕尺関節の開大を描出する。
- 肘関節内側不安定症の診断に有効である。

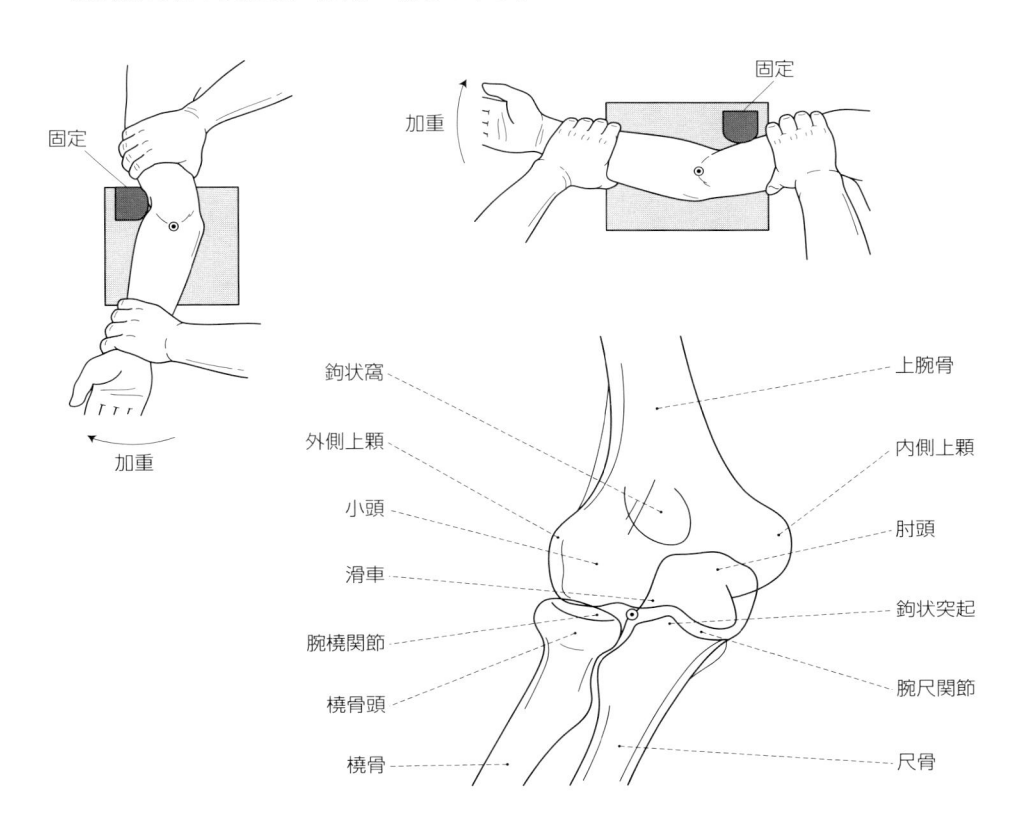

〔診断・読影のポイント〕

内側側副靱帯機能不全を調べる撮影法で，肘関節を伸展位と30°屈曲位で前腕に外反ストレスを加え，撮影する。2 mm以上内側関節裂隙の開大を認めた場合を陽性とする。上腕骨をしっかり押さえておかないと，容易に上腕が回旋し，正しい正面像が撮影できないので注意する。

6. 肘関節―ストレス撮影

2）肘関節内反ストレス正面像

■体　位
- 坐位で肘関節部の背面を受像面に付け，軽度屈曲する。
- 上腕遠位部の内側を固定し，前腕部を内反するように加重する。
- 徒手的あるいは負荷装置を用いて内方に加重する。

■中心線
- 受像面に垂直な中心線で，上腕骨内側上顆と外側上顆を結ぶ線の中点から 1.5 cm 遠位の点に垂直に入射する。

■X 線像
- 上腕骨小頭と橈骨頭でつくる腕橈関節の開大を描出する。
- 肘関節外側不安定症の診断に有効である。

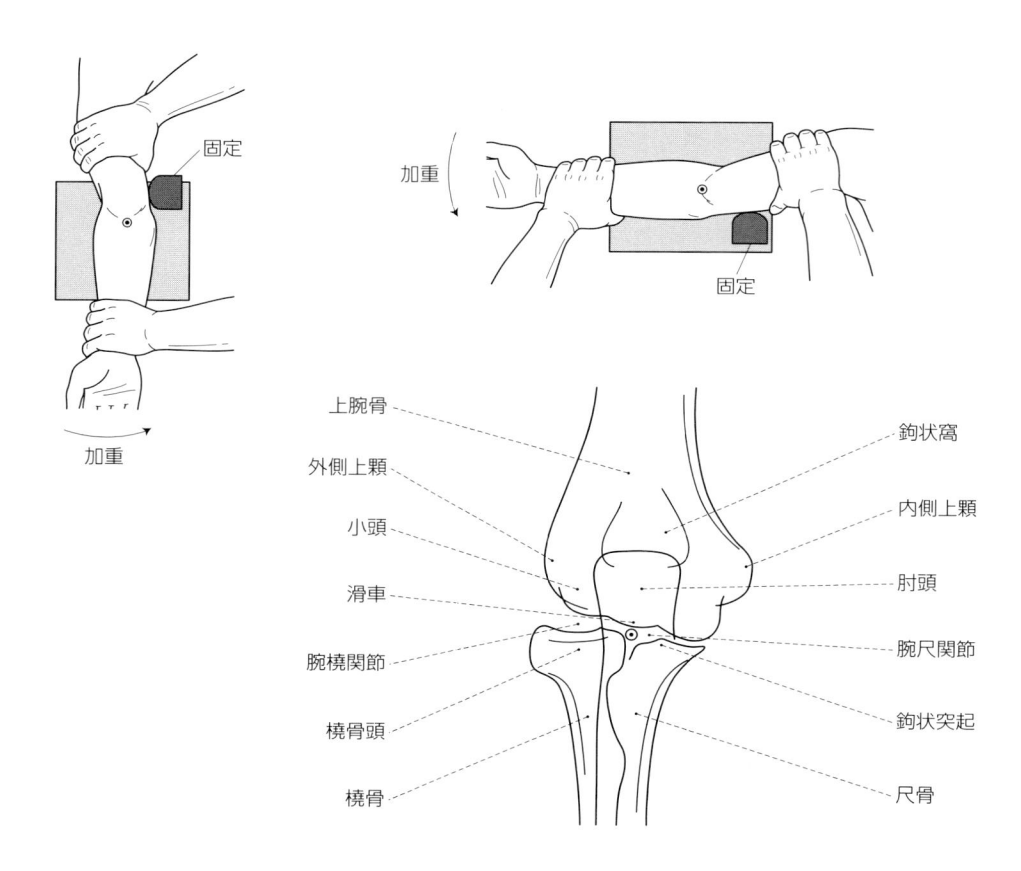

〔診断・読影のポイント〕

外側側副靭帯の機能不全を調べる撮影法で，外反ストレス撮影とは逆向きに力を加え，肘正面像を撮影する。2 mm 以上外側関節裂隙の開大を認めた場合を陽性とする。上腕骨の回旋に注意する点では外反ストレス撮影と同様である。

3）肘関節グラビティ像

■ **体　位**

- 背臥位で撮影台に 5 cm 厚のマットを敷き，検側上肢を体側から約 60°外転させ，肩から肘関節までを同一の高さにする。
- 上腕遠位部の外側を硬い台の上に置き，肘関節を 30°屈曲する。
- 垂直にした受像面の中央に肘関節部を付け，前腕部は受像面と平行にする。
- 手掌部を回外（外旋位）にして撮影台に対して垂直にし，無荷重と荷重の 2 種類で撮影する。

■ **中心線**

- 水平の中心線で受像面に垂直に入射する。
- 上腕骨内側上顆と外側上顆を結ぶ線の中点から 1.5 cm 遠位の点に前腕部に垂直に入射する。

■ **X線像**

- 上腕骨小頭辺縁，橈骨頭辺縁，腕橈関節間隙を描出する。
- 肘関節内側不安定症の診断に有効である。

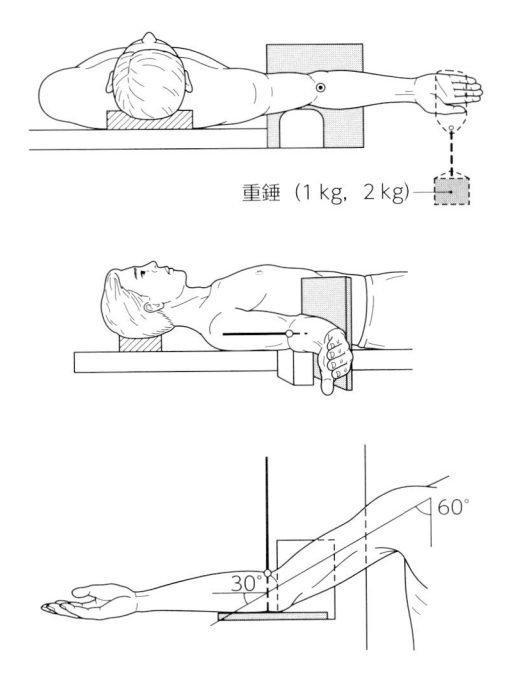

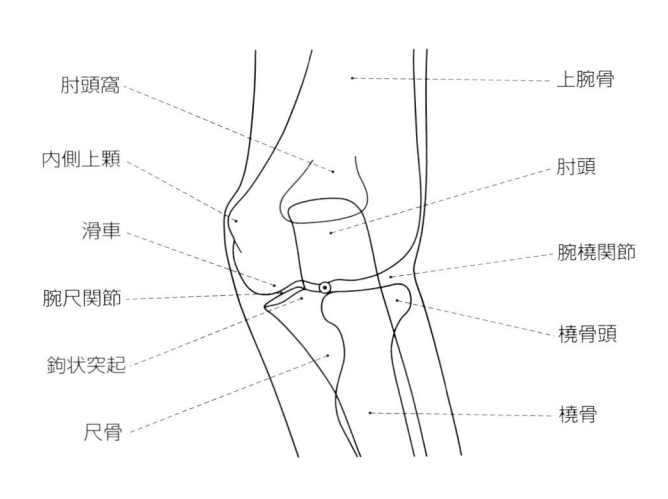

〔診断・読影のポイント〕

患者を寝かせた状態で何も負荷をかけないか，前腕に 1 kg，2 kg の重錘を吊るした状態で脱力させ，肘関節正面像を撮影する方法である。肘関節外反ストレス像と同様の画像が撮影でき，内側側副靱帯機能不全を調べる撮影法である。

7. 前腕骨

1）前腕骨正面像

■体　位
- 坐位で前腕部の背面を受像面に付け，肘関節は伸展する。
- 肘関節部の前面は上方にして，手掌をやや回外する。

■中心線
- 受像面に垂直な中心線で，前腕部の中央に入射する。

■X線像
- 肘関節および手関節が正面像を描出し，橈骨および尺骨が橈骨粗面と下橈尺関節部で重複するが，その他では分離して描出する。

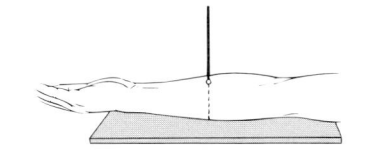

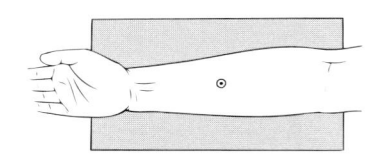

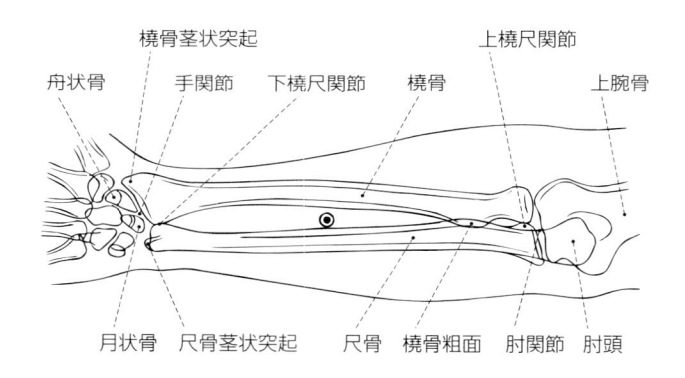

〔診断・読影のポイント〕

橈骨と尺骨の全体のアライメント，肘関節および手関節の異常を調べる撮影法である。前腕回外位での撮影になるので，骨折を生じた際には自然肢位正面像のほうが撮影しやすい。手関節はAP像になるので尺骨茎状突起の位置は尺骨の中央よりとなる。

2）前腕骨側面像

■ **体　位**
- 坐位で上腕部は水平にし，前腕部尺側を受像面に付ける。
- 肘関節を90°屈曲し，手掌は垂直よりやや回内する。

■ **中心線**
- 受像面に垂直な中心線で，前腕部の中央でやや外側に入射する。

■ **X線像**
- 上腕骨および肘関節は側面像を，手関節は側面像に近い斜位像を描出する。
- 橈骨と尺骨は鉤状突起部と下橈尺関節部で重複するが，その他は分離して描出する。

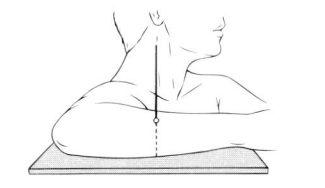

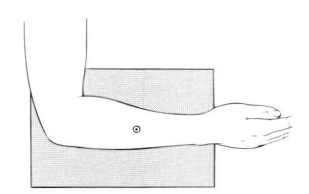

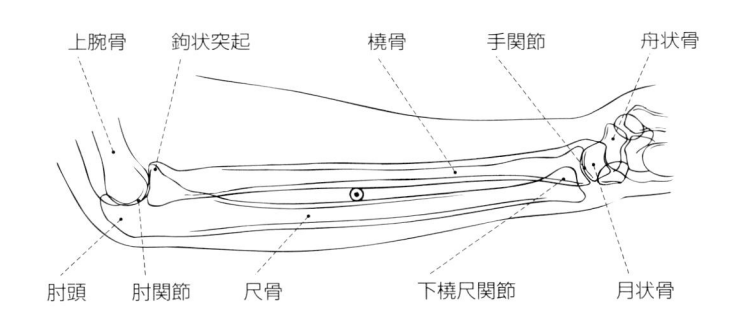

〔診断・読影のポイント〕
前腕骨正面像を90°回旋させた像，つまり前腕回外位での前腕骨となる。橈骨，尺骨のアライメントの把握が可能である。肘関節，手関節ともに側面像となるが，手関節は回内位をとる。

7. 前腕骨

3）前腕骨自然肢位正面像

■体　位
- 坐位で手掌および上腕部を体側に付けた状態から，肘関節を 90°屈曲して手を前方へ出す。
- 手掌が垂直の状態で前腕部を受像面に付け，肘関節は直角より少し伸展する。
- 受傷時やギプス固定時の撮影にはこの体位がとられる。

■中心線
- 受像面に垂直な中心線で，前腕部の中央で，橈骨中央に入射する。

■X線像
- 肘関節は正面像を，また手関節は側面像を示す。
- 橈骨と尺骨は近位で正面像を，遠位は側面像を示し，橈骨と尺骨は重複して描出する。

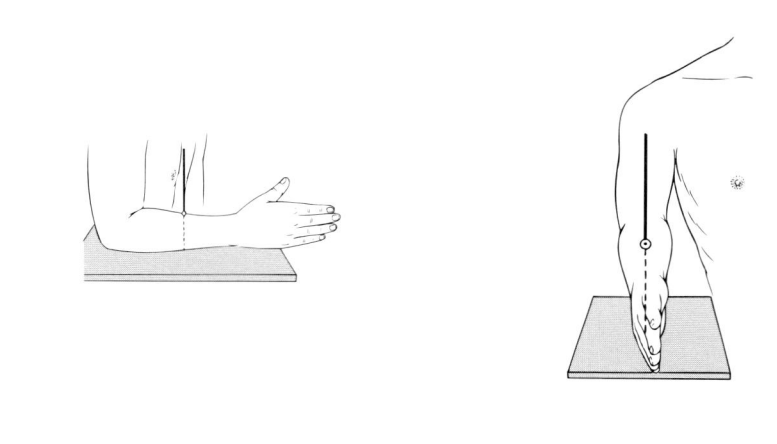

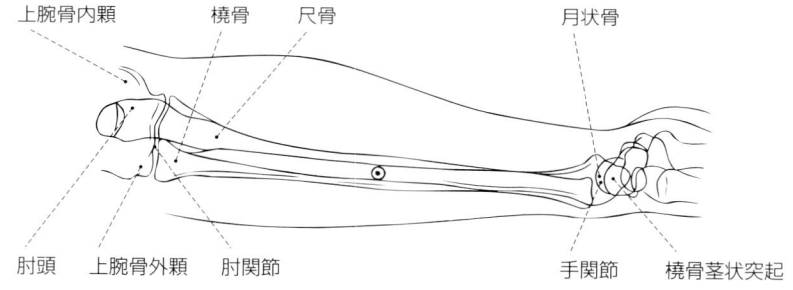

〔診断・読影のポイント〕

前腕回内外中間位での前腕骨正面像で，肘関節は AP 正面像，手関節は側面像になる，橈骨と尺骨はほぼ重複して見える。骨折を生じた場合には回外位をとることが難しくなるため，この撮影法のほうが撮影しやすい。

4）前腕骨自然肢位側面像

■ 体　位
- 坐位で手掌および上腕部を体側に付けた状態から，肘関節を 90°屈曲して手を前方へ出す。
- 上腕部を 90°外転して上腕骨を水平にし，手掌は下方を向け受像面に付ける。
- 受傷時やギプス固定時の撮影にはこの体位がとられる。

■ 中心線
- 受像面に垂直な中心線で，前腕部の中央に入射する。

■ X線像
- 肘関節および上腕骨は側面像に，また手関節は正面像を描出する。
- 橈骨・尺骨の近位部は側面像だが，遠位部では正面像を描出する。
- 肘関節部から中央部までは側面像を，遠位では正面像を描出する。
- 橈骨と尺骨は，近位の橈骨頭と鉤状突起を，遠位は下橈尺関節部で重複するが，全体として分離した像を描出する。

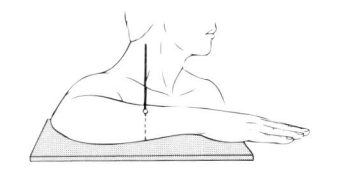

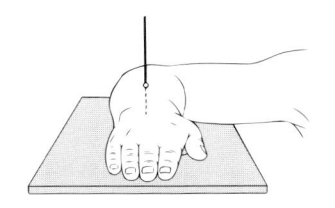

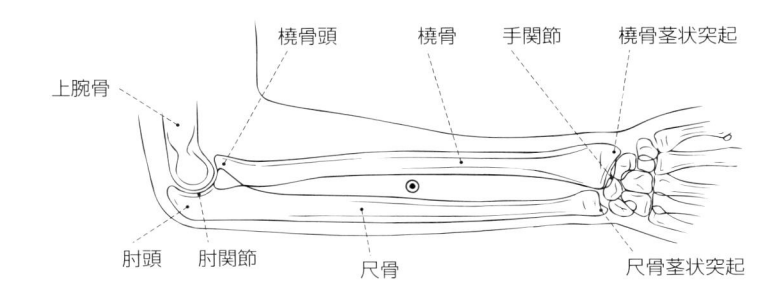

〔診断・読影のポイント〕

前腕回内外中間位での前腕骨側面像で，肘関節は側面像，手関節は PA 正面像となる。橈骨と尺骨のアライメントの把握，橈骨頭脱臼や肘関節脱臼の把握，手関節での骨折や尺骨茎状突起骨折の把握など，前腕で生じるさまざまな軸圧損傷の描出に優れた撮影法である。

8. 手関節

1）手関節正面像

■体　位
- 坐位で上腕骨を 90°外転し，肘関節を 90°屈曲し，手掌を下にして手関節部の後面を受像面の中央に付ける。
- 指は脱力して，軽く屈曲する。

■中心線
- 受像面に垂直な中心線で，橈骨と尺骨の茎状突起を結ぶ中点に入射する。

■X線像
- 手根骨の輪郭や有鉤骨鉤，大菱形骨結節などの突出した骨や三角骨と豆状骨の重複を描出する。
- 橈骨手根関節，手根中央関節，手根中手関節を描出する。

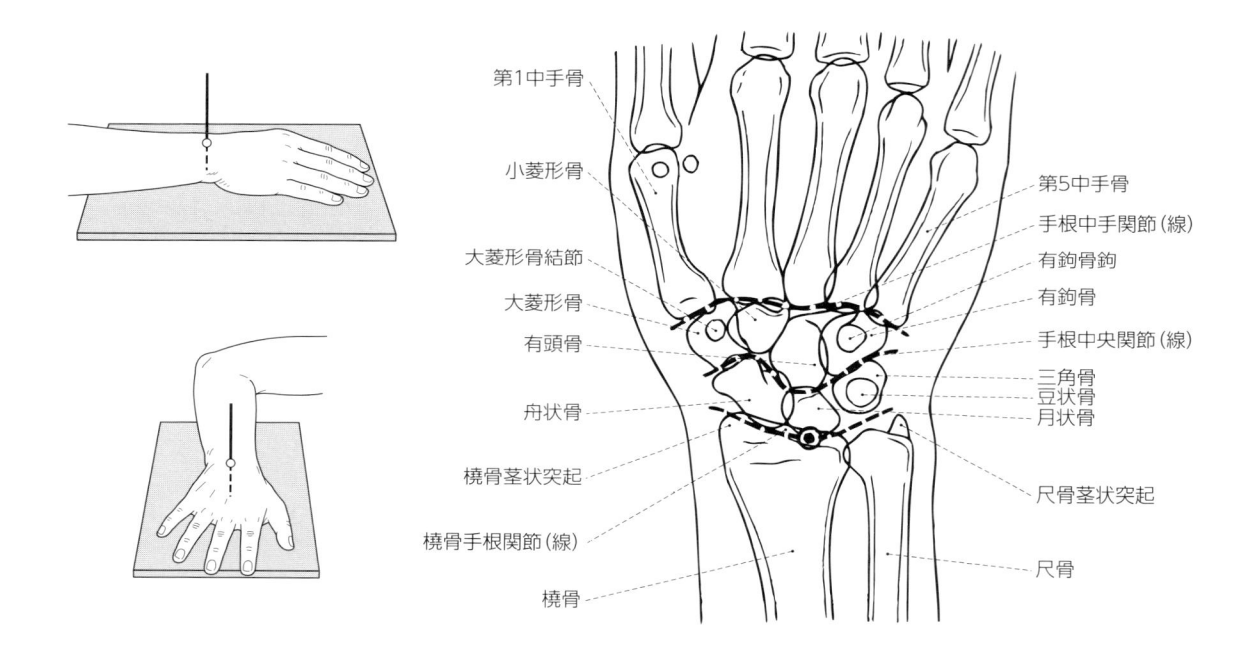

〔診断・読影のポイント〕

手関節の基準撮影法である。橈骨，尺骨，近位手根列，遠位手根列，各中手骨の状態と橈骨手根関節，手根中央関節，第 1～5 CM 関節，遠位橈尺関節の把握が可能である。橈骨遠位骨折時の橈骨長，橈骨短縮，radial inclination（橈骨関節面尺側傾斜），橈骨関節内骨折での陥没骨片の有無，尺骨の橈骨に対する相対長（ulnar variance），舟状骨骨折，舟状骨月状骨間間隙（SL gap），尺骨茎状突起骨折の有無などを調べる。

2）手関節側面像

■体　位
- 坐位で肘関節から手関節を伸展して，手掌を垂直より7°外旋させ受像面に付ける。
- 橈骨軸と指の長軸を一直線にそろえる。

■中心線
- 受像面に垂直な中心線で，橈骨茎状突起に入射する。

■X線像
- 橈骨と尺骨が一致し，手根骨，中手骨が重複して描出する。
- 橈骨手根関節および月状骨と有頭骨間の手根中央関節は月状骨の輪郭によって描出するが，ほかは不明瞭である。
- 掌側に突出した舟状骨，豆状骨，大菱形骨は全体が重複して，それぞれの骨輪郭は不明である。
  ⇨修正用9パターン　216ページを参照

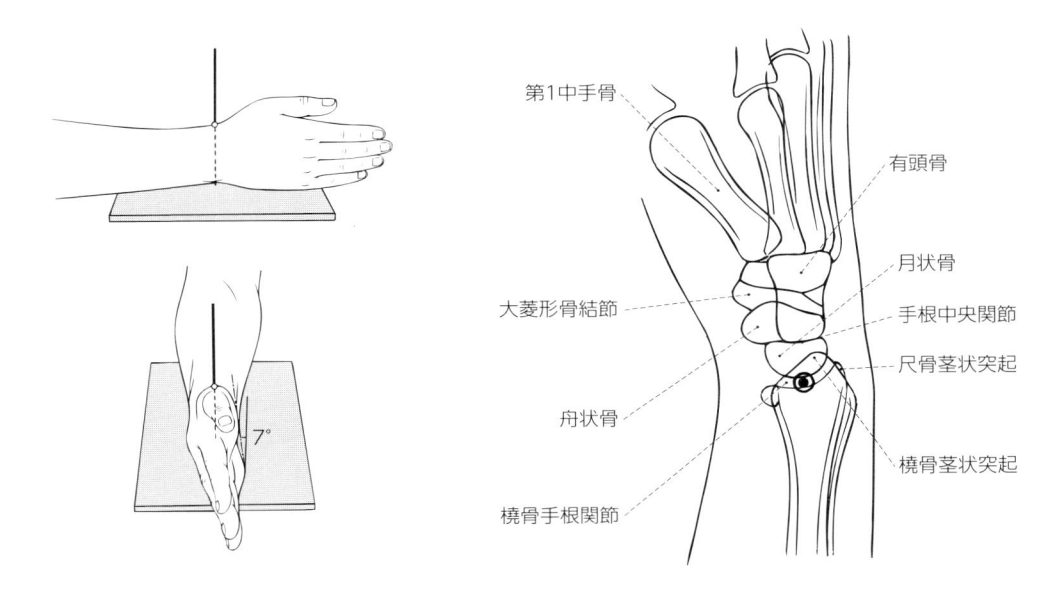

〔診断・読影のポイント〕

橈骨骨折の際の転位の方向，Barton型関節内骨折での転位，舟状骨骨折線，月状骨周囲脱臼や月状骨脱臼の有無，月状骨の背屈変形（dorsal intercalated segment instability：DISI変形），掌屈変形（volar intercalated segment instability：VISI変形），CM関節脱臼の把握が容易である。

8. 手関節

3）手関節回内斜位像

■体　位
- 坐位で手関節を伸展して手の尺側を受像面に付ける。
- 指を伸展して手掌が受像面に対して45°にする。

■中心線
- 受像面に垂直な中心線で，橈骨遠位端より2cm遠位の手根部中央点に入射する。

■X線像
- 橈骨が内側に描出する手関節の斜位像で，舟状骨の近位1/2は月状骨および有頭骨に重複するが，舟状骨が広く重複の少ない像として描出する。
- 舟状骨の遠位に大菱形骨，第1中手骨が描出する。
- 小菱形骨，有頭骨，有鉤骨，豆状骨，三角骨は重複する。

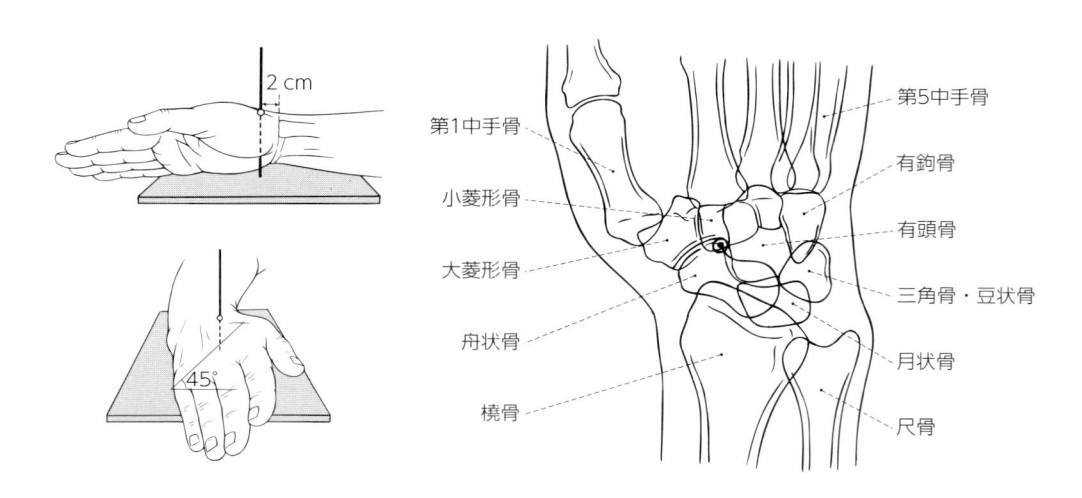

〔診断・読影のポイント〕

舟状骨骨長が長く撮影できるため，舟状骨骨折線の把握に優れた撮影法である。また，第4, 5CM関節の斜位像も得られるため，同部での脱臼骨折の描出にも優れる。

4）手関節回外斜位像

■ 体　位
- 坐位で手関節を伸展して手の尺側を受像面に付ける。
- 指を伸展して手背が受像面に対して45°にする。

■ 中心線
- 受像面に垂直な中心線で，手掌面の第1指中手骨底に入射する。

■ X線像
- 橈骨が外側に描出する手関節の斜位像で，橈骨，尺骨が重複する。
- 月状骨と舟状骨の近位が重複するが判読しやすい。
- 内側に三角骨が突出し，その外側に豆状骨が分離して描出する。
- 月状骨遠位部，有頭骨，有鉤骨，大菱形骨，小菱形骨は重複する。

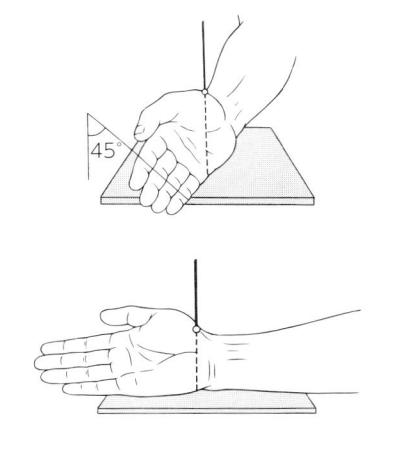

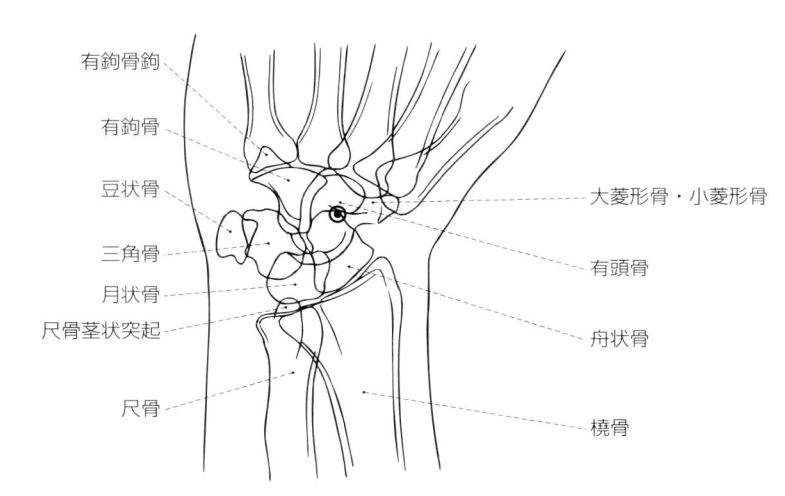

〔診断・読影のポイント〕

舟状骨軸の描出が可能で，同骨折での転位の把握が可能である。有鉤骨鉤の描出が可能な場合が多いので，同骨折にも有効な撮影法である。橈骨関節面の描出にも優れる。

9. 舟状骨・手根管

1）舟状骨像 1

■ 体　位
- 坐位で手関節を伸展して手掌の掌面を受像面中央に付ける。
- 手を最大外転位にし，指は軽く屈曲する。
- 外転位時，疼痛がある場合は無理な力は加えない。

■ 中心線
- 受像面に垂直な中心線で，左右の橈骨茎状突起の中点に入射する。

■ X線像
- 手関節は正面像を描出し，舟状骨が長軸方向に広く描出される。
- 舟状骨周囲の月状骨，大菱形骨，有頭骨との重複も少ない。
- 有頭骨との間の関節腔を明瞭に描出する。

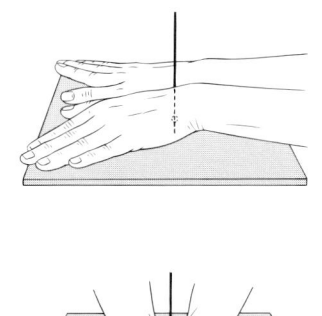

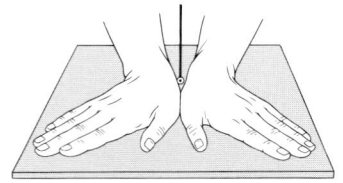

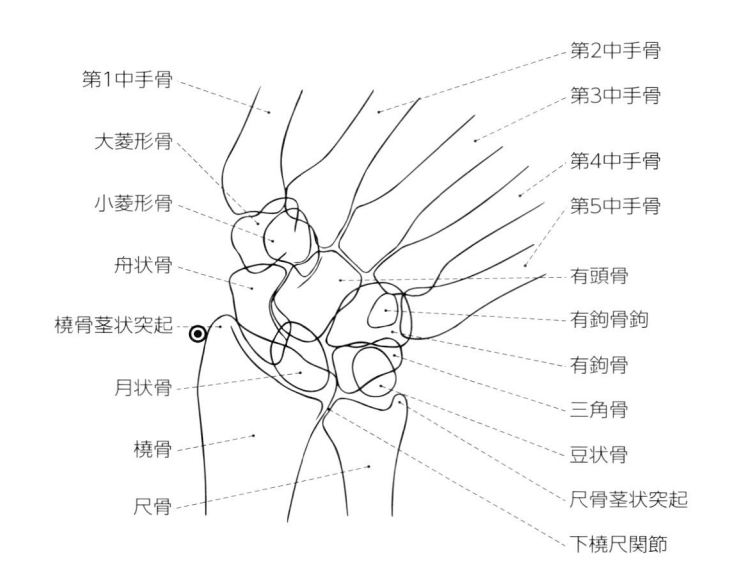

〔診断・読影のポイント〕

舟状骨撮影には種々の撮り方があるが，この撮影は手関節尺屈正面像である。手関節を尺屈すると舟状骨が背屈，伸展するため，本撮影法が舟状骨の骨軸に直交し，最も長く描出できる。このため，同骨折の把握に優れた撮影法である。舟状骨月状骨間解離の際には手関節尺屈位で同部の開大を認める。

2）舟状骨像 2

■ 体　位
・坐位で左右の肘関節を軽度屈曲して前腕部を水平にする。
・第 1 指と第 2 指を曲げて左右を密着し，全部の指先を受像面に付ける。

■ 中心線
・受像面に対して垂直な中心線で，左右の橈骨茎状突起の中点に入射する。

■ X 線像
・舟状骨の近位は月状骨，有頭骨に重複するが舟状骨を広く描出する。
・月状骨も側方に広く描出するが橈骨や舟状骨，三角骨と重複する。

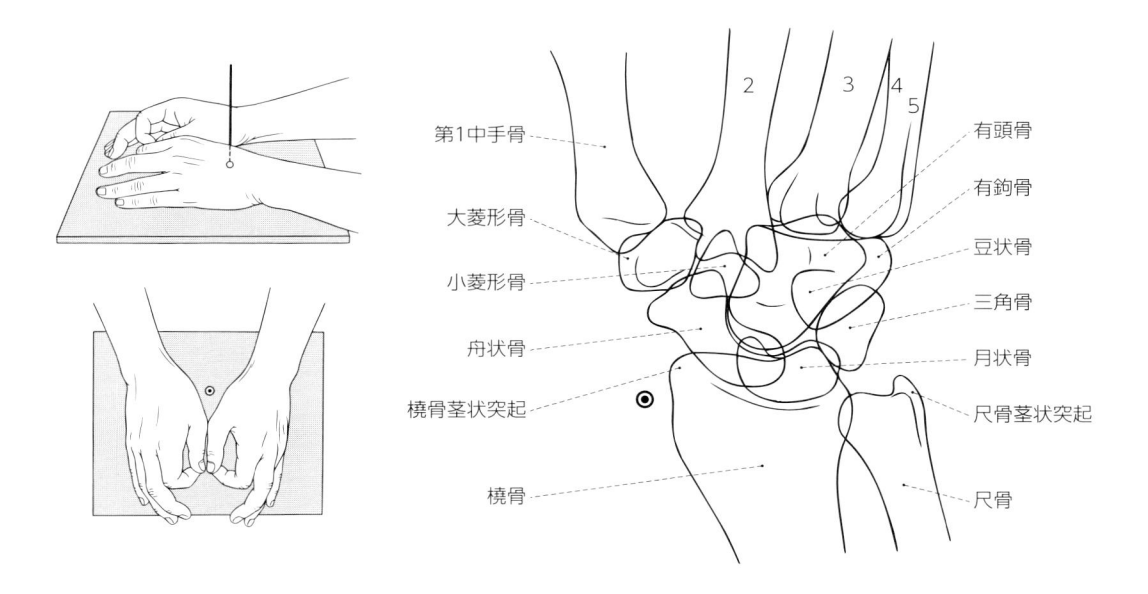

〔診断・読影のポイント〕
手根骨回内位像同様に舟状骨を長く撮影できる。手関節が軽度背屈するため橈骨関節面に垂直にX 線が入射し，橈骨関節面の状態が把握できる。

9. 舟状骨・手根管

参考：舟状骨撮影のバリエーション

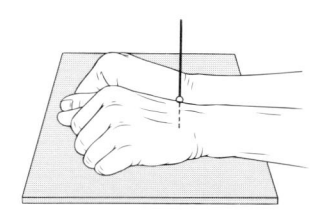

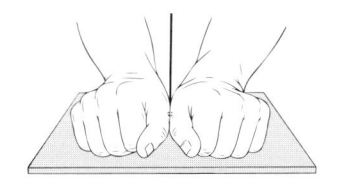

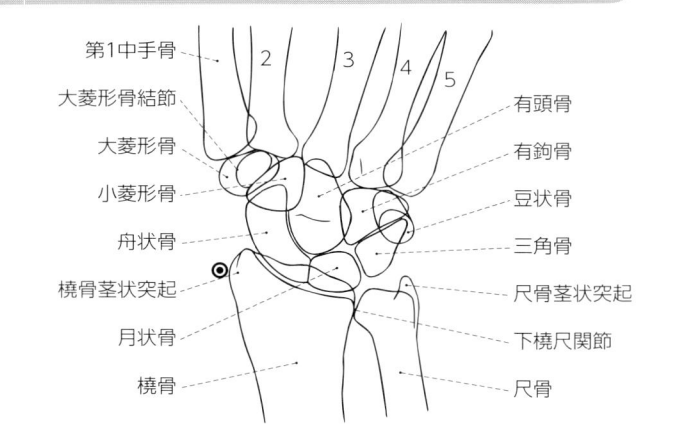

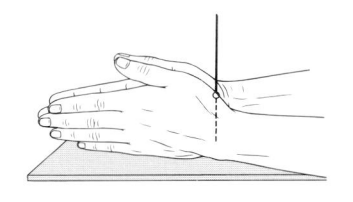

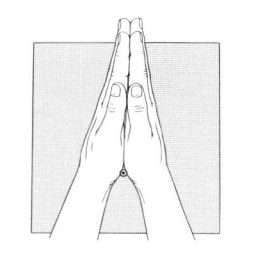

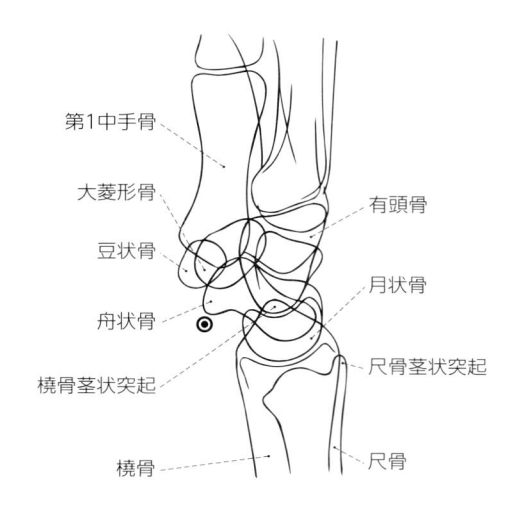

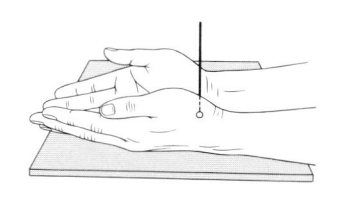

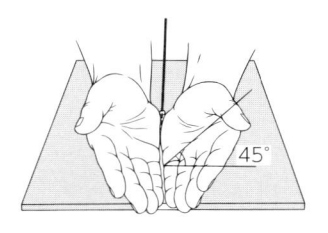

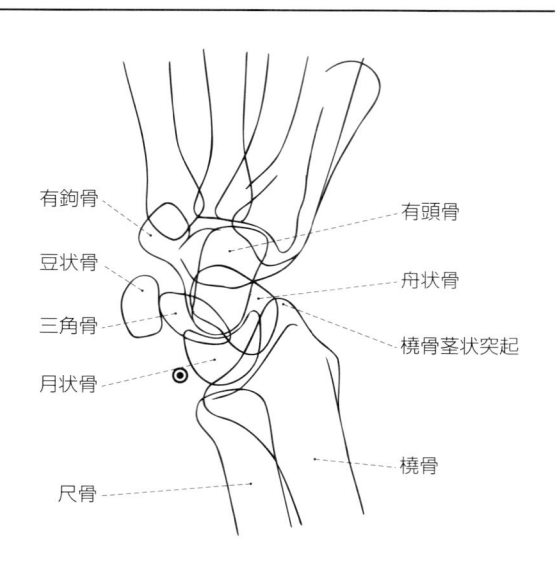

第1中手骨	2　3　4　5
大菱形骨結節	有頭骨
大菱形骨	有鈎骨
小菱形骨	豆状骨
舟状骨	三角骨
橈骨茎状突起	尺骨茎状突起
月状骨	下橈尺関節
橈骨	尺骨

第1中手骨
大菱形骨
豆状骨
舟状骨
橈骨茎状突起
橈骨

有頭骨
月状骨
尺骨茎状突起
尺骨

有鈎骨
豆状骨
三角骨
月状骨
尺骨

有頭骨
舟状骨
橈骨茎状突起
橈骨

45°

118

3）手根管像

■ 体 位
- 坐位で肘関節を伸展して前腕部の内側を受像面に付け，指を非検測側の手で手背側に引く。
- 手掌面を受像面に対しなるべく垂直にし，手掌面の第3指と手関節中央を通る手の基準線を5°内旋する。
- 疼痛を伴う場合は，無理のない背屈状態で，手関節部の下に発泡スチロールなどをおき，前腕部を傾斜させて手掌を垂直にする。

■ 中心線
- 垂直より30°の中心線で，手掌の第4中手骨底へ斜入する。
- 手関節部に発泡スチロールを置いた場合は，手掌面に対して30°で斜入してもよい。

■ X線像
- 第1指側より，手根管を形成する大菱形骨結節，舟状骨，有頭骨，有鉤骨鉤の接線像が描出し，手根管の軸位像を描出する。

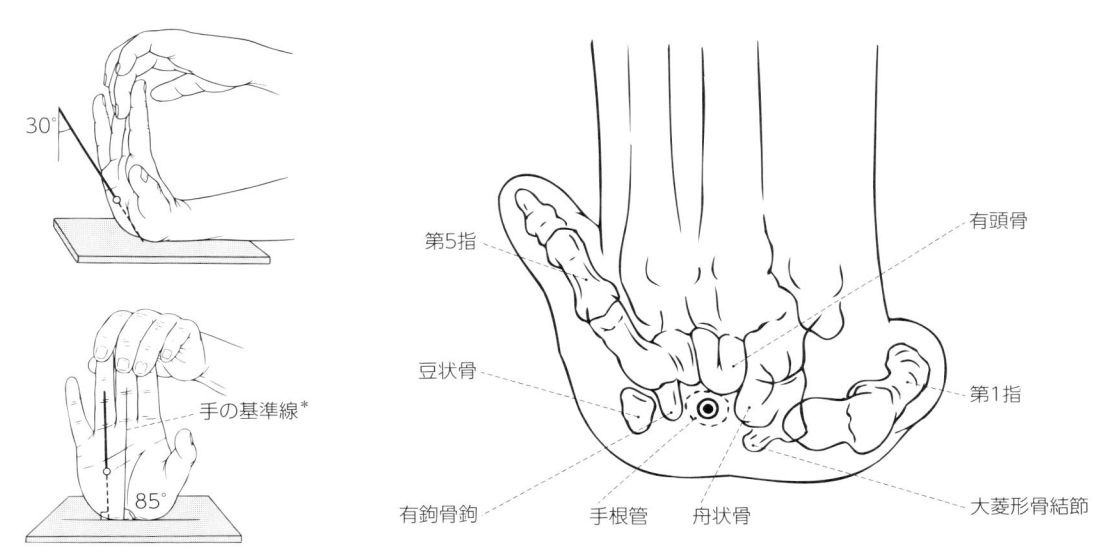

＊第3指と手関節中央部を通る線

〔診断・読影のポイント〕
手根管の状態を主に描出する撮影法である。有鉤骨鉤骨折の把握にも優れた撮影法である。

10. 指　骨

1）指骨正面像

■体　位
・坐位で手掌を受像面に付け，指を伸展する。

■中心線
・受像面に垂直な中心線で，第3中手指節関節（MP関節）に入射する。

■X線像
・手関節から末節骨までを描出し，第2から第5までの中手骨，基節骨，中節骨，末節骨の正面像と第1中手骨，基節骨，末節骨の斜位像を描出する。

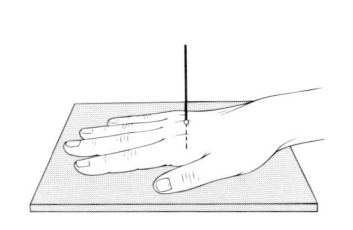

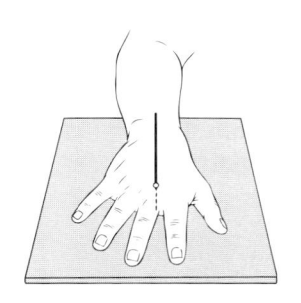

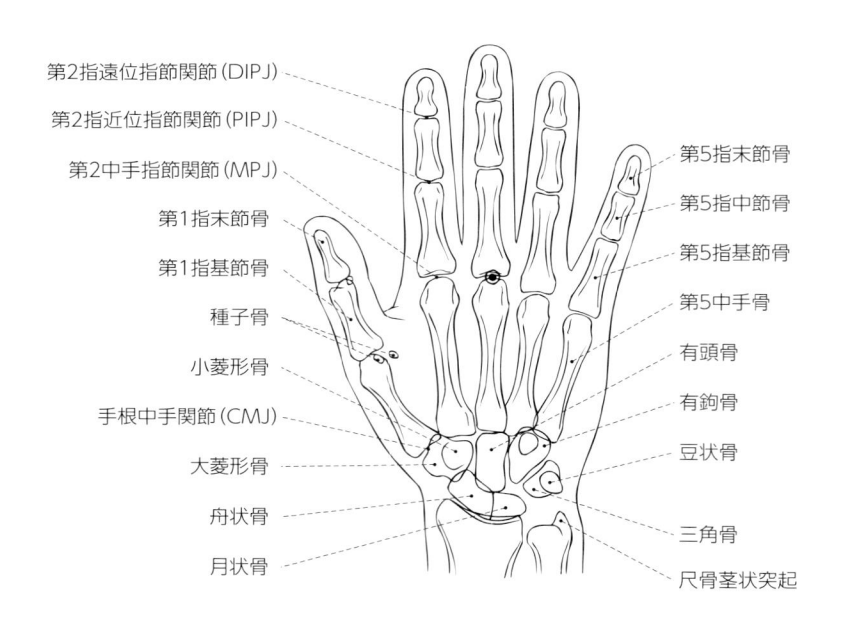

〔診断・読影のポイント〕

いわゆる手の正面像である。中手骨，基節骨，中節骨，末節骨の描出，第1～5 CM関節，母指～小指MP関節，母指IP関節，示～小指PIP関節，示～小指DIP関節の把握が可能である。関節リウマチでの関節破壊の有無や各関節での脱臼の把握に有効である。

2）指骨側面像

■体　位
- 坐位で第5指および手の外側を受像面に付ける。
- 手掌面を垂直に立て第1指と第2指をまるめて指先を付け，第3指および第4指を基節骨から階段状にずらす。

■中心線
- 受像面に垂直な中心線で，第2中手指節（MP）関節に入射する。

■X線像
- 手関節，第2から第5までの指節骨が側面像として，第1指は斜位像を描出する。
- 第2から第5までの中手骨，基節骨はほかの指骨と重複し，中節骨から末節骨までは分離して描出する。

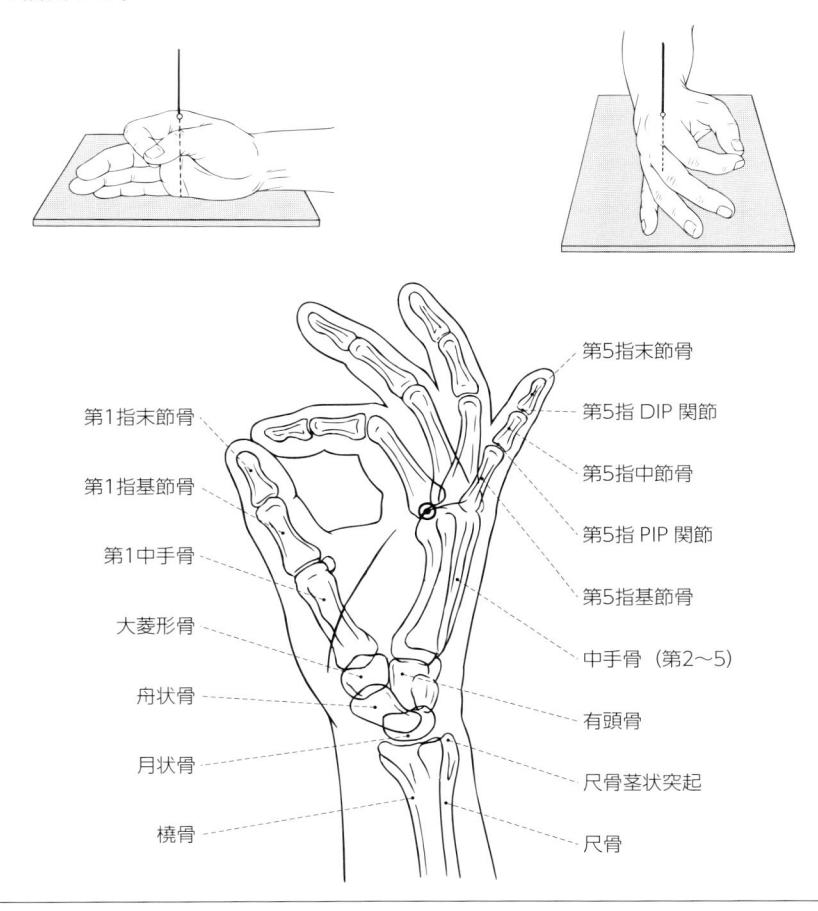

〔診断・読影のポイント〕

各指の重複を防ぐことで，それぞれの指の側面像が把握できる。中手骨，基節骨，中節骨，末節骨側面の描出，第1〜5 CM関節，母指〜小指MP関節，母指IP関節，示〜小指PIP関節，示〜小指DIP関節での脱臼の把握などが可能である。

10. 指 骨

3）指骨斜位像

■体　位
- 坐位で手掌を垂直にして受像面に付ける。
- 手掌を受像面に対して45°内旋し，第1指から第5指を少しずつずらす。
- 外傷時や指をずらすことができない場合は指をそろえてもよい。

■中心線
- 受像面に垂直な中心線で，第3中手指節（MP）関節に入射する。

■X線像
- 手関節から第5指の末節骨までが斜位像として描出する。

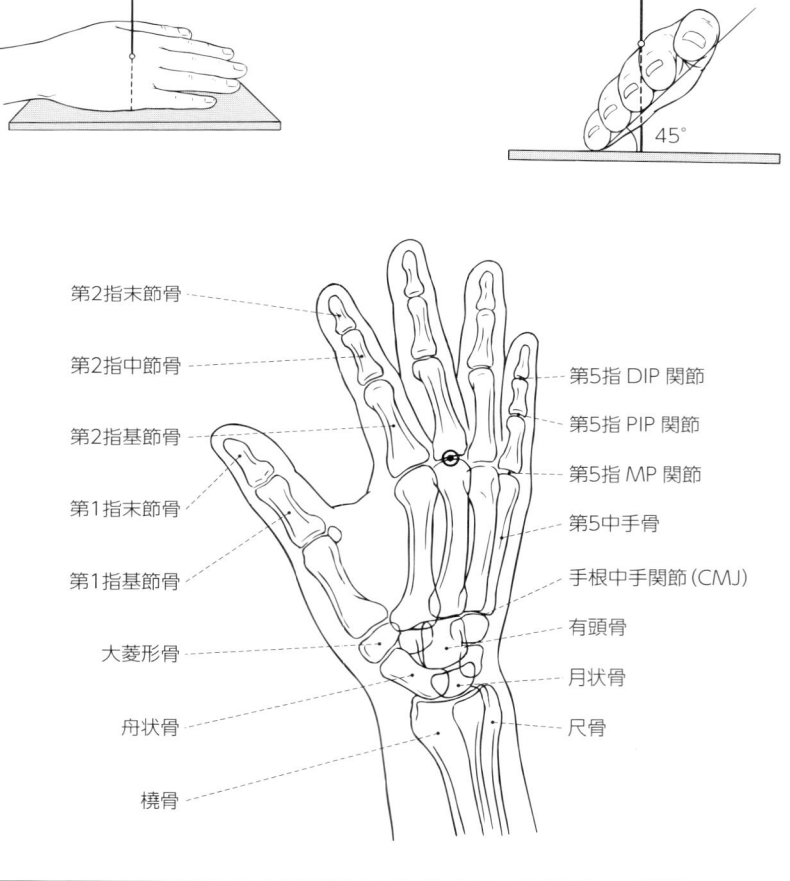

〔診断・読影のポイント〕

中手骨，基節骨，中節骨，末節骨の描出，特に中手骨の重複がないため中手骨骨折で威力を発揮する撮影法である。第1～5 CM関節脱臼の把握も容易である。一方，母指～小指MP関節，母指IP関節，示～小指PIP関節，示～小指DIP関節の状態把握の点では指骨側面像に劣る。

4）母指（第 1 指）骨正面像

■体　位
・坐位で前腕部を内旋し，母指（第 1 指）の背面を受像面に水平に付ける。
・第 1 指の中手骨から末節骨がほかの指骨と重ならないように第 2 指から第 5 指を反らせる。

■中心線
・受像面に垂直な中心線で，第 1 中手指節（MP）関節に入射する。

■X 線像
・第 1 指の中手骨から末節骨まで正面像を描出する。
・指節関節が分離し，中手指節関節部に種子骨を描出する場合がある。

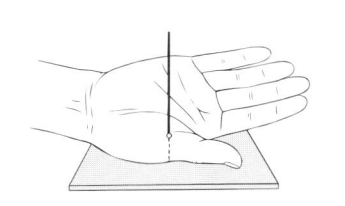

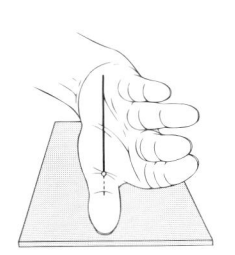

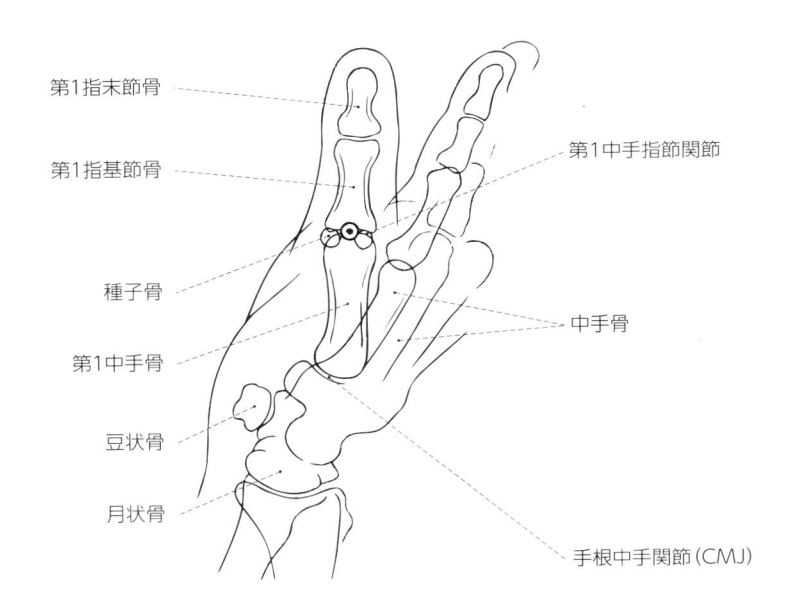

〔診断・読影のポイント〕
母指中手骨，基節骨，末節骨，母指 MP 関節，母指 IP 関節の状態把握に優れる。AP 像では大菱形骨と他の手根骨が重なるので，第 1 CM 関節の描出には AP 像のほうがよい。

10. 指　骨

5）母指（第1指）骨側面像

■ 体　位
- 坐位で掌面を受像面に付けた状態から，第5指側を上げて第1指の掌面を垂直にする。
- 上げた掌の下に発泡スチロールなどを敷くと安定する。

■ 中心線
- 受像面に垂直な中心線で，第1中手指節（MP）関節に入射する。

■ X線像
- 第1指の中手骨から末節骨まで側面像を描出する。
- 中手指節関節部に種子骨が重なって描出する場合がある。

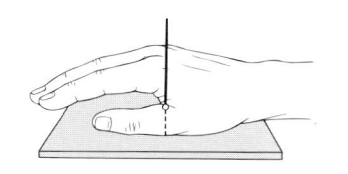

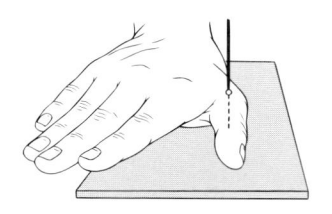

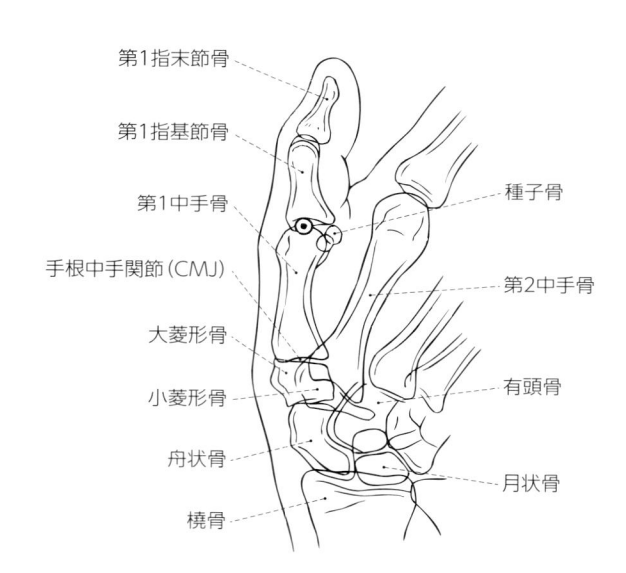

図中ラベル：
- 第1指末節骨
- 第1指基節骨
- 第1中手骨
- 手根中手関節（CMJ）
- 大菱形骨
- 小菱形骨
- 舟状骨
- 橈骨
- 種子骨
- 第2中手骨
- 有頭骨
- 月状骨

〔診断・読影のポイント〕

母指中手骨，基節骨，末節骨の把握，特に母指MP関節，母指IP関節のアライメントの描出に優れる。

6）第 5 指正面像

■ 体　位
- 坐位で第 5 指を伸ばして背面を受像面の中央に付ける。
- 第 5 指の手掌面を受像面と平行にする。

■ 中心線
- 受像面に垂直な中心線で，第 5 指中手指節関節（MP 関節）に垂直に入射する。

■ X 線像
- 第 5 指の中手骨，基節骨，中節骨，末節骨およびその指節関節を描出する。
- 手掌面を受像面に付けた場合第 5 指は弱い斜位像が描出する。

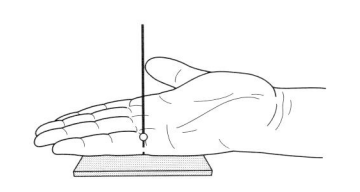

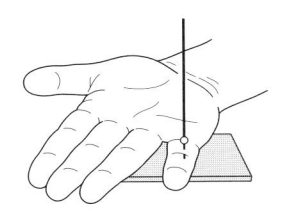

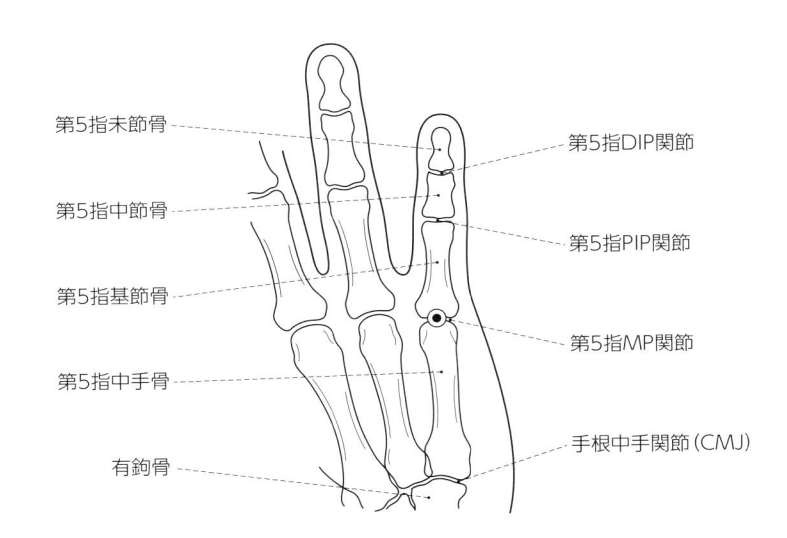

第5指末節骨
第5指中節骨
第5指基節骨
第5指中手骨
有鈎骨

第5指DIP関節
第5指PIP関節
第5指MP関節
手根中手関節（CMJ）

〔診断・読影のポイント〕

PA view では PIP 関節，DIP 関節が斜位像になってしまうため，AP で撮影することで MP，PIP，DIP 関節像を正面像で描出することができる。
これにより脱臼や関節面にかかる骨折線の良好な描出が得られる。

【6】下肢撮影法

1. 股関節

1）股関節正面像

■体　位
- 背臥位で骨盤の正中線を受像面の中心に合わせ，骨盤前額面を水平にする。
- 下肢は伸展位で軽度内旋位にする。
- 骨盤部水平や下肢の伸展が不可能な場合は，両膝関節を同じ屈曲角で保持する。
- 小児は骨盤の前額面を水平位にし，下肢は内旋し膝関節を保持する。
- 片側撮影は検側の股関節部を受像面中心に合わせ，下肢は伸展位で軽度内旋する。

■中心線
- 受像面に垂直の中心線で，恥骨結合上方 3 cm の点の正中線に入射する。
- 小児は恥骨結合に入射する。
- 片側撮影は恥骨結合と上前腸骨棘を結ぶ線の中点から，垂直足方に 5 cm 点に入射する。

■X線像
- 上前腸骨棘から大腿骨近位 1/3 まで，左右は大転子まで描出する。
- 仙骨の正中線が恥骨結合と一致し，大腿骨の内旋度は左右対称に描出する。
- 股関節，大腿骨頭，大腿骨頸，大転子，小転子，大腿骨を描出する。

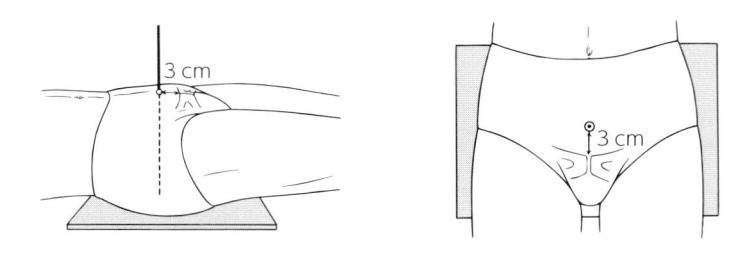

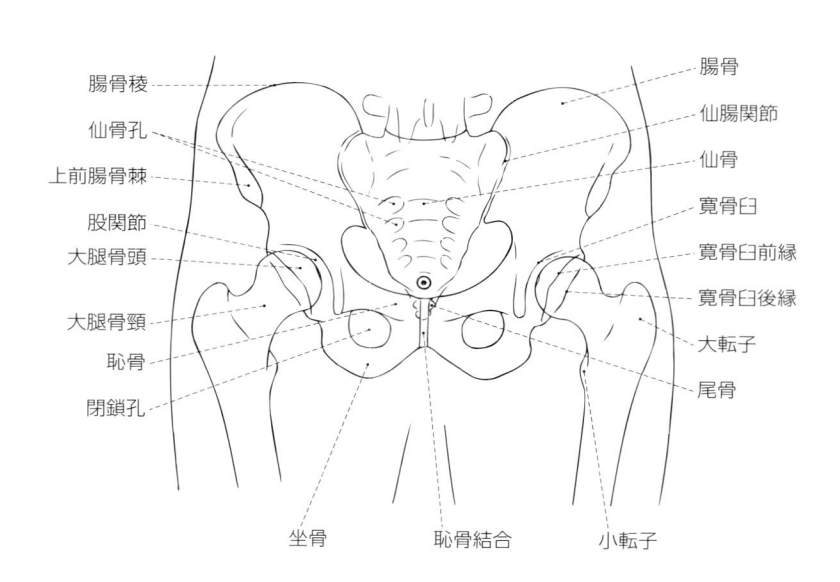

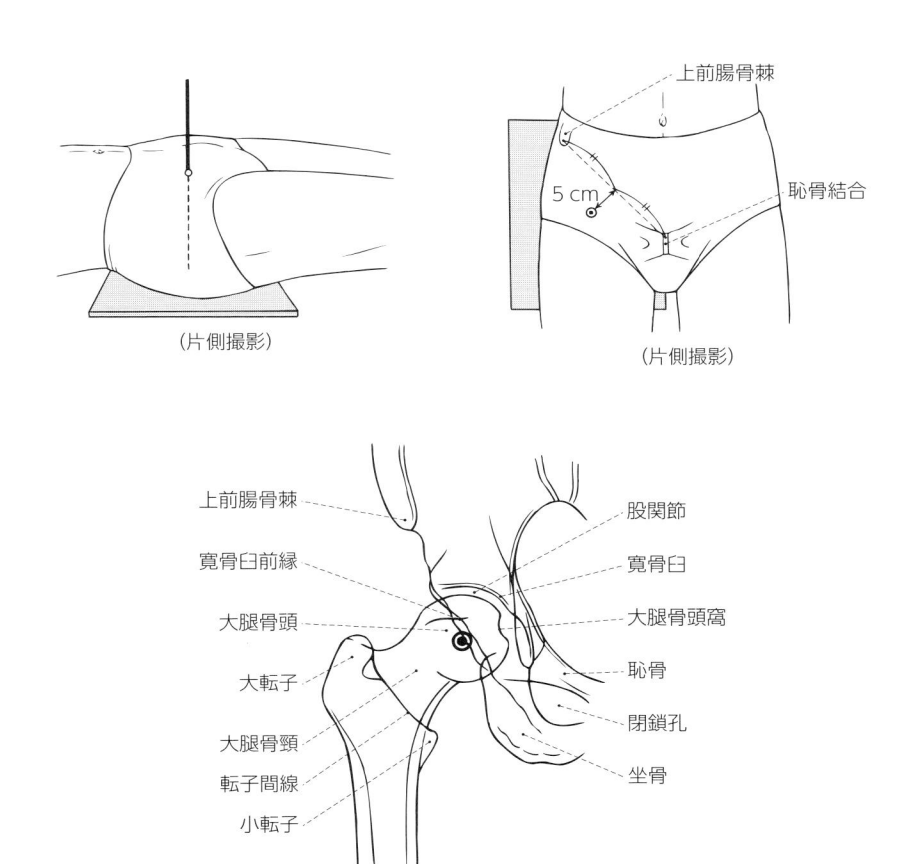

（片側撮影）

上前腸骨棘
5 cm
恥骨結合
（片側撮影）

上前腸骨棘
寛骨臼前縁
大腿骨頭
大転子
大腿骨頸
転子間線
小転子

股関節
寛骨臼
大腿骨頭窩
恥骨
閉鎖孔
坐骨

（片側撮影）

〔診断・読影のポイント〕

〈股関節〉
骨盤撮影と同様に股関節周辺骨折の有無を評価する以外に，関節形態の評価（先天性股関節脱臼，臼蓋形成不全の有無），成長期の骨端核・骨端線異常の有無，関節軟骨消失の指標となる関節裂隙幅の評価が行われる。股関節適合性や関節裂隙幅の評価には大腿骨の肢位が大きく影響する。また大腿骨自体に大腿骨頸部の前捻（前方へのねじれ）や傾体角（骨幹軸に対するおじぎ度）があるために正確な評価には肢位を正確にして撮影する必要がある。ただし外傷や骨端線異常による疼痛が強いときには正確な評価に必要な肢位がとれない場合があり注意を要する。

股関節正面像：
骨盤正面とほぼ同様の撮影法で左右対称で，股関節荷重部関節裂隙に正しく当たるように恥骨結合のやや上方から直角に照射する必要がある。臼蓋に対する大腿骨の位置により関節適合性の評価が変化する。大腿骨前捻の影響を減じるため大腿骨を軽度内旋して撮影する。軽度の亜脱臼は内旋位で改善するので，この位置で関節裂隙幅を評価すべきである。

1. 股関節

2）股関節軸位像

■ 体　位
- 背臥位で骨盤の前額面を水平にする。
- 検側の股関節は伸展し下肢を内旋する。
- 非検側は股関節と膝関節をそれぞれ90°屈曲し，下腿の下面を補助台に載せる。
- 受像面を撮影台に垂直にし，検側の腸骨外側に付けて大腿骨頸部と平行にする。

■ 中心線
- 受像面に垂直な中心線を検側の上前腸骨棘と恥骨結合を結ぶ線と平行な角度にする。
- 恥骨結合と上前腸骨棘を結ぶ線から垂直に足方へ7cmの位置で，大腿部の前方1/3の点に入射する。

■ X線像
- 前後は恥骨結合から坐骨まで，上下は恥骨結合から大腿骨近位1/3までを描出する。
- 大腿骨頸は水平に長く，大転子と小転子が重複して描出する。
- 寛骨臼前後の関節縁，大腿骨頭，大腿骨頸が側面像として描出する。
- 大腿骨の内旋が不足すると大転子は下方に描出する。

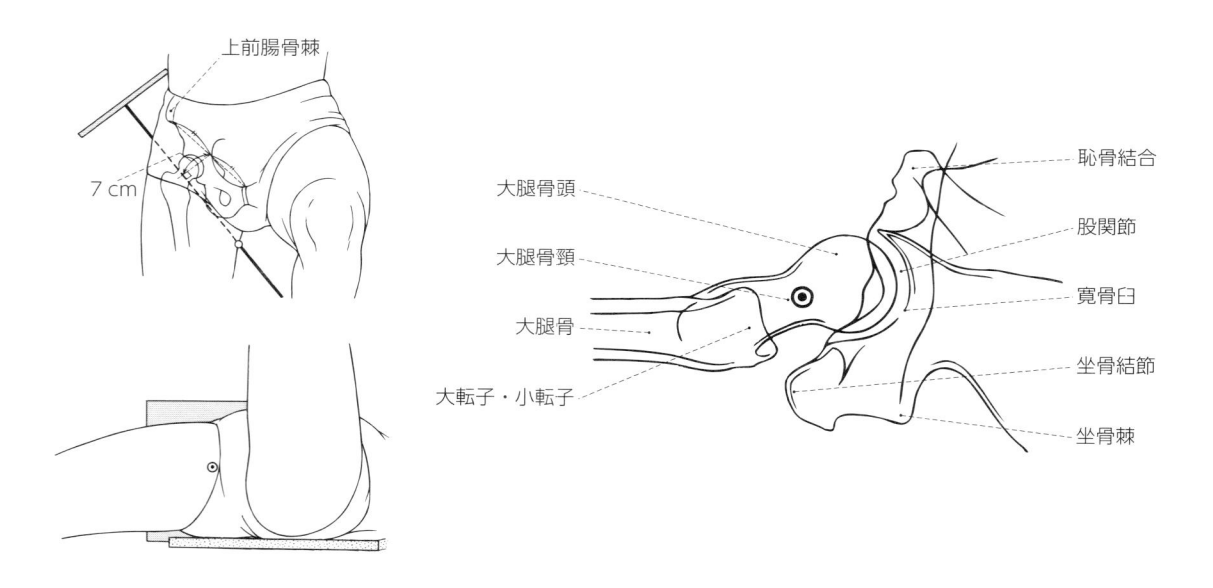

〔診断・読影のポイント〕

骨折の疑いがあり股関節部をなるべく動かさないで撮影する際に有用である。反対側の股・膝関節を屈曲して大腿骨がフィルム上に重ならないようにして，側方から大腿骨側面を撮影した像である。正面だけではわからない細かな骨折などの評価ができる。大腿骨近位部骨折に対する正確な診断や転位評価に有効である。

3）ラウエンシュタインⅠ像・Lauenstein's Ⅰ view

■体　位
- 背臥位で骨盤の正中線を受像面の中心に合わせる。
- 骨盤の前額面は非検側を受像面から離すように45°斜位にする。
- 検側の下肢は股関節と膝関節を軽度屈曲して，大腿部外側を受像面に付ける。
- 非検側の下肢は膝関節を屈曲し，大腿部を立てる。

■中心線
- 受像面に垂直の中心線で，恥骨結合と前腸骨棘を結ぶ線の中点から，垂直に足方へ4cmの点に入射する。

■X線像
- 検側の上前腸骨棘から大腿骨近位1/3まで，前後は上前腸骨棘から仙骨まで描出する。
- 大腿骨頭，大腿骨頸および大腿骨の側面像を描出する。
- 大転子が大腿骨頭に接近し，大腿骨頸が短縮して描出する。
- 大腿骨軸から寛骨臼までの軸変移や形状を描出する。

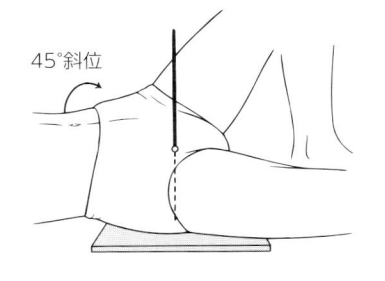

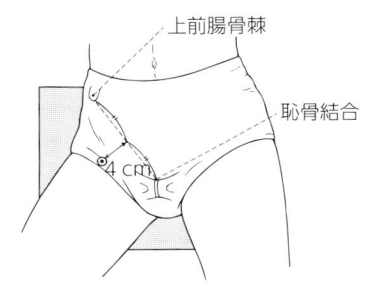

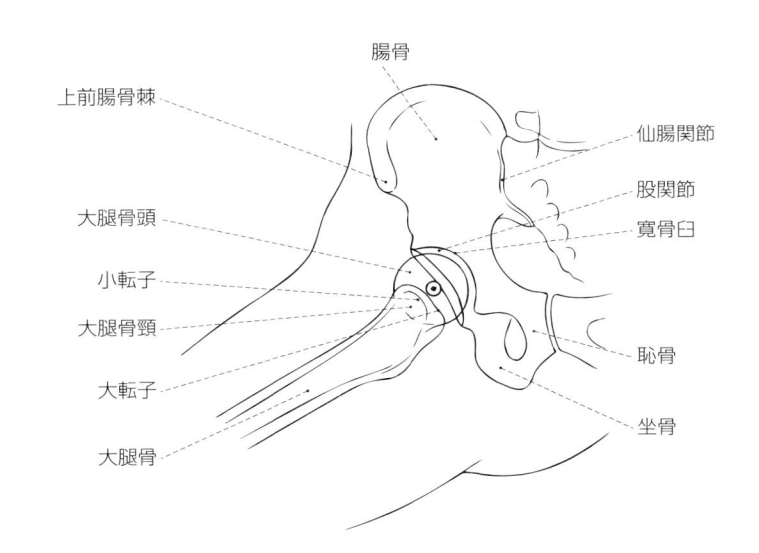

〔診断・読影のポイント〕

いわゆる股関節側面像として撮影される。大腿骨骨幹部がフィルムに平行になる。このため大腿骨頭の正しい側面方向からの評価が可能になる。ペルテス病や大腿骨頭すべり症などの大腿骨近位骨端線異常を生じる小児疾患では診断確定と重症度評価に重要である。成人例でも関節症の進行部位や大腿骨頭壊死症による骨頭陥没初期像の評価に重要である。

1．股関節

2. 小児の股関節

1）ラウエンシュタインⅡ像 Lauenstein's Ⅱ view

■ 体　位
- 背臥位で骨盤の正中線を受像面の中心に合わせる。
- 骨盤前額面を水平にする。
- 両股関節と両膝関節をそれぞれ90°屈曲し，両大腿を外転して内角45°にする。
- 小児はこの体位で膝を介助者が保持する。

■ 中心線
- 受像面に垂直な中心線で，恥骨結合上縁の正中線に入射する。

■ X線像
- 骨盤から坐骨，大腿骨までを描出する。
- 仙骨の正中線が恥骨結合と一致し，骨盤が左右に傾斜しない。
- 大腿骨頭および大腿骨頸軸が直線になり，骨盤の正中線に対しほぼ直角に描出する。
- 大腿骨頭，大腿骨頸は側面像を示し，大腿骨頸を長く描出する。

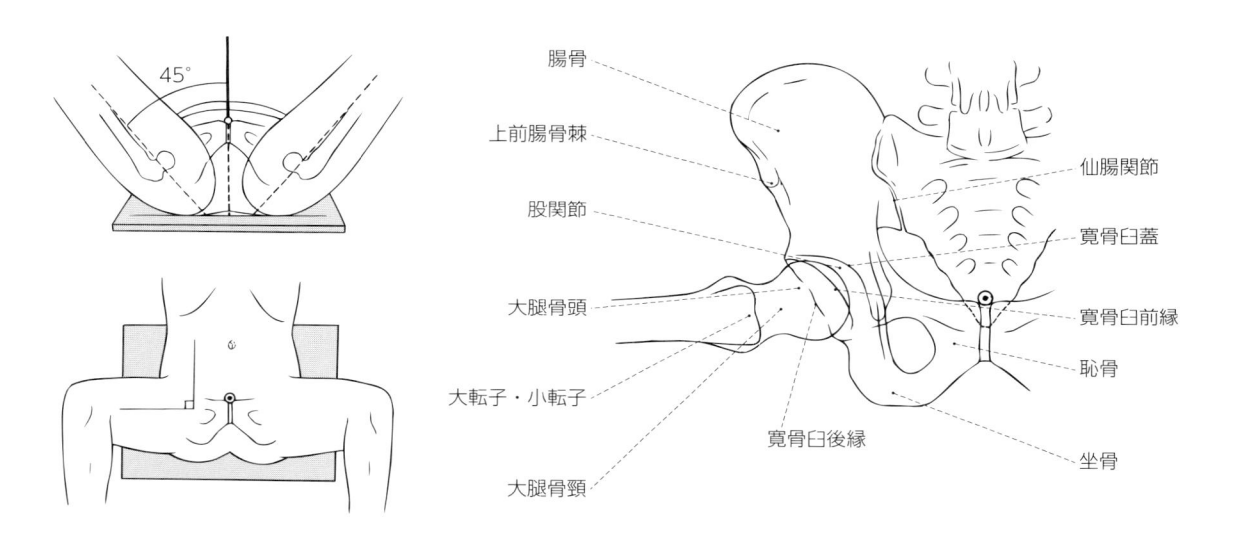

〔診断・読影のポイント〕

Ⅰ法と同様股関節側面像であるが，大腿骨頸部を評価する際に有用である。大腿骨骨幹部に対して大腿骨頸部は45°おじぎをしたような形態をもつ（傾体角135°）。大腿骨頸部が最も長く見える撮影法であり，股関節屈曲90°で大腿骨を45°開排するような姿勢をとって撮影する。側面から見た骨頭の陥没変形の評価と大腿骨頸部軸との関係が明らかになるので，大腿骨頭壊死症に対する骨切り術の適応を検討する際に重要である。

2）フォンローゼン像　von Rosen's view

■体　位
- 背臥位で骨盤の中心線を受像面の中心線に合わせ，骨盤の前額面は水平にする。
- 両下肢を伸展して両大腿をそれぞれ45°外転させ，下肢は内旋位にする。
- 先天性股関節脱臼症の経過観察では低線量，生殖腺防護が必要である。
- 下肢の外転角度，内旋の程度は左右同一が要求される。

■中心線
- 受像面に垂直の中心線で，恥骨結合上方3cmの点の正中線に入射する。
- 小児は恥骨結合に入射する。

■X線像
- 骨盤から大腿骨までの正面像を描出する。
- 大腿骨頭，臼蓋，大腿骨長軸の延長線と骨盤正中線の交差位置を描出する。

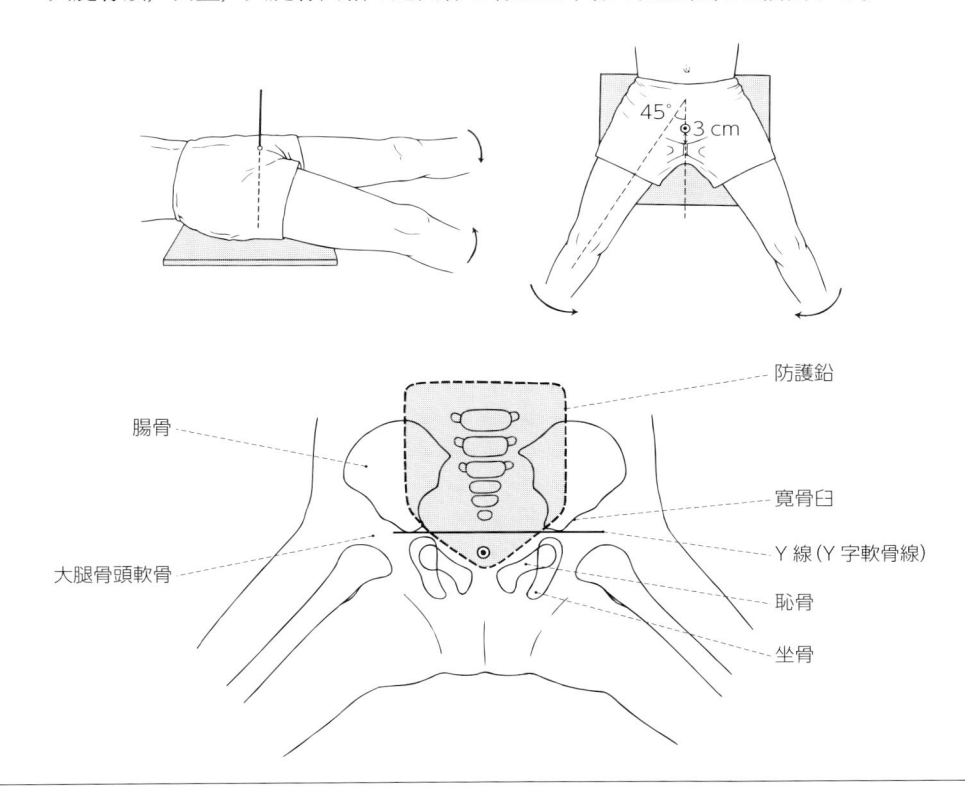

〔診断・読影のポイント〕

小児の股関節脱臼の評価に利用する。小児期の大腿骨頭は軟骨成分が多くX線に写らない部分があるため，関節適合性の評価が困難なことがある。大腿骨を外転すると骨頭の臼蓋に対する求心性はよくなるため，本撮影法で大腿骨頸部の向かう方向すなわち骨頭位置は予想しやすくなる。特に乳児期の先天性股関節脱臼の評価に重要である。乳児期の検診股関節正面像は大腿骨を軽度外転して撮影されていると評価が容易である。

3. 大腿骨

1）大腿骨正面像

■体　位
- 背臥位で大腿骨の長軸を受像面の中心線に合わせ，骨盤の前額面は水平にする。
- 股関節および膝関節を伸展し，大腿部を内旋する。

■中心線
- 受像面に垂直の中心線で，股関節と膝関節の中点で大腿部中央に入射する。

■X線像
- 大腿骨頭から膝関節までの大腿骨正面像を描出する。
- 大腿骨頸および大転子は広く描出するが，膝関節はやや内旋した正面像を描出する。

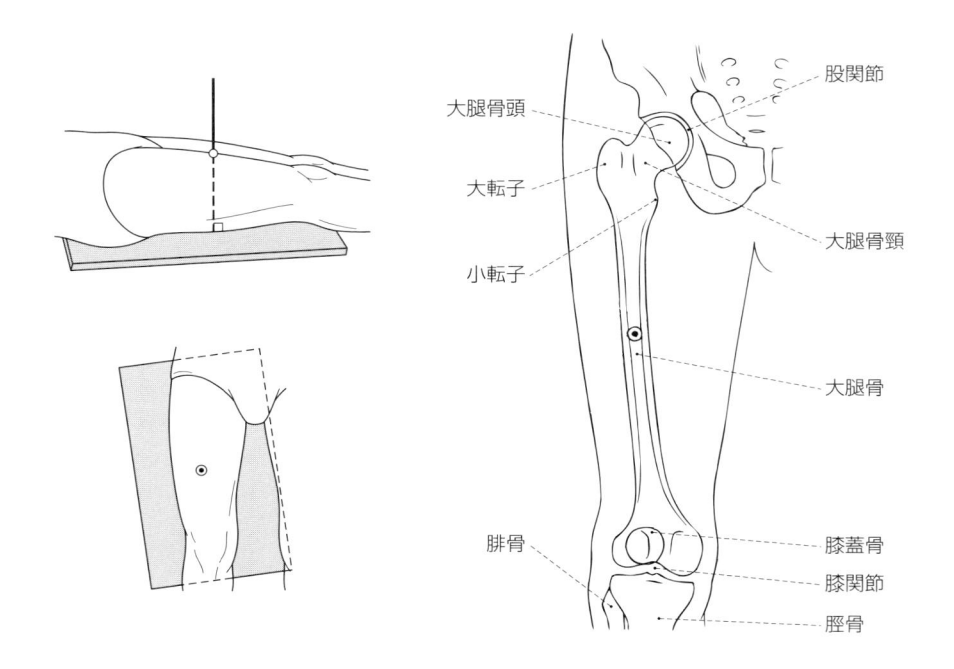

〔診断・読影のポイント〕

大腿骨は骨幹部で生理的な外彎を有している。股関節や膝関節の姿位によってその程度は異なって描出されるので注意する。骨折時には，骨折部で回旋変形や軸転位を伴うことが多いため，撮影時の股関節，膝関節の姿位は必ずしも伸展位にこだわらない。撮影の目的が大腿骨の近位部，骨幹部，遠位部のいずれかによって中心線の位置は適宜変更する。

2）大腿骨側面像

■ 体　位
- 側臥位で大腿部を外転して外側部を受像面に付け，さらに外旋して大腿骨の長軸を受像面の中心線に合わせる。
- 骨盤の前額面は検側へ傾けた斜位にし，非検側の膝は屈曲して立てる。

■ 中心線
- 受像面に垂直な中心線で，股関節と膝関節の中間で大腿部の中央よりやや前方の点に入射する。

■ X線像
- 大腿骨頭から膝関節までの大腿骨側面像を描出する。
- 大腿骨頸と大転子は重複し，膝関節はやや外旋した斜位像を描出する。

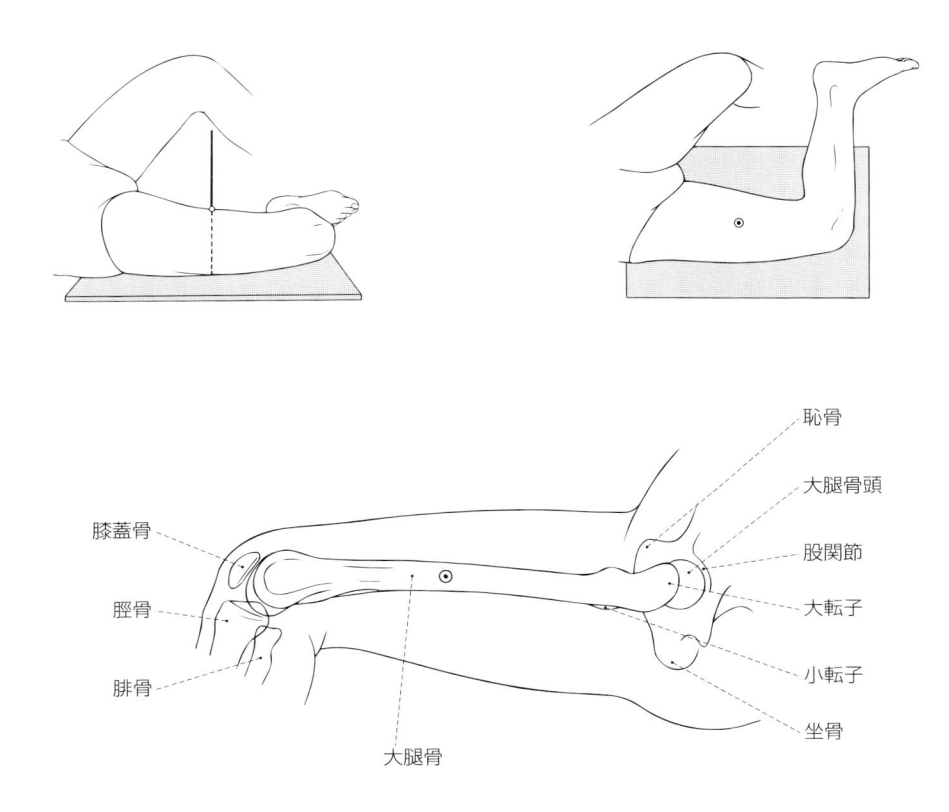

〔診断・読影のポイント〕

大腿骨は骨幹部で生理的な前彎を有している。股関節や膝関節の姿位によってその程度は異なって描出されるので注意する。骨折時には，骨折部で回旋変形や軸転位を伴うことが多いため，撮影時の股関節，膝関節の姿位を決める際は疼痛を誘発しないことを優先する。撮影の目的が大腿骨の近位部，骨幹部，遠位部のいずれかによって中心線の位置は適宜変更する。

4. 膝関節

1）膝関節正面像

■体　位
- 坐位で膝関節の後面を受像面に付け，膝関節の正中線を受像面の中心線に合わせ，膝関節は10°屈曲にする。
- 膝蓋骨が膝関節の中央に位置するように下肢を内旋する。

■中心線
- 受像面に垂直な中心線で，膝蓋骨下端に入射する。

■X線像
- 大腿骨遠位1/4から下腿骨近位1/4までを描出する。
- 膝蓋骨は大腿骨外側上顆と内側上顆の中央に描出する。
- 大腿骨内側顆と外側顆に対する脛骨上関節面との間に膝関節腔を描出する。
- 膝関節腔の中央に顆間隆起を描出する。
- 脛骨関節面の外側下方に腓骨頭が重複して描出する。

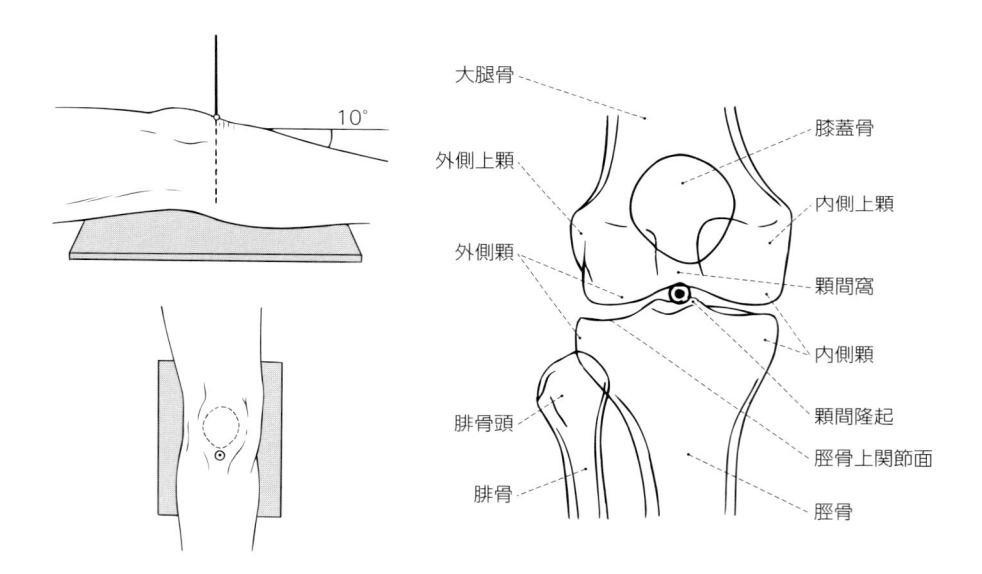

〔診断・読影のポイント〕

膝関節単純X線写真の基本である。正面像でマクロにわかることは大腿骨および脛骨のアライメントである。大腿骨と脛骨の長軸がなす角（FTA：femoro-tibial angle）は男性に比して女性で小さく，女性で生理的外反が強い。また，正面像では大腿脛骨関節裂隙を確認できる。変形性膝関節症の初期では関節裂隙の狭小化や辺縁部の骨棘形成を認め，進行すると軟骨下骨の骨降下像を呈する。

2）膝関節側面像

■体　位
- 側臥位で膝関節の外側部を受像面に付け，脛骨の中心軸を受像面の中心線に合わせる。
- 膝関節を内角130°に屈曲し，軽度外旋して下腿骨長軸は足方を8°上げる。

■中心線
- 受像面に垂直の中心線で，膝蓋骨下端と後方のくびれを結ぶ線の中点に入射する。

■X線像
- 大腿骨遠位1/4から下腿骨近位1/4を描出する。
- 大腿骨内側顆と外側顆の関節面がほぼ一致し，脛骨上関節面との間に関節腔を描出する。
- 大腿骨膝蓋関節面と膝蓋骨との間に関節腔を描出する。
- 大腿骨膝関節面は，内側顆が後方で小さな隆起を，また外側顆はなだらかな曲線を示す。
- 脛骨の内側上関節面は，下方に凹み外側上関節面は直線状に描出する。
- 顆間隆起は大腿骨内側顆・外側顆に重複して描出する。
  ⇨修正用9パターン　217ページを参照

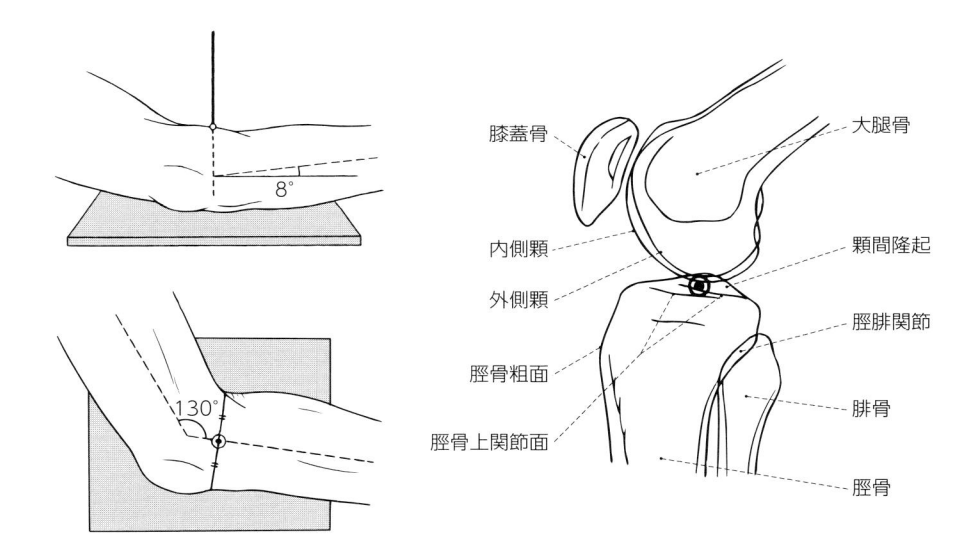

〔診断・読影のポイント〕

側面像では膝蓋骨の大腿骨，脛骨に対する相対的な高さ，大腿骨顆部の後方，脛骨顆部の後方の形状，脛骨高原の後傾角度を把握できる。脛骨外側顆関節内骨折（高原骨折）の場合には陥没の程度，後十字靭帯脛骨付着部裂離骨折の場合には転位の程度を計測するうえで重要である。

4. 膝関節

3）スカイライン像　skyline view

■ 体　位
- 坐位で下肢の長軸を撮影台の中心線と平行にし，膝関節を45°屈曲して膝を立てる。
- 膝蓋部の前面が水平になるように下腿を上げる。
- 受像面は膝蓋骨が中心になるように大腿部の中央に垂直に保持する。
- 膝蓋骨脱臼の診断には，屈曲角を30°，45°，60°の角度で撮影する場合がある。

■ 中心線
- 受像面に垂直で膝蓋部前面に平行な中心線で，下腿長軸の5°外側から膝蓋骨下端に斜入する。

■ X線像
- 膝蓋骨前面から大腿骨膝蓋面までを描出する。
- 大腿骨膝蓋面と膝蓋骨関節面による関節腔を描出する。
- 外側の大腿骨膝蓋面は長く，外側縁が鋭角な曲線に，内側は短く内側縁は鈍角な曲線を描出する。

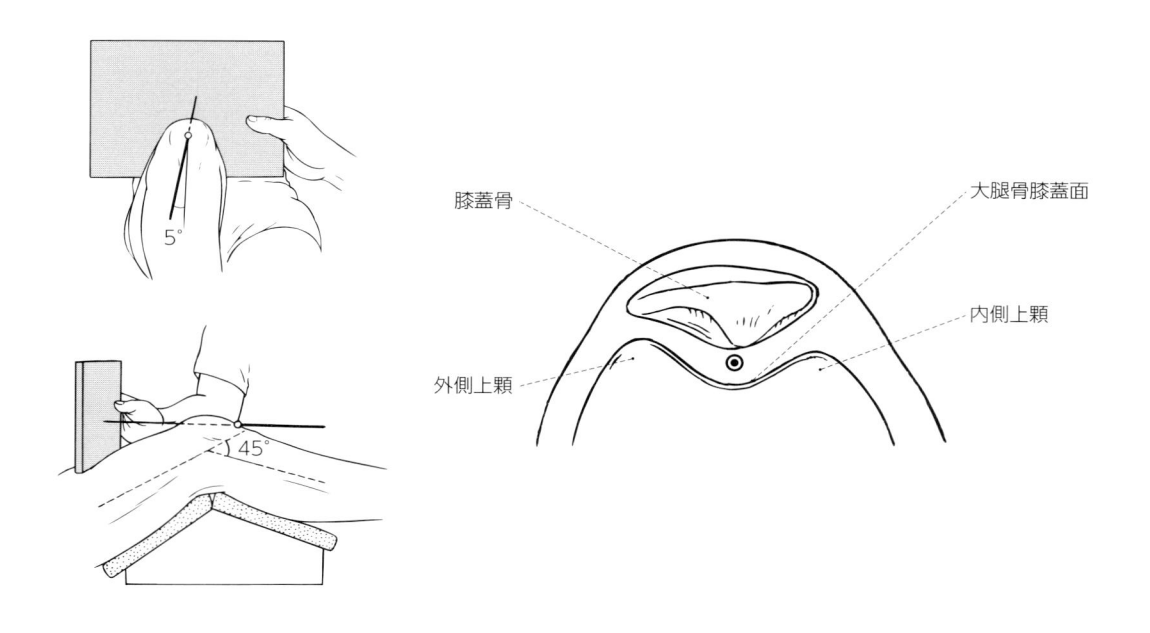

〔診断・読影のポイント〕

基本的に膝蓋大腿関節の適合性（アライメント）を確認する。膝蓋骨骨折を疑う場合には必ずオーダーする。反復性膝蓋骨脱臼の場合には大腿骨膝蓋骨滑車（patella groove）の深度が浅く，膝蓋骨の外側傾斜（tilting angle）および変位が増加（congruence angle）していることが多い。膝蓋大腿関節の変形性関節症を確認するうえでも重要である。

4）膝関節外旋斜位像

■ 体　位
- 坐位で膝関節の外側面を受像面の中央に付けて伸展する。
- 足底の足軸を垂直から45°外旋する。
- 足軸は第1と第5中足骨頭を結ぶ線の中点と，足関節部の脛骨内果と腓骨外果の中間を結ぶ線とする。

■ 中心線
- 受像面に垂直な中心線で，膝蓋骨下端の内側に入射する。

■ X線像
- 大腿骨遠位1/4から下腿骨近位1/4までを描出する。
- 大腿骨外側顆，内側顆と脛骨上関節面による関節腔を描出する。
- 膝蓋骨内側は大腿骨外側顆に重複する。
- 脛骨外側顆，内側顆が描出し，腓骨は脛骨に重複する。

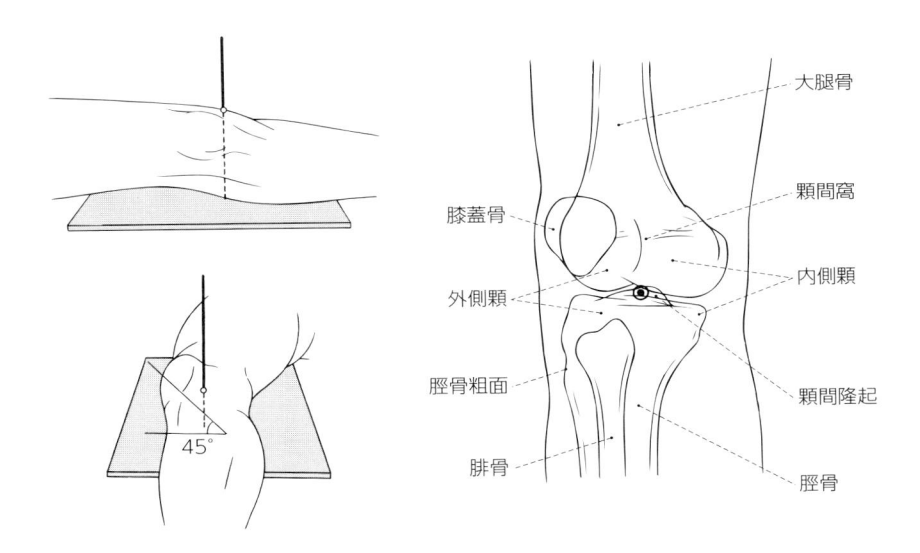

〔診断・読影のポイント〕

通常はオーダーしない撮影法であるが，大腿骨および脛骨内側顆の骨折を疑う場合には有用である。

4. 膝関節

5）膝関節内旋斜位像

■体　位
- 坐位で膝関節の内側面を受像面に付けて，膝関節の正中線と関節中心を受像面の中心線に合わせ，膝関節は伸展する。
- 足底の足軸を垂直から45°内旋する。
- 膝および下腿の下に約10 cmの発泡スチロール板を入れる。

■中心線
- 受像面に垂直の中心線で，膝蓋骨下端の外側に入射する。

■X線像
- 大腿骨遠位1/4から下腿骨近位1/4までを描出する。
- 大腿骨外側顆，内側顆と脛骨上関節面による関節腔を描出する。
- 膝蓋骨外側が大腿骨内側顆に重複する。
- 腓骨と脛骨が分離し，脛腓関節を描出する。

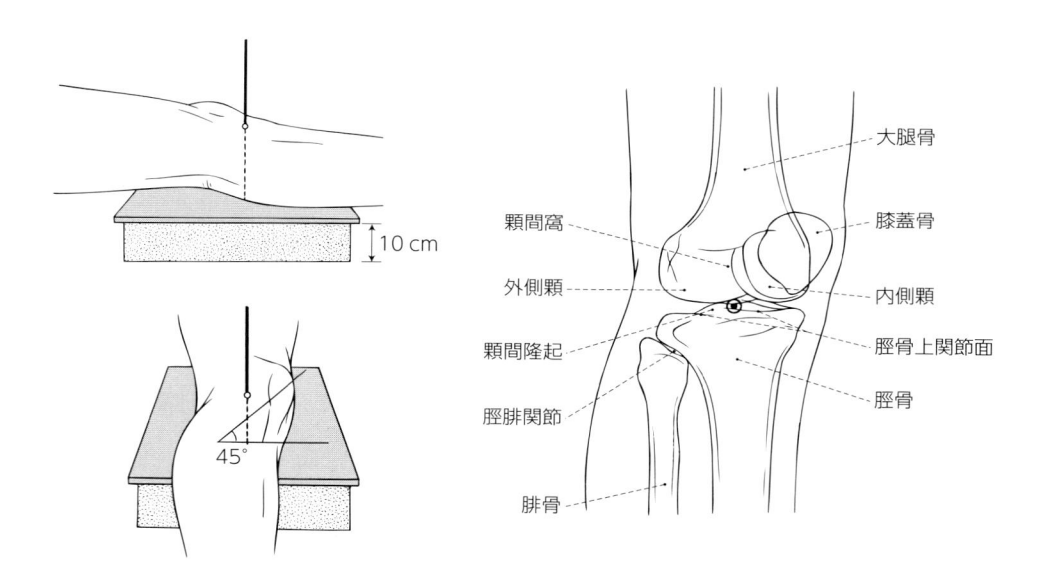

〔診断・読影のポイント〕

通常はオーダーしない撮影法であるが，大腿骨および脛骨外側顆の骨折を疑う場合には有用である。

6）顆間窩像

■ 体　位
- 腹臥位から膝蓋骨の前面を受像面に付け，立て膝の体位で，膝関節の正中線と関節中心を受像面の中心線に合わせる。
- 膝関節を伸展して大腿骨が受像面に対して50°にする。
- 大腿部の正中線は垂直にし，下腿は足関節を10°上げる。

■ 中心線
- 受像面に垂直の中心線で，大腿骨の内側顆と外側顆の中点に入射する。

■ X線像
- 大腿骨遠位から下腿骨近位までを描出する。
- 大腿骨外側顆，内側顆と脛骨上関節面による関節腔を描出する。
- 顆間窩の陥凹が最も深く描出する。
- 脛骨顆間隆起は膝関節正面像より突出して描出する。

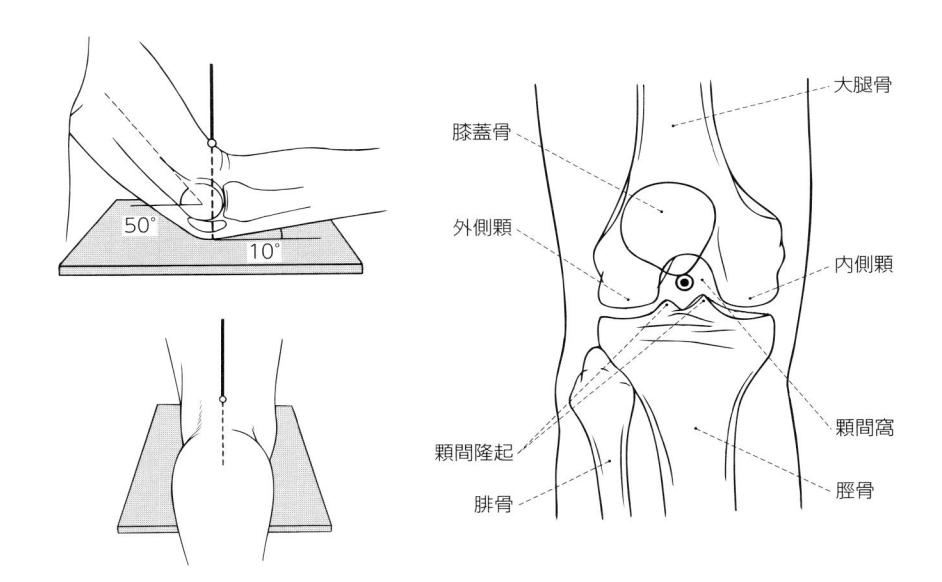

〔診断・読影のポイント〕

本撮影法が必須かつ最も有用である病態はスポーツを愛好する青少年に見られる離断性骨軟骨炎である。膝屈曲位で撮影するためにスポーツ活動で主に使用する荷重部関節面および顆間窩の形態を観察可能である。

4. 膝関節

7) ローゼンバーグ像　Rosenberg's view

■体　位
- 立位で受像面に膝蓋骨の前面を付け，膝関節を 45°屈曲する。
- 45°屈曲させた膝関節は，垂直に対して下腿部を 20°，大腿部を 25°にする。
- 下腿部をやや内旋して膝関節が正しく正面を向くようにする。
- 両手で撮影台支柱をつかみ体位を安定化させる。
- 両側同時に撮影する場合もある。

■中心線
- 受像面の中心に膝蓋骨を付けて頭尾方向 10°で大腿骨の内側顆と外側顆の中間に斜入する。
- 両側同時に撮影する場合は，左右大腿骨の内側顆と外側顆を結んだ線の中点に斜入する。

■X 線像
- 大腿骨内側顆，外側顆，下腿骨内側顆，外側顆，膝蓋骨，脛骨顆間隆起，顆間窩が描出する。
- 大腿骨と下腿骨が重複せず，関節間隙が描出する。
- 関節間隙の狭小化や，関節半月，軟骨の変化が見られる。

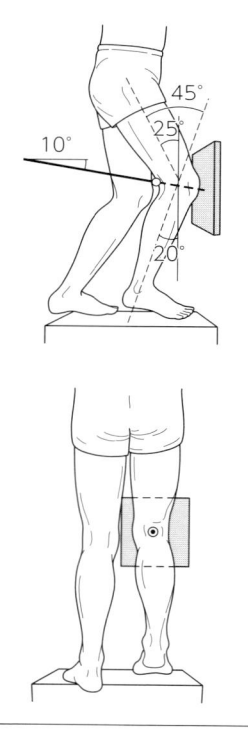

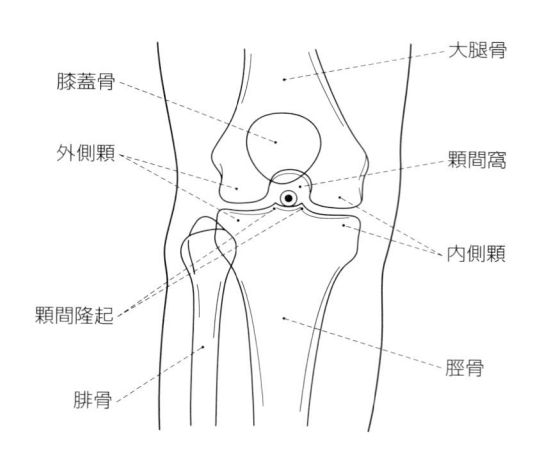

〔診断・読影のポイント〕

ローゼンバーグ像は変形性膝関節症の荷重部位での軟骨変性（摩耗）の程度を間接的に評価するうえで有用である。歩行の立脚相で膝は軽度屈曲位であるため，伸展時の前後撮影に比して，歩行時に使用する関節面を評価可能である。それ以外にも顆間窩周囲の骨棘の評価，離断性骨軟骨炎の評価上で有用である。

5. 膝関節—ストレス撮影

1）膝関節外反ストレス正面像

■体 位
- 坐位または背臥位で膝関節の後面を受像面に付け，膝関節の正中線と関節中心を受像面の中心に合わせ，膝関節を約15°屈曲する。
- 膝蓋骨は大腿骨内側顆と外側顆の中央に位置するよう下肢を内旋する。
- 膝関節の外側に負荷装置の荷重支点を配置し，外側からの加重を支える点は大腿骨遠位内側と下腿骨近位内側の2カ所セットし，外内方向に15 kgで加重する。

■中心線
- 受像面に垂直な中心線で，膝蓋骨下端に入射する。

■X線像
- 大腿骨遠位1/3から下腿骨近位1/3までを描出する。
- 大腿骨内側顆と外側顆の中央に膝蓋骨を描出する。
- 大腿骨の内側顆，外側顆と脛骨上関節面で作られる関節腔を描出する。
- 内側関節腔が外側より広く描出する。

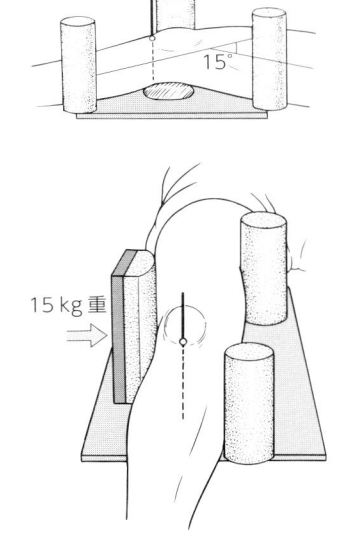

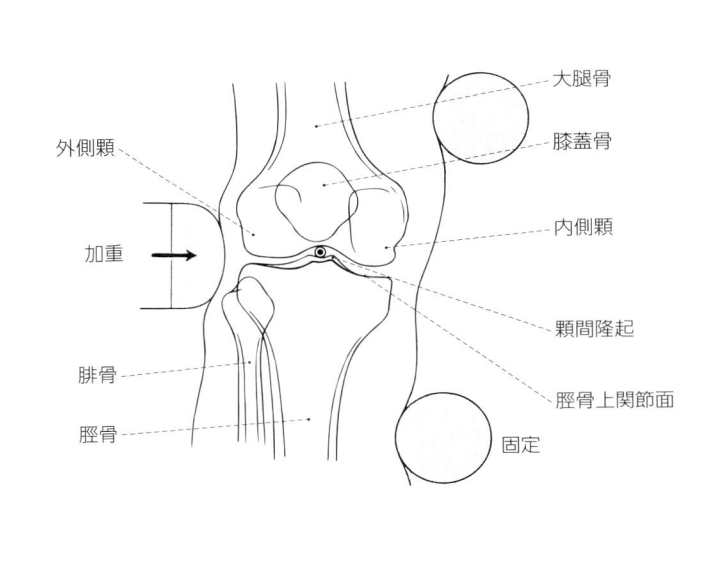

〔診断・読影のポイント〕
内側側副靭帯損傷の重傷度の判定基準になる。局所の疼痛のみでストレステストで明らかな不安定性を認めない場合にはⅠ度，不安定性を認めるもののいわゆるendpointを触知可能な場合にはⅡ度，触知不可能な場合には前十字靭帯との複合靭帯損傷を疑うⅢ度損傷を疑う。被験者間で差があるために健側と対比することが重要である。

2）膝関節内反ストレス正面像

■ 体 位
- 坐位または背臥位で膝関節の後面を受像面に付け，膝関節の正中線と関節中心を受像面の中心に合わせ，膝関節を約15°屈曲する。
- 膝蓋骨は大腿骨内側顆と外側顆の中央に位置するよう下肢を内旋する。
- 膝関節の内側に負荷装置の荷重支点を配置し，内側からの加重を支える点は大腿骨遠位外側と下腿骨近位外側の2カ所セットし，内外方向に15 kgで加重する。

■ 中心線
- 受像面に垂直な中心線で，膝蓋骨下端に入射する。

■ X線像
- 大腿骨遠位1/3から下腿骨近位1/3までを描出する。
- 大腿骨内側顆と外側顆の中央に膝蓋骨を描出する。
- 大腿骨の内側顆，外側顆と脛骨上関節面で作られる関節腔を描出する。
- 外側関節腔が内側より広く描出する。

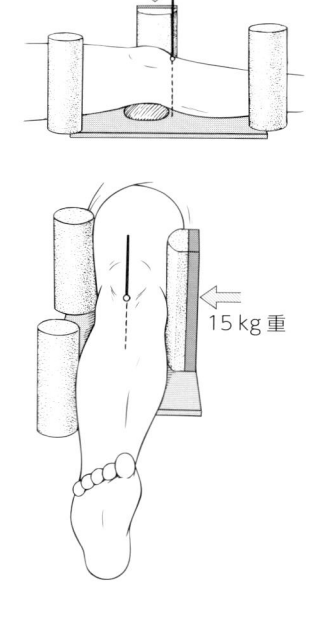

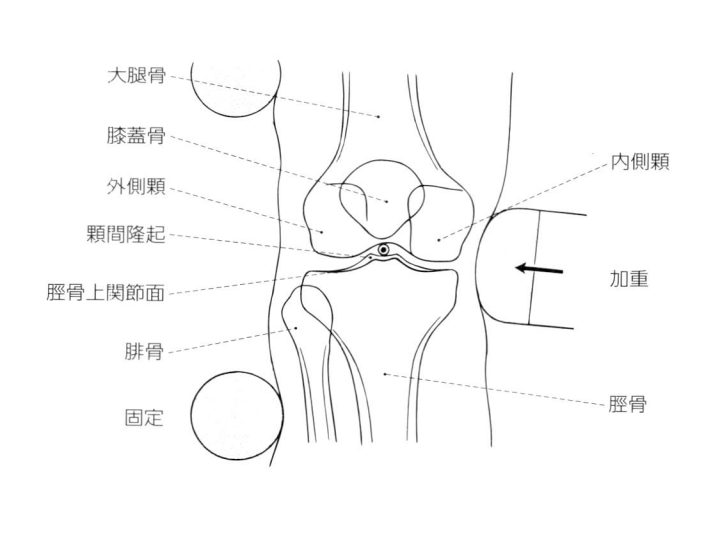

〔診断・読影のポイント〕

外側側副靱帯，後外側支持機構（膝窩筋腱，膝窩腓骨靱帯，弓状靱帯）の損傷時には外側の関節裂隙が開大する。必ず健側と比較する。

3）膝関節前方引出側面像

■ 体　位
- 側臥位で膝関節部の外側を受像面に付け，膝関節中心を受像面の中心に合わせ，膝関節は内角 130°に屈曲し，下肢は軽度外旋する。
- 膝関節の後面に負荷装置の荷重支点を配置し，後方からの加重を支える点は膝蓋骨前面と脛骨遠位前面の 2 カ所セットし，後前方向に 15 kg で加重する。

■ 中心線
- 受像面に垂直な中心線で，膝蓋骨下縁と後方のくびれの中点に入射する。

■ X 線像
- 大腿骨遠位 1/4 から下腿骨近位 1/3 までを描出する。
- 大腿骨内側顆と外側顆が一致し，脛骨上関節面とで作られる関節腔を描出する。
- 脛骨上関節面がわずかに前方へ変位する。

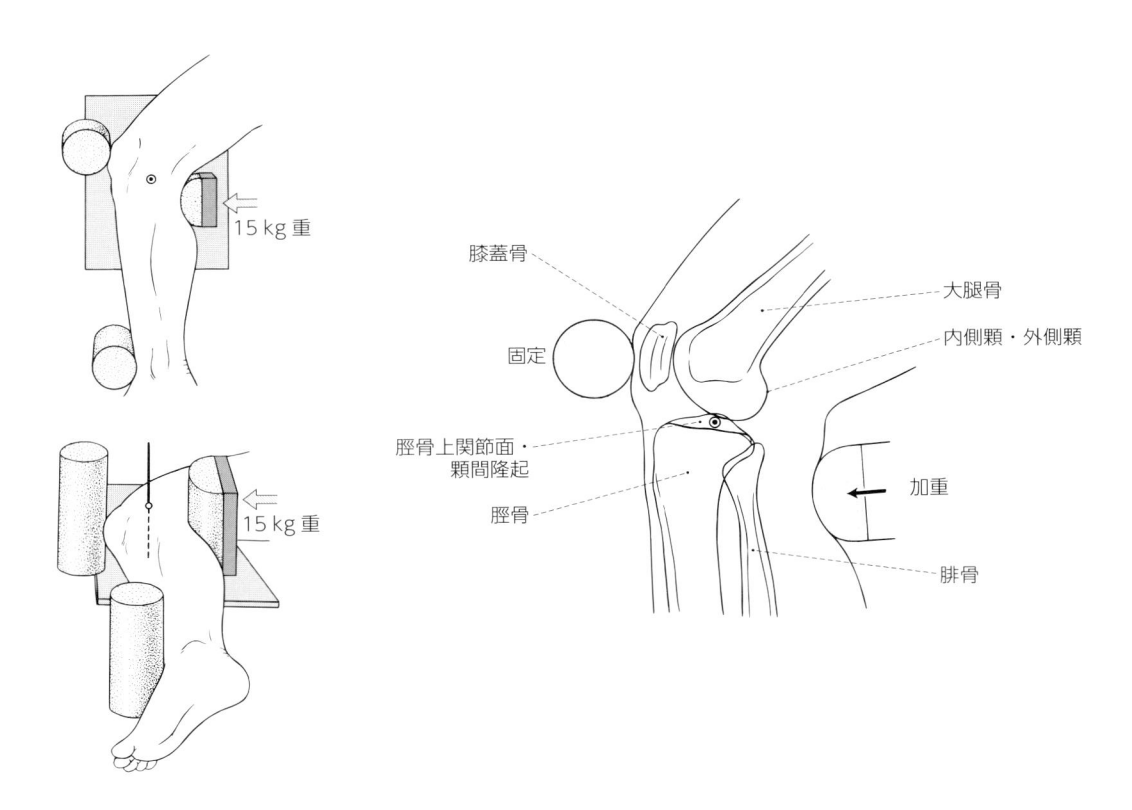

〔診断・読影のポイント〕

前十字靱帯損傷による関節不安定性の定量評価が可能である。被験者の身体的な緊張を十分に解放した後でストレス撮影を行い，左右差を検討することが重要である。中点計測法など，大腿骨顆部に対する脛骨顆部の相対的な前方移動量を計測して健側との差を検討する。

5. 膝関節―ストレス撮影

4）膝関節後方押込側面像

■ 体　位

- 側臥位で膝関節部の外側を受像面に付け，膝関節中心を受像面の中心に合わせ，膝関節は内角 130°に屈曲し，下肢は軽度外旋する。
- 膝関節の前面の脛骨粗面に負荷装置の荷重支点を配置し，後方からの加重を支える点は大腿骨内側上顆と外側上顆をはさんで固定し，さらに下腿骨遠位後面を固定して，前後方向に 15 kg で加重する。

■ 中心線

- 受像面に垂直な中心線で，膝蓋骨下縁と後方のくびれの中点に入射させる。

■ X 線像

- 大腿骨遠位 1/4 から下腿骨近位 1/3 までを描出する。
- 大腿骨内側顆と外側顆が一致し，脛骨上関節面とで作られる関節腔を描出する。
- 脛骨上関節面がわずかに後方へ変位する。

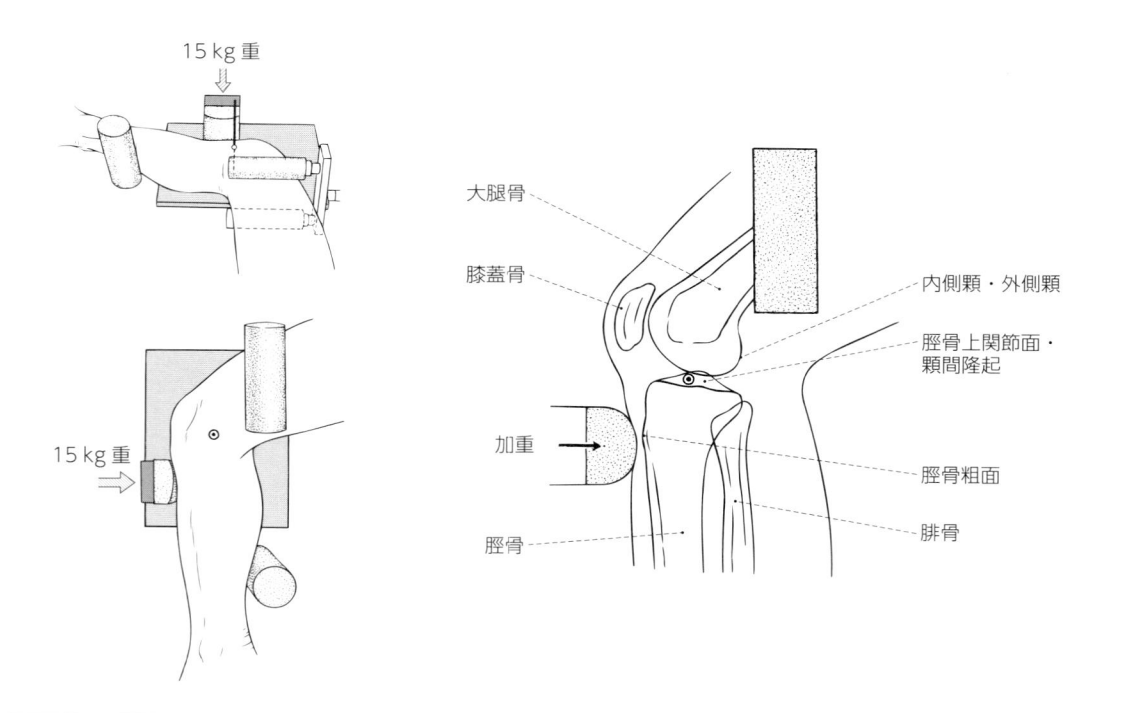

〔診断・読影のポイント〕

後十字靭帯損傷の重傷度を診断するうえで有用である。膝 90°屈曲位において，通常脛骨内側顆前縁は大腿骨内側顆前縁に比して約 10 mm 前方に位置する（Ttibial step off）。後十字靭帯損傷の場合にはストレスがない状態でも下腿の自重により脛骨は後方に変位する。変位が健側に比し 5 mm 以内の場合には I 度，10 mm 以内の場合には II 度，10 mm 以上の場合には III 度と診断する。

6. 下腿骨

1）下腿骨正面像

■体　位
- 坐位または背臥位で下腿骨の後面を受像面に付け，下腿骨の正中線を受像面の中心線に合わせ，膝関節は伸展する。
- 足底の足軸を垂直より15°内旋する。
- 受傷時，下腿部の内旋が不可能な場合は，下腿の外旋の程度に応じた中心線角度で入射する。

■中心線
- 受像面に垂直の中心線で，下腿の中央に入射する。

■X線像
- 膝関節から足関節までを描出する。
- 脛骨と腓骨は，脛腓関節と腓骨切痕部で重複するが，その他は分離して描出する。

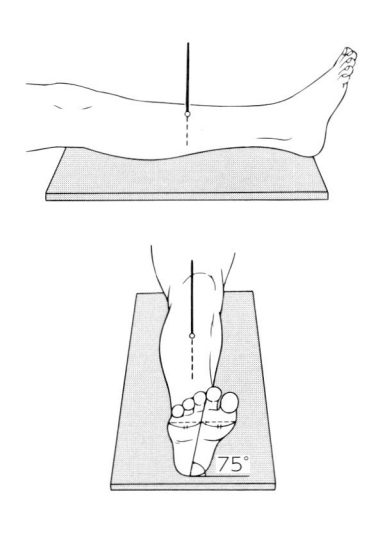

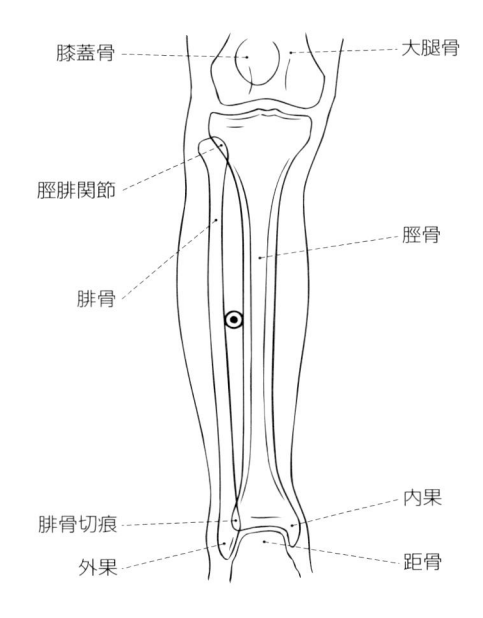

〔診断・読影のポイント〕

骨折時，骨折部で回旋変形や軸転位を伴うことが多いため，撮影時に膝関節，足関節の姿位を決める際は疼痛を誘発しないことを優先する。撮影の目的が下腿骨の近位部，骨幹部，遠位部のいずれかによって中心線の位置は適宜変更する。

6. 下腿骨

2）下腿骨側面像

■ 体　位
- 側臥位で下腿の外側を受像面に付け，下腿の長軸を受像面の中心に合わせ，膝関節は軽度屈曲する。
- 足軸を水平より15°外旋する。
- 受傷時は背臥位で水平方向撮影を行う。

■ 中心線
- 受像面に垂直の中心線で，下腿部の中央でやや後方に入射する。

■ X線像
- 膝関節から足関節までを描出する。
- 脛骨と腓骨は腓骨頭および足関節部で重複するが，その他は分離して描出する。

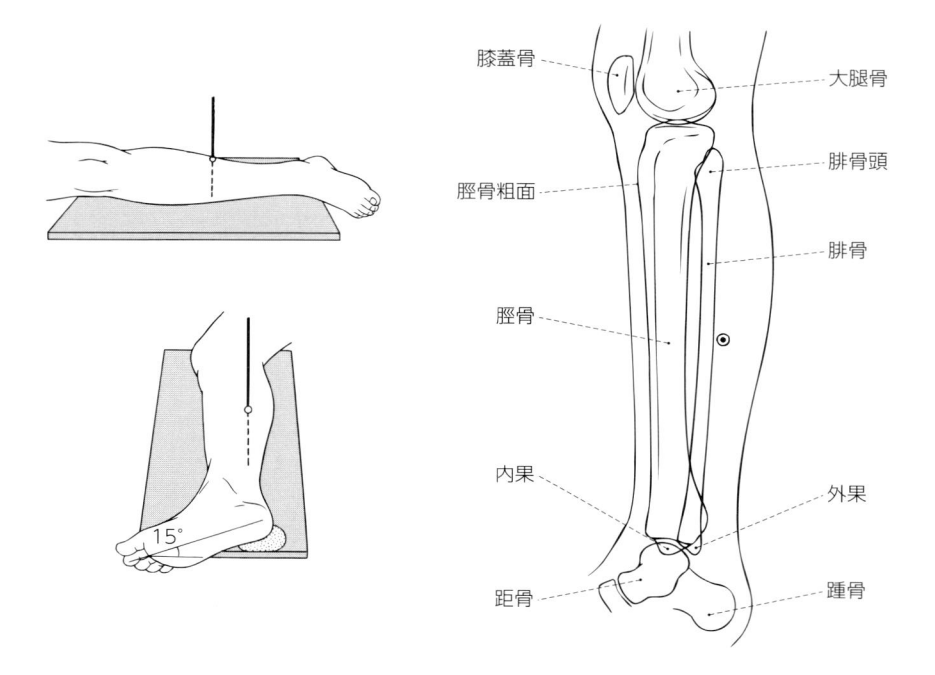

〔診断・読影のポイント〕

骨折時，骨折部で回旋変形や軸転位を伴うことが多いため，撮影時に膝関節，足関節の姿位を決める際は疼痛を誘発しないことを優先する。撮影の目的が下腿骨の近位部，骨幹部，遠位部のいずれかによって中心線の位置は適宜変更する。

7. 足関節

1) 足関節正面像

■ 体　位
- 坐位または背臥位で下腿遠位部の後面を受像面に付け，足関節を受像面の中心に合わせ，膝関節は軽度屈曲する。
- 足軸は垂直より10°内旋させ，足底面は垂直にする。
- 受傷時はできるだけ正規の体位になるようにし，その状態で不足する角度は中心線で補う。

■ 中心線
- 受像面に垂直の中心線で，脛骨内果と腓骨外果を結ぶ線の中点に入射する。
- 足軸の内旋が不足する場合は，足軸に対して外側から10°で斜入する。

■ X線像
- 下腿骨遠位1/4から距骨までを描出する。
- 脛骨下関節面と距骨滑車上面でつくる足関節は，関節を側面から見て1/2円の曲面をもつため，正面像では関節腔は描出しない。
- 足関節の内側の関節腔は上方で脛骨内果に重複するが下方は描出する。
- 足関節の外側の関節腔は上方から下方まで描出する。
  ⇨修正用9パターン　218ページを参照

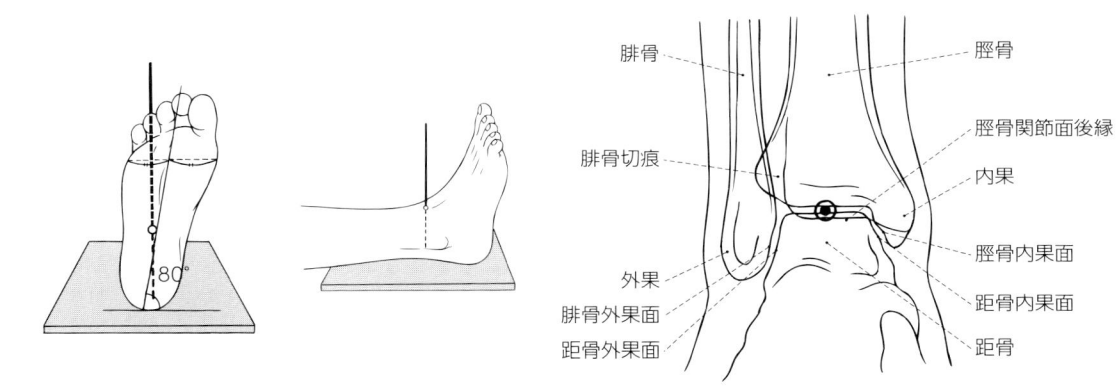

〔診断・読影のポイント〕

距腿関節の適合性，関節裂隙狭小化の有無，距骨滑車面の不整像，骨嚢腫の有無に注目する。足関節果部骨折，脛骨天蓋骨折，遠位脛腓靭帯損傷，距骨骨軟骨障害，変形性足関節症，関節リウマチの診断に有用である。脛骨内果，腓骨外果の骨皮質が不連続であれば同部の骨折を，脛骨遠位関節面の不整は脛骨天蓋骨折を疑う。三角靭帯，前距腓靭帯の剥離骨折では，それぞれ内果，外果遠位に遊離骨片を認める。距骨滑車関節面内縁または外縁の不整像や小骨片，距骨体部の骨嚢腫像では距骨骨軟骨障害を疑う。変形性関節症では，距腿関節面の関節裂隙の狭小化や関節面辺縁の骨棘形成，軟骨下骨の硬化像を伴うことが多い。関節裂隙の幅を脛骨下端，内果，外果で比べ，遠位脛腓関節離解の有無を判断するが，足軸の回旋角度の違いにより，内果・距骨間，外果・距骨間の関節裂隙の見え方は変化する。このため，患側のみの撮影で関節適合性を判断するのが難しい場合には，健側も撮影し比較するとよい。

7. 足関節

2）足関節側面像

■ 体　位
- 側臥位で足関節の外側を受像面に付け，足関節の中心を受像面の中心に合わせ，足関節は軽度伸展する。
- 足軸は水平より足の先端側を10°上げ，足底は垂直より10°内転する。
- 受傷時は背臥位で水平方向撮影を行う。

■ 中心線
- 受像面に垂直の中心線で，脛骨内果の中央に入射する。

■ X線像
- 下腿骨遠位1/4から踵骨までを描出する。
- 足関節は距骨滑車上面の内果側，外果側が一致し関節腔を描出する。
- 脛骨と腓骨が足関節の中央で重複して描出する。
  ⇨修正用9パターン　219ページを参照

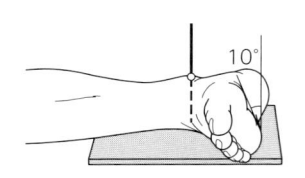

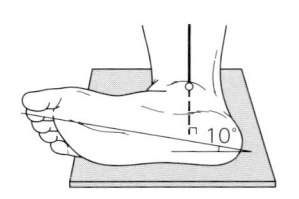

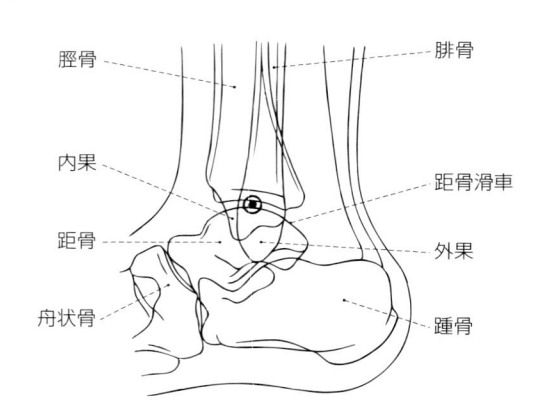

〔診断・読影のポイント〕

距腿関節に加え距骨下関節やショパール関節（距舟部）の適合性，距骨頸部骨折や体部骨折，距骨後方の三角骨あるいは後方突起骨折の有無に注意する。足関節脱臼骨折では，距腿関節の不適合が見られる。脛骨遠位関節面後方の不整像では脛骨後果骨折を疑う。載距突起と後距踵関節が連続して見える場合には，足根骨癒合症（距骨踵骨間）を疑う。

3）アキレス腱側面像

■ 体　位
- 側臥位で受像面に下腿部と足関節部の外側を付け，足関節は弛緩させる．
- 足軸は水平より足先を 10°上げる．

■ 中心線
- 受像面に対して垂直な中心線で，脛骨内果の後縁に入射する．

■ X 線像
- 皮膚面から皮下脂肪層に次いで，やや X 線の高吸収像を示すアキレス腱を線条に描出する．
- アキレス腱は踵骨隆起までを描出し，脂肪組織，下肢筋群，脛骨，腓骨を描出する．

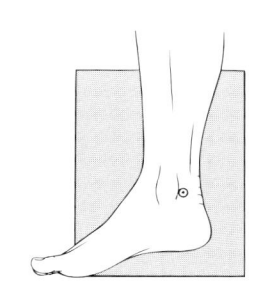

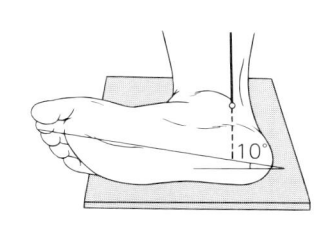

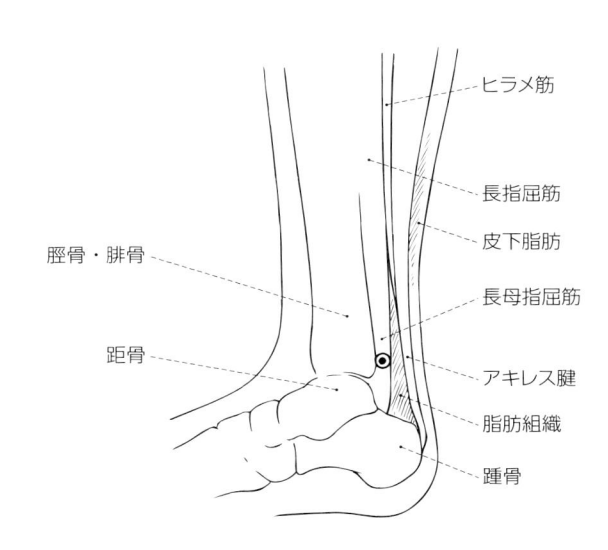

〔診断・読影のポイント〕
アキレス腱断裂によるアキレス腱の途絶やアキレス腱炎によるアキレス腱の腫脹を確認できる場合がある．

7. 足関節

4）足関節内旋斜位像

■体　位
- 坐位または背臥位で足関節の正中線と関節中心を受像面の中心に合わせ，膝関節は伸展する。
- 高さ10 cmの発泡スチロール板に踵部を載せ，足軸は35°内旋する。
- 足底は垂直よりわずかに伸展する。

■中心線
- 受像面に垂直の中心線で，腓骨外果と脛骨内果の中央に入射する。

■X線像
- 下腿骨遠位1/4から踵骨までを描出する。
- 腓骨外果，脛骨内果，腓骨切痕，脛骨関節面の後縁の斜位像を描出する。
- 後距踵関節と踵骨溝を描出する。

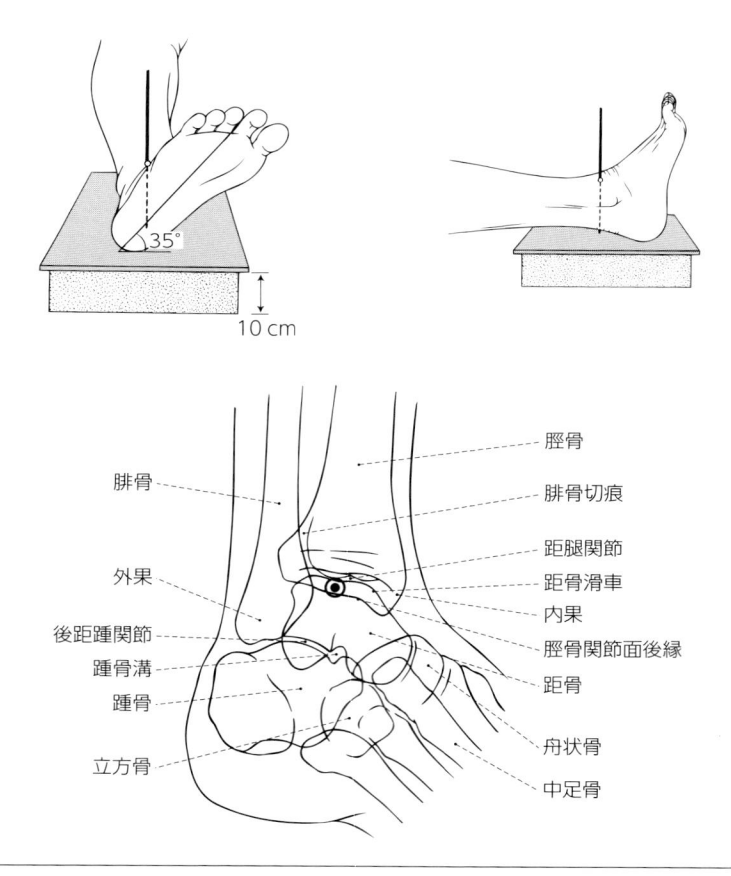

〔診断・読影のポイント〕

側面像に比べて内果と外果の重なりが少なくなる。このため，正面像，側面像で描出困難な内果骨折，外果骨折が斜位像で明らかとなる場合がある。

5）足関節外旋斜位像

■体　位
- 坐位または背臥位で足関節の正中線と関節中心を受像面の中心に合わせ，膝関節は伸展する。
- 受像面に踵部を付け，足軸は垂直から45°外旋する。

■中心線
- 受像面に垂直の中心線で，腓骨外果と脛骨内果の中央に入射する。

■X線像
- 下腿骨遠位1/4から踵骨までを描出する。
- 脛骨下関節面，腓骨外果，脛骨内果，距骨，踵骨の斜位像を描出する。

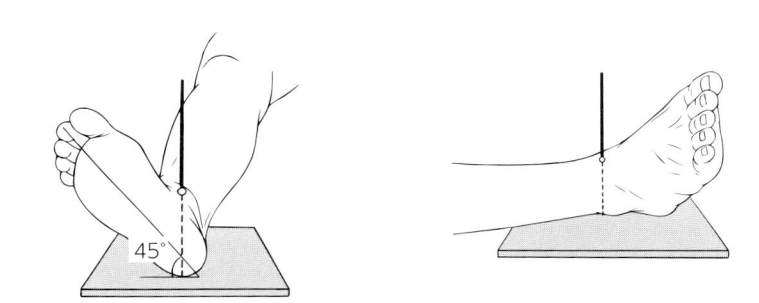

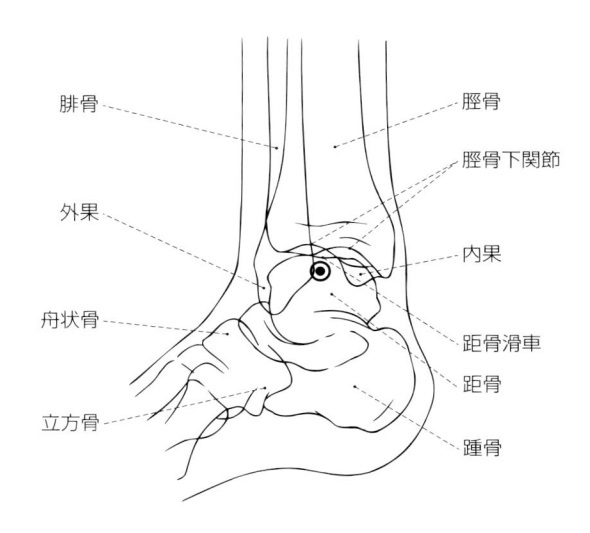

〔診断・読影のポイント〕

足関節内旋斜位像と同様である。

8. 足関節―ストレス撮影

1) 足関節内反ストレス正面像

■ 体　位
- 坐位または背臥位で踵部の後面を受像面に付け，下腿の中心線と足関節中心を受像面の中心に合わせ，膝関節は約20°屈曲し足軸は垂直にする。
- 足関節の脛骨内果近位2cmの点に負荷装置の荷重支点を配置し，内側からの加重を支える点は，下腿骨近位外側と足部外側の2カ所セットし，内外方向15kgで加重する。
- 受傷直後は疼痛があるため負荷は慎重に行う。

■ 中心線
- 受像面に垂直の中心線で，脛骨内果と腓骨外果の中央に入射する。

■ X線像
- 下腿骨遠位1/4から踵部までを描出する。
- 脛骨下関節面と距骨滑車上面による距骨傾斜角が計測できる関節腔を描出する。
- 腓骨外果下端と距骨，踵骨を連結する距腓靭帯，踵腓靭帯の付着部を描出する。

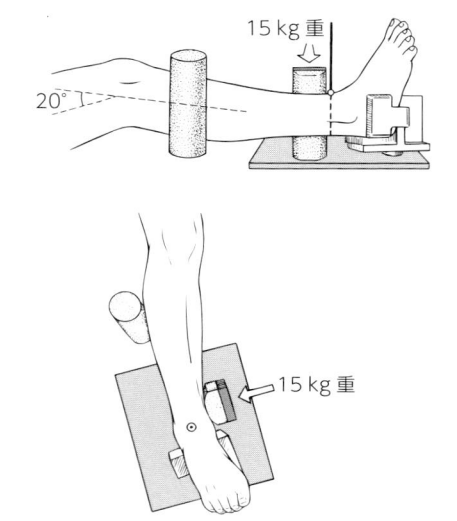

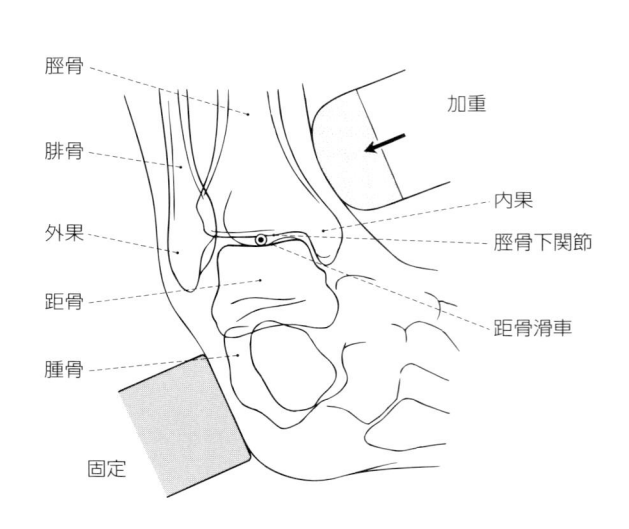

〔診断・読影のポイント〕

膝関節を軽度屈曲させ，腓腹筋の緊張を取り除いて行う。負荷装置（テロス）がなければ，徒手的に行ってもよい。関節弛緩性の強い関節では，外側靭帯（前距腓靭帯，踵腓靭帯）損傷がなくても距骨傾斜角が5°以上となることがあるので，その場合は健側と比較する必要がある。新鮮外側靭帯損傷例にストレスを加える場合，損傷や炎症の程度を強める危険性があるため，負荷量を減ずるなど慎重に行う必要がある。

2）足関節外反ストレス正面像

■ 体　位
- 坐位または背臥位で踵部の後面を受像面に付け，下腿の中心線と足関節中心を受像面の中心に合わせ，膝関節は約 20°屈曲し足軸は垂直にする。
- 足関節の腓骨外果近位 2 cm の点に負荷装置の荷重支点を配置し，外側からの加重を支える点は，下腿骨近位内側と足部内側の 2 カ所セットし，外内方向 15 kg で加重する。
- 三角靭帯断裂は脛骨内果骨折を伴う場合があるので，ストレス負荷は慎重に行う。

■ 中心線
- 受像面に垂直な中心線で，脛骨内果と腓骨外果の中央に入射する。

■ X 線像
- 下腿骨遠位 1/4 から踵部までを描出する。
- 脛骨下関節面と距骨滑車面による距骨傾斜角が計測できる関節腔を描出する。
- 脛骨内果下端と距骨を連結する距腓靭帯の付着部を描出する。

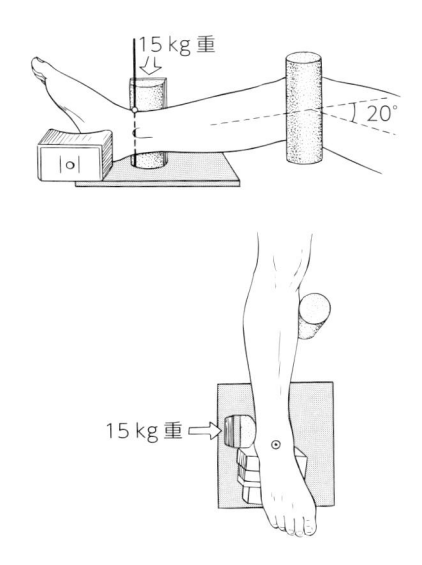

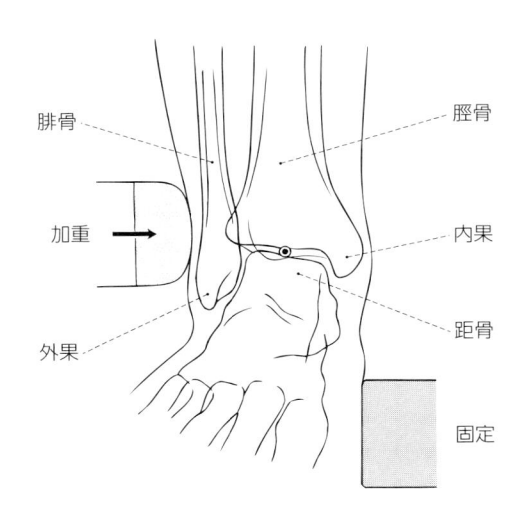

〔診断・読影のポイント〕
内側靭帯（三角靭帯）損傷の有無と，その程度を診断するのに用いる。新鮮例に対する注意点は内反ストレス正面像と同様である。

3）足関節前方引出ストレス側面像

■ 体　位
- 側臥位で踵部の外側を受像面に付け，下腿の中心線と足関節中心を受像面の中心に合わせ，膝関節は約 50°屈曲し足関節は軽度底屈位にする。
- 足関節の脛骨外果近位 2 cm の点に負荷装置の荷重支点を配置し，前方からの加重を支える点は，下腿骨近位後面と踵骨後面の 2 カ所セットし，前後方向 15 kg で加重する。

■ 中心線
- 受像面に垂直な中心線で，脛骨内果中央に入射する。

■ X 線像
- 下腿骨遠位 1/4 から踵部までを描出する。
- 脛骨下関節面と距骨滑車面による関節腔を描出する。
- 内側および外側の距骨関節面が一致し，脛骨下関節面との変位を描出する。

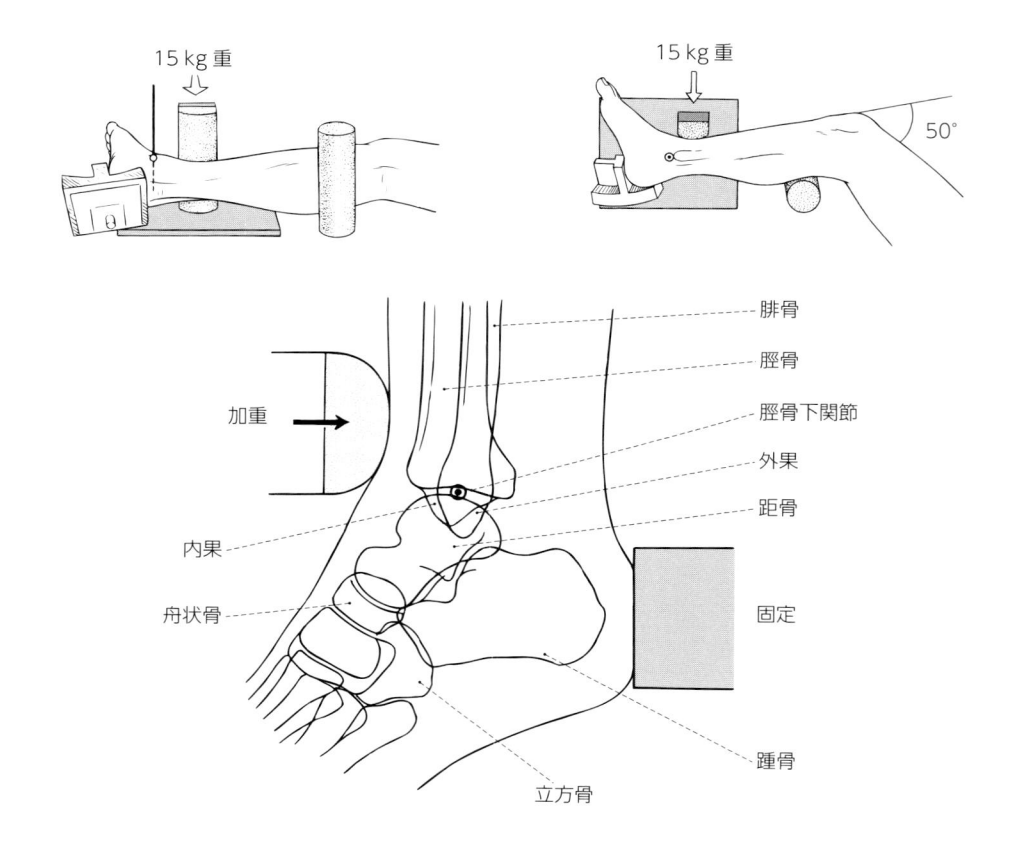

〔診断・読影のポイント〕

負荷装置（テロス）がなければ，徒手的に行ってもよい。外側靱帯損傷では，距骨は脛骨に対して前方に亜脱臼する。新鮮例に対する注意点は内反ストレス正面像と同様である。

9. 踵骨・距踵関節

1）踵骨側面像

■体　位
・側臥位で足関節部の外側を受像面に付け，足関節は脱力させる。

■中心線
・受像面に垂直な中心線で，脛骨内果の下端2cm，後方3cmの点に入射する。

■X線像
・足関節，踵骨，距骨の側面像が描出する。
・距踵関節と，踵立方関節を描出し，関節腔が分離して描出される。

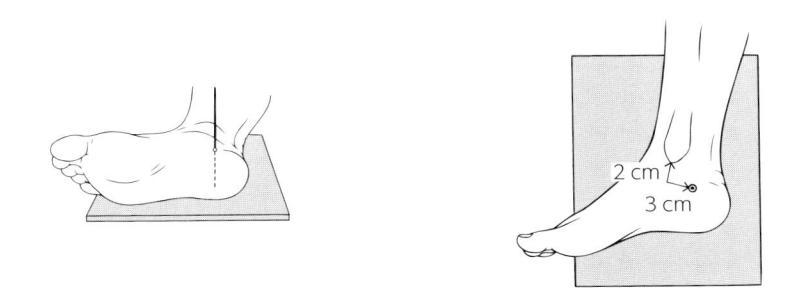

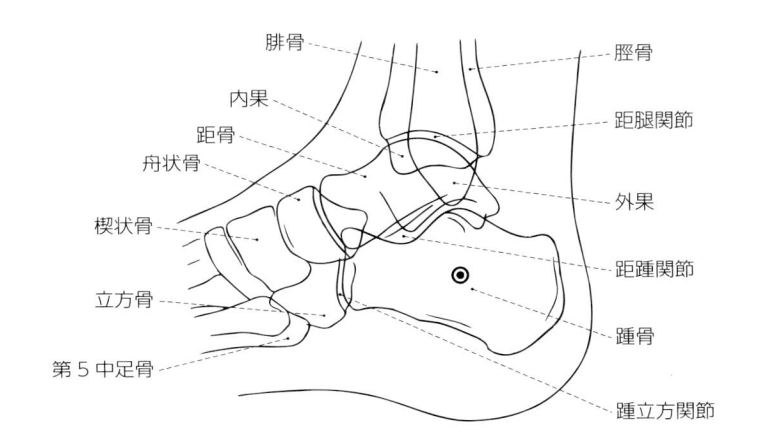

〔診断・読影のポイント〕

踵骨骨折の有無と骨折型（陥没型か舌状型か）の判断に有用である。踵骨前方突起と後関節の上縁を結ぶ線と踵骨隆起の上縁と後関節の上縁を結ぶ線のなす角をベーラー（Böhler）角と呼ぶ。ベーラー角は正常では20～40°で，後関節面の陥没を生じると角度は小さくなる。踵骨前方突起骨折はしばしば見逃されるので注意を要する。踵骨体部の白色線上陰影は，しばしば骨脆弱性骨折を示す所見である。10歳前後の男子で踵骨骨端部に硬化像，分離像を認める場合，セバー（Sever）病を疑う。

9. 踵骨・距踵関節

2）踵骨軸位像

■体　位
- 坐位または背臥位で足関節を背屈して踵部の後面を受像面に付け，足軸および足底を垂直にする。
- 足底を垂直にするために足先部をひもで体側に引き，半軸位撮影をする。

■中心線
- 受像面に垂直より足頭方向40°の中心線で，脛骨内果の高さで足底の中央に斜入する。

■X線像
- 距踵関節より後方の踵骨を半軸位像として描出する。
- 踵骨の内側には載距突起を，外側には第5中足骨底を描出する。

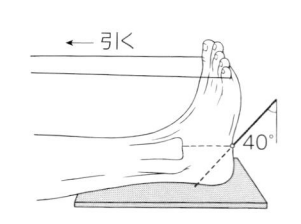

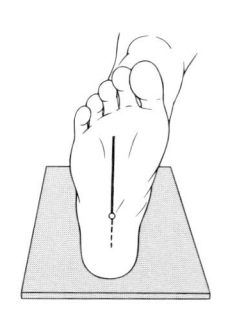

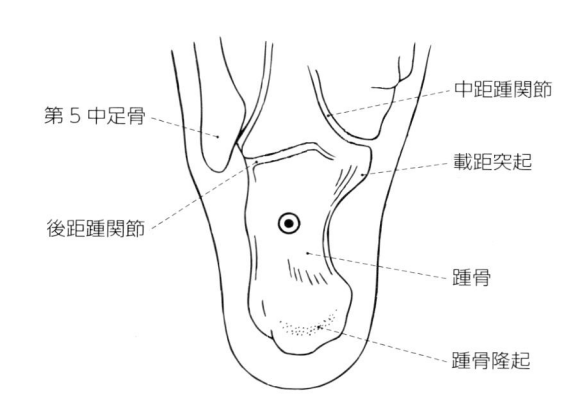

〔診断・読影のポイント〕

踵骨骨折での外側壁の膨隆の有無，後関節面の陥没の有無，踵骨軸の内外反変形の有無を確認する。外反扁平足，内反足では踵骨軸はそれぞれ外反，内反する。

3) アントンセンⅠ像　Anthonsen's Ⅰ view

■体　位
・側臥位で足関節の外側を受像面に付け，下腿部の長軸を受像面の中心線に合わせる。
・足底は下腿部に対して垂直にし，足軸は踵を上げて 40°にし，頭足方向斜位撮影を行う。

■中心線
・受像面に垂直より頭足方向 20°の中心線で，脛骨内果の直下に斜入する。

■X 線像
・後距踵関節と中距踵関節を直線的に描出し，その中間に距骨溝と踵骨溝を描出する。
　⇨修正用 9 パターン　220 ページを参照

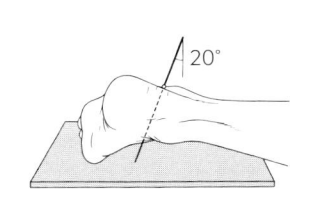

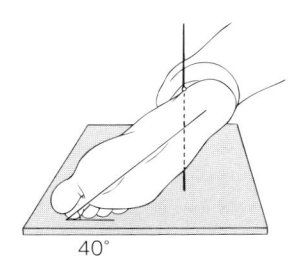

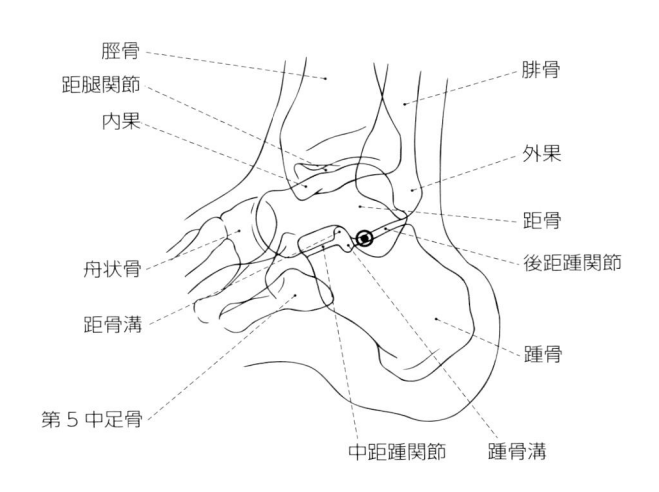

〔診断・読影のポイント〕

足根洞を中心とした距踵関節の中関節面と後関節面の形態が他の撮影法よりも明瞭に描出される。このため，通常の踵骨骨折だけでなく，踵骨載距突起の骨折や距骨骨折での骨折線走行の判読などに有用である。

9. 踵骨・距踵関節

4）アントンセンⅡ像　Anthonsen's Ⅱ view

■体　位
- 坐位で足関節の後面を受像面に付け，下腿部の長軸を受像面の中心線に合わせる。
- 足底は下腿部に対して垂直にし，下腿部を外旋させて足軸を 45°にする。

■中心線
- 受像面に垂直より足頭方向 15°の中心線で，脛骨内果の直下に斜入する。

■X線像
- 後距踵関節が円弧状に描出，その上方に脛骨内果および距骨内側を描出する。
  ⇨ 修正用 9 パターン　221 ページを参照

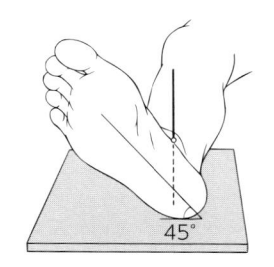

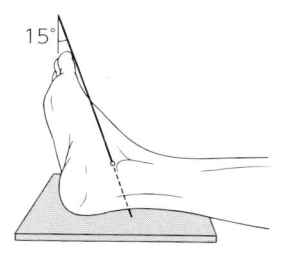

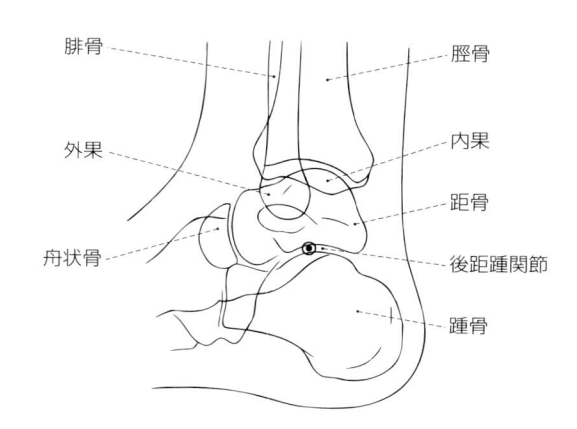

〔診断・読影のポイント〕

アントンセンⅡ像は仰臥位で下肢を外旋させるだけで撮影可能であるため，踵骨骨折などの距踵関節内の障害を Check する際に用いられる。
外傷などで，さまざまな肢位をとることが不能な場合でも仰臥位から撮影が可能であるため有用である。
距踵関節面の適合性をみるために撮影を行うので踵骨骨折やその変形治癒，変形性距骨下関節症などの際に撮影する。

10. 足骨・種子骨

1）足趾骨正面像

■体　位
・坐位で膝関節を曲げ，足底を受像面に付けて足趾は伸展する。

■中心線
・受像面に垂直より足頭方向 7°の中心線で，第 2 中足骨の中央に斜入する。

■X線像
・第 1 から第 5 趾までの末節骨，中節骨，基節骨，中足骨を描出する。
・足根骨と第 1 中足骨頭の位置に種子骨を描出する。

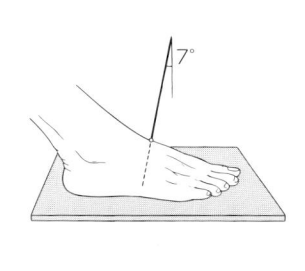

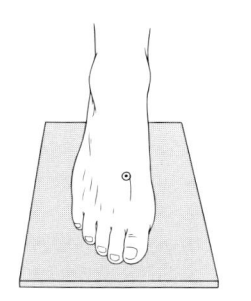

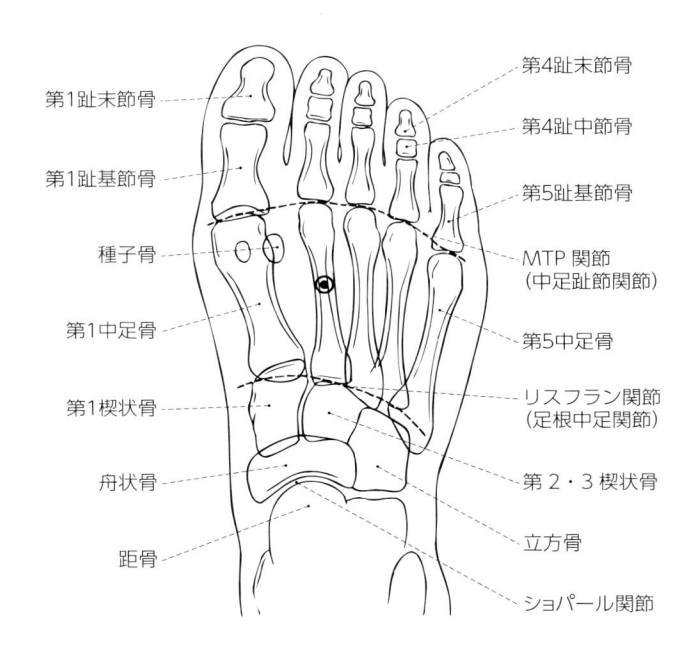

〔診断・読影のポイント〕

足趾変形（外反母趾，内反小趾），開張足の有無，中足趾節関節（MTP 関節），リスフラン（Lisfranc）関節，ショパール（Chopart）関節の適合性に注目する。外脛骨に代表される過剰骨，足根骨癒合症（舟状骨内側楔状骨間），骨端症の診断にも有用である。槌趾変形では，足趾基節骨が中足骨頭に対して背側に脱臼することが多く，この場合，中足趾節関節（MTP 関節）で基節骨近位部と中足骨遠位部が重なって描出される。関節リウマチでは，しばしば槌趾変形，足趾 MTP 関節骨びらん像，足根骨強直を認める。第 1 MTP 関節の関節裂隙狭小化，軟骨下骨硬化像，骨棘形成は強剛母趾（または強直母趾）の所見である。学童期男児の舟状骨の分離，硬化，扁平化は第 1 ケーラー（Köhler）病を，思春期女子の第 2 中足骨頭の変形は第 2 ケーラー病（またはフライバーグ（Freiberg）病）を疑う。

10. 足骨・種子骨

2）足趾骨側面像

■ 体　位
・坐位で足部の外側を受像面に付け，足底を垂直にする。

■ 中心線
・受像面に垂直な中心線で，第1中足骨の中央に入射する。

■ X線像
・足関節および距骨，踵骨は側面像を描出する。
・中足骨，基節骨，中節骨，末節骨は重複して描出する。
・足根骨は重複し，関節腔は明瞭に描出しない。

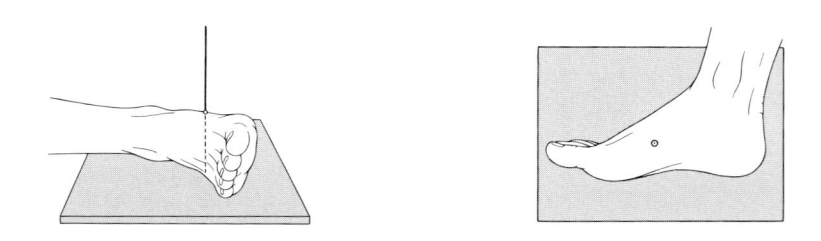

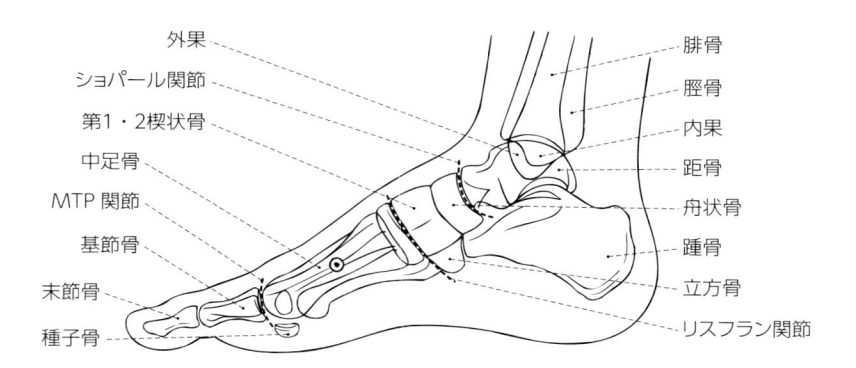

〔診断・読影のポイント〕

足趾MTP関節，リスフラン関節，ショパール関節の適合性を観察する。槌趾変形では，MTP関節の不適合や基節骨の背側脱臼，PIP関節での屈曲変形を認める。強剛母趾では第1中足骨頸部背側に骨棘を認める。

3）足趾骨斜位像

■ 体　位
- 坐位で足部の外側を受像面に付け，足底は受像面に対して 70°にする。
- 第 1 趾内側を受像面に付ける場合もある。

■ 中心線
- 受像面に垂直な中心線で，第 5 中足骨体の中央に入射する。

■ X 線像
- 足関節は斜位像を，距骨，踵骨はほぼ側面像を描出する。
- 中足骨，基節骨，末節骨は重複が少なく関節腔を描出する。
- リスフラン関節（足根中足関節），MTP 関節（中足趾節関節）は描出する。

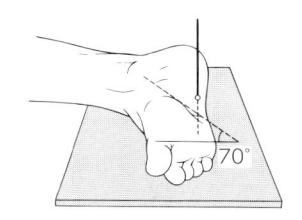

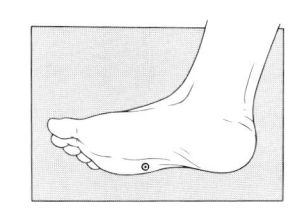

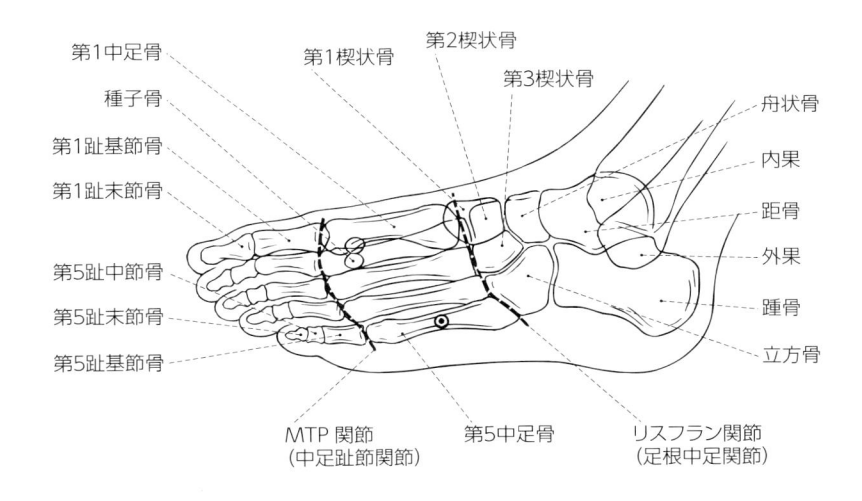

〔診断・読影のポイント〕

側面像では中足骨は重なって描出されるため，個々の中足骨の変形や骨折の有無を判断するのは難しい。しかし，斜位像では個々の中足骨が分離して描出されるので，それらの骨折を疑う場合に有用である。足根骨癒合症（舟状骨踵骨間）の診断にも有用である。

10. 足骨・種子骨

4）種子骨軸位像

■体　位
- 坐位で踵部の後面を受像面に付け，膝関節を伸展して足底を受像面に対し80°にし，第1趾の先端を反らせる。
- 第1趾先端をひもで引くとよい。

■中心線
- 受像面に垂直な中心線で，第1中足趾節関節の足底部に，皮膚面から1cm内側に入射する。

■X線像
- 第1中足骨頭の底面に通常2個の種子骨を分離して描出する。
- 分裂種子骨や疲労骨折は，スポーツ運動による筋腱の牽引力や着地時の衝撃で内側種子骨に起こる。

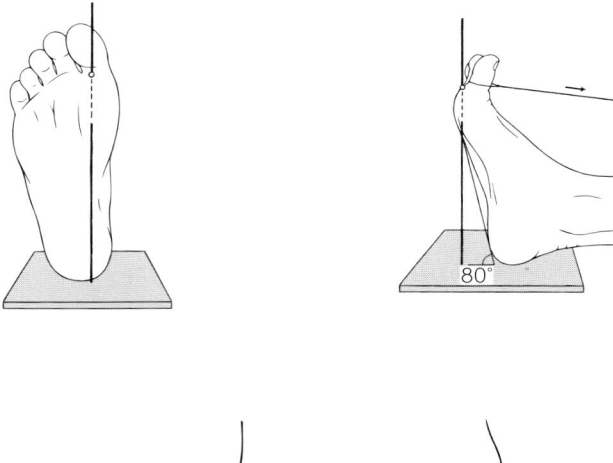

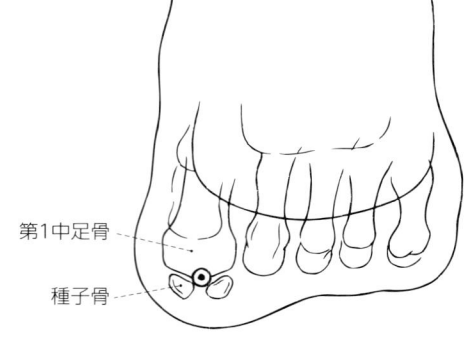

〔診断・読影のポイント〕

分裂種子骨，種子骨骨折の診断に有用である。外反母趾では中足骨頭と種子骨の位置関係より，母趾の回旋変形の程度が推測される。

11．足根骨

1）横倉正面（足根骨荷重位正面）像

■ 体　位
- 起立位で足底を受像面に付けて荷重する。
- 両側荷重位足背足底方向撮影を行う。

■ 中心線
- 受像面に垂直より足頭方向 10°の中心線で，両側の第 1 足根中足関節の中間に斜入する。

■ X 線像
- 末節骨，中節骨，基節骨，中足骨は分離し，第 1 中足骨頭に種子骨を描出する。
- 足根骨関節腔は明瞭には描出しない。

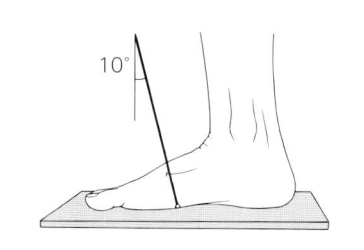

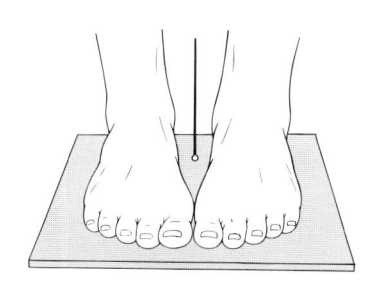

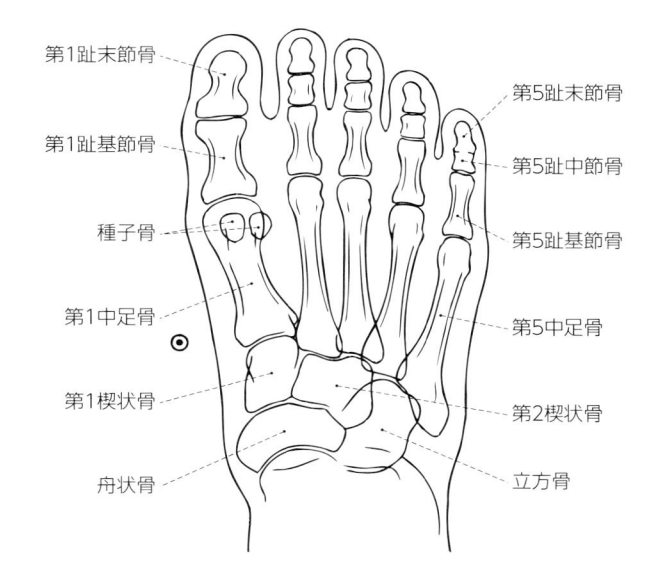

［診断・読影のポイント］

外反母趾，内反小趾，開張足の程度は荷重すると増強するので，その重症度の判定には荷重位撮影が用いられる。外反母趾の重症度の指標として，外反母趾角（第 1 中足骨骨軸と第 1 基節骨骨軸のなす角），第 1・第 2 中足骨間角（第 1 中足骨軸と第 2 中足骨軸のなす角）が用いられる。外反母趾では，外反母趾角は 20°以上，第 1・第 2 中足骨間角は 10°以上となる。

11. 足根骨

2）横倉側面（足根骨荷重位側面）像

■ 体　位
- 高さ 5 cm の発泡スチロール上に立位にし，足部の内側に受像面を立て，足軸を受像面と平行にする。
- 撮影時は検側の片脚荷重位とする。

■ 中心線
- 受像面に垂直な中心線で，脛骨内果の下方で足底面に入射する。

■ X 線像
- 足関節および距骨，踵骨は側面像を描出する。
- 足根骨は重複し関節腔は明瞭には描出しない。
- 末節骨，中節骨，基節骨，中足骨は重複し，通常足のアーチ形状が少し失われて平坦になる。

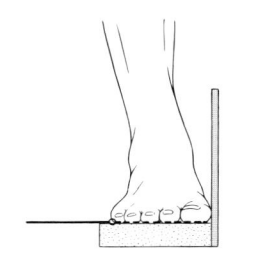

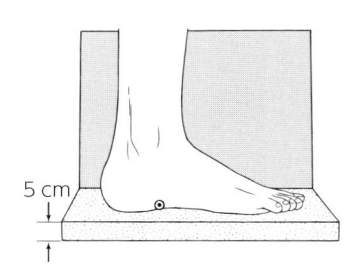

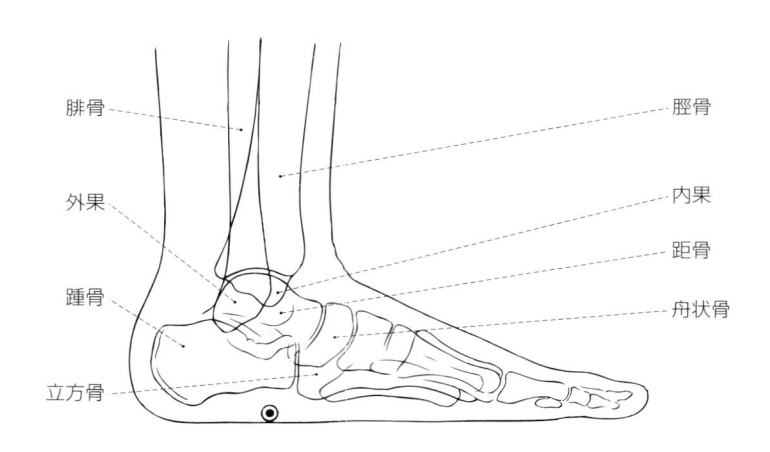

〔診断・読影のポイント〕

荷重位側面像では，扁平足や凹足など足部縦アーチ*構造の変化に注目する。
* 縦アーチとは，第 1 中足骨，内側楔状骨，舟状骨，距骨，踵骨で形成される足部内側の上に凸の弓状構造をさす。

【7】胸部撮影法

胸　部

1）胸部正面像

■体　位
- 立位で胸部の前面を受像面に付け，胸部の正中線を受像面の中心線に合わせ，左右の前額面は受像面と平行にする。
- 両脚は肩幅に広げて上体を前傾させ，肘は軽く曲げて手背を腰部に当て前方に出す。
- 高齢者や立位が不安定な患者には，撮影台横の補助具を握らせる。
- 立位困難な患者には背もたれのない椅子に座らせ，前後方向撮影を行う。
- 乳幼児は前後方向撮影で，上肢と頭部および腰部を介助者が保持する。
- 深吸気時呼吸停止で撮影し，気胸や肺気腫には呼気時撮影を加える場合がある。

■中心線
- 受像面に垂直な中心線で，肩甲骨下角の高さで背部正中線に入射する。
- 前後方向撮影は胸骨の中点で，正中線に入射する。

■X線像
- 第6頸椎から肺底部まで，左右は胸壁までを描出する。
- 両鎖骨胸骨端の中央に胸椎棘突起が位置し，肺尖部は広く描出する。
- 右肺中央部に水平の葉間裂を描出する場合がある。
- 心臓部は右側の上大静脈と右心房を，左側は大動脈弓，肺動脈，左心耳，左心室の辺縁を描出する。
- 縦隔部は気管，気管支，下行大動脈，左鎖骨下動脈，前接合線，後接合線，傍脊椎線，傍食道線，横隔膜脚を描出する。
- 骨格は胸椎，鎖骨，肋骨，肩甲骨を描出する。

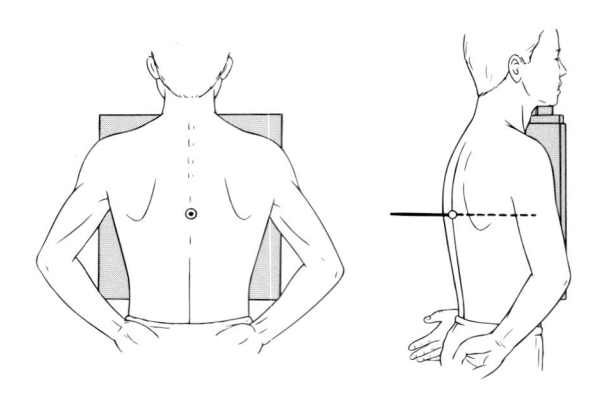

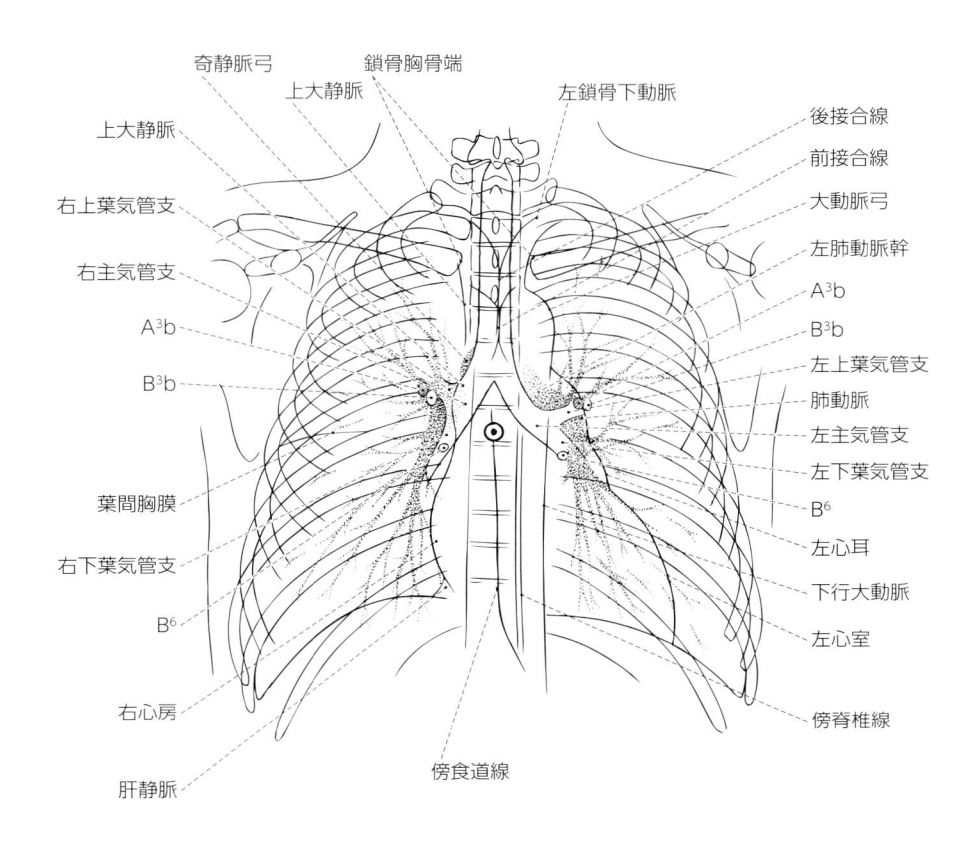

[診断・読影のポイント]

呼吸器科の立場から：
胸部全体を観察できるとともに，異常の検出と局在診断に適している。撮影された体位（立位か背臥位か，正しく正面から撮影されているか）を確認したうえで，骨・軟部組織，胸膜・横隔膜，心臓・縦隔，気管・主気管支の透亮像，肺門影を検討する。肺野は左右を比較しながら読影し，特に肺尖部，心陰影や横隔膜の背側は異常を見逃しやすいので注意する。

循環器科の立場から：
大きい心臓は悪く，小さい心臓は良い。心陰影の大きさが過去と比較できるように，斜位ではなく正確な正面像が必要である。上肺野の血管影は，重力の影響で通常，下肺野よりも目立たない。上下肺野の血管影が同程度に見える場合は心不全の初期兆候である。大動脈の石灰化が血管内側にずれている場合，大動脈解離を疑う重要な所見である。

胸 部

2）胸部側面像

■体 位
- 立位で左側胸部を受像面に付け，胸部の長軸を受像面の中心線に合わせる。
- 上体をやや前傾させ，胸部の正中面を垂直にして受像面と平行にする。
- 両上肢は頭上で肘を曲げて互いの肘をつかませる。
- 上肢挙上用の補助具が付いた装置では，両手で補助具を握らせる。
- 立位困難な患者は背もたれのない椅子に座らせる。
- 上肢挙上が苦痛な患者には，介助者が両上肢を水平に保持する。
- 疾患により右側胸部を受像面に付けることもある。
- 深吸気時呼吸停止で撮影。

■中心線
- 受像面に垂直な中心線で，肩甲骨下角の高さで胸部中心に入射する。

■X線像
- 第1肋骨から肺底部まで，前後は前胸壁から後部胸壁までを描出する。
- 全体の胸椎椎間腔が分離し，背部肋骨は右側がわずかに後方に描出する。
- 左右の肺血管は肺中央部で重複し，さらに左右のリンパ節とも重なって描出する。
- 左右の上葉気管支は気管に重複して右が上位に，左が下位に楕円の陰性像として描出する。
- 右上葉と中葉の葉間裂が水平に，右中葉と下葉および左上葉と下葉の葉間裂が前下方へ向けて描出する。
- 心陰影は前縁で右心室，肺動脈幹が，後方は左心房，左心室の辺縁を描出する。
- 大血管は上部で大動脈弓が，下部では下大静脈の辺縁を描出する。

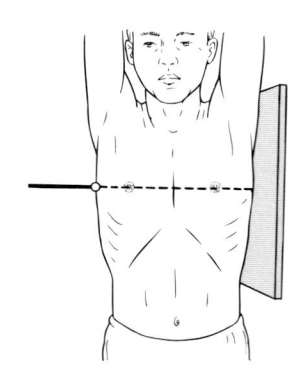

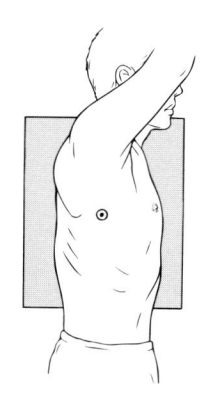

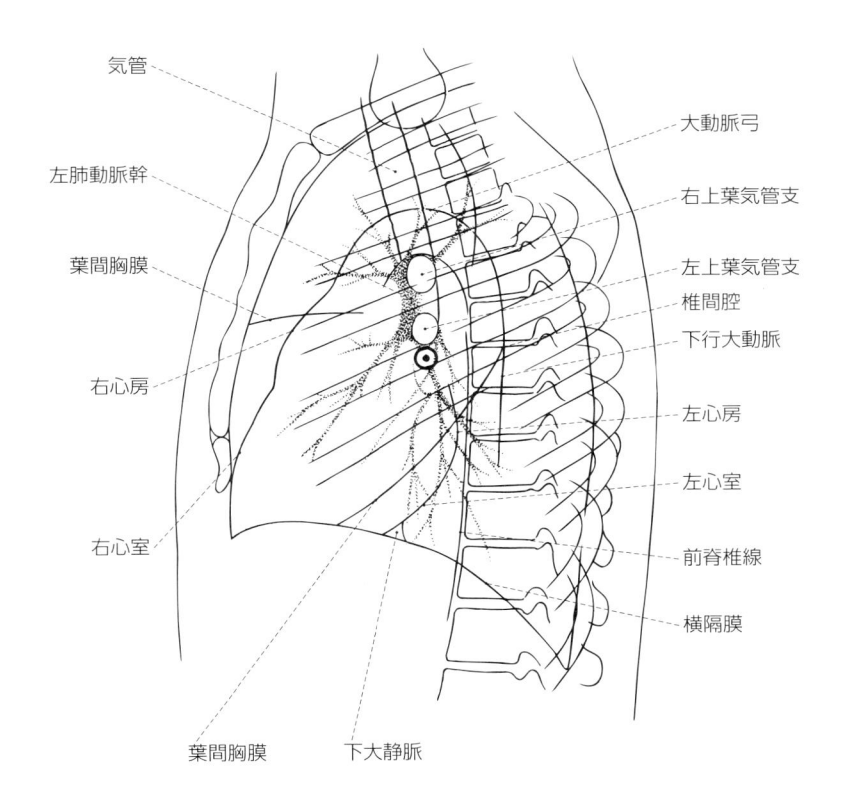

[図: 胸部側面像の解剖]

気管
左肺動脈幹
葉間胸膜
右心房
右心室
葉間胸膜
下大静脈
大動脈弓
右上葉気管支
左上葉気管支
椎間腔
下行大動脈
左心房
左心室
前脊椎線
横隔膜

〔診断・読影のポイント〕

呼吸器科の立場から：
正面写真で認められた異常陰影の局在を明らかにするために補助的に撮影されることが多い。側面像によって正面写真よりも情報が得られるものとして，肺気腫による横隔膜ドームの平底化の評価，中葉・舌区，胸骨後腔，心臓後腔，aortic-pulmonary window（後見返し参照）の占拠性病変の同定などがある。

循環器科の立場から：
左右の心室の大きさ（機能）を評価するのに優れている。胸骨と心臓との間に空間がない場合は右心拡大，下大静脈が左心室に隠れて見えない場合は左心拡大である。側面像は微量の胸水や動脈瘤の存在診断にも役立つ。心臓後方にガス像が見える場合は，食道裂孔ヘルニア，胃捻転などを疑う場合もある。

胸部

3）胸部第1斜位像

■体　位

- 立位で右前胸部を受像面に付けて，胸部の前額面を受像面に対して45°斜位にする。
- 心疾患を目的とする場合は60°斜位にする。
- 右上肢は外転して肘を軽度屈曲させ手を腰部に置き，左上肢は挙上して頭部に付ける。
- 上肢挙上用の補助具が付いた装置では，左手で補助具を握らせる。
- 坐位撮影は第3斜位前後方向撮影にする。
- 深吸気時呼吸停止で撮影する。

■中心線

- 受像面に垂直な中心線で，肩甲骨下角の高さで胸部中心に入射する。

■X線像

- 第1肋骨から肺底部まで，左右は左前胸部から右背胸部までを描出する。
- 左肺は心陰影の前方に，一部は心縦隔に重複して描出する。
- 右肺は胸椎・縦隔に重複して描出する。
- 胸椎の前方と心臓後方の間にHolzknecht腔を描出する（後見返し参照）。
- 心陰影は前縁で上行大動脈，肺動脈，右心室を，後縁で左心房，右心房を描出する。
- 心陰影内に左肺下葉の血管を描出する。

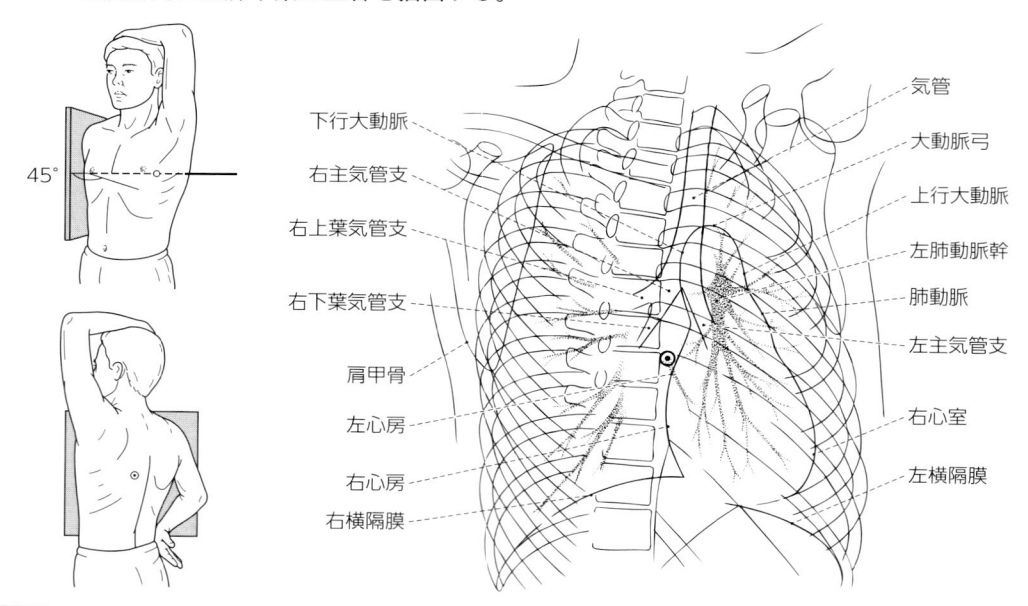

〔診断・読影のポイント〕

呼吸器科の立場から：
病変が骨や他の軟部組織と重なって評価が難しい場合にこの撮影法を用いる。舌区支口の開存を確認できる，複数の角度の斜位像を撮影することで胸膜病変のextrapleural signが明瞭になる，などの用途がある。現在ではあまり実施されることはない。

4）胸部第 2 斜位像

■体　位
- 立位で左前胸部を受像面に付けて，胸部の前額面を受像面に対して 45°斜位にする。
- 心疾患を目的とする場合は 30°斜位とする。
- 左上肢は外転して，肘を軽度屈曲させ手を腰部に置き，右上肢は挙上して頭部に付ける。
- 上肢挙上用補助具が付いている装置では，右手で補助具を握らせる。
- 坐位撮影は第 4 斜位前後方向撮影にする。
- 深吸気時呼吸停止で撮影する。

■中心線
- 受像面に垂直な中心線で，肩甲骨下角の高さで胸部中心に入射する。

■X線像
- 第 1 肋骨から肺底部まで，左右は右前胸部から左背胸部までを描出する。
- 右肺は心陰影の前方に，一部は心臓に重複して描出する。
- 左肺は胸椎・縦隔に重複して描出する。
- 心陰影は前縁で上行大動脈，右心房，右心室を，後縁で左心房，左心室を描出する。
- 心陰影内に右肺下葉の血管を描出する。
- 心陰影の上方にアーチ状の大動脈弓が，心陰影内に右肺血管を描出する。

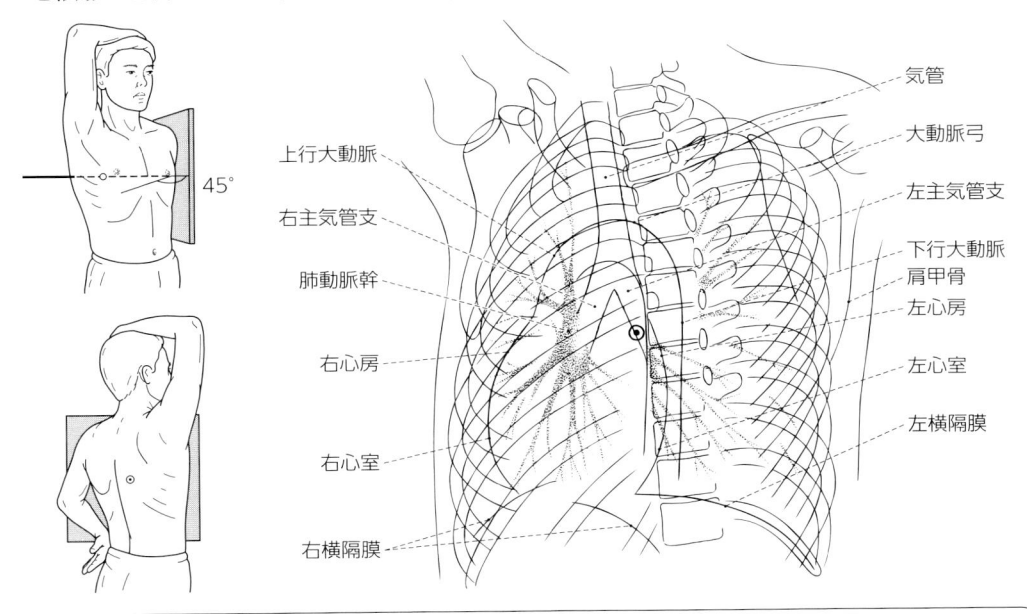

〔診断・読影のポイント〕

呼吸器科の立場から：
病変が骨や他の軟部組織と重なって評価が難しい場合にこの撮影法を用いる。中葉支口の開存を確認できる，複数の角度の斜位像を撮影することで胸膜病変の extrapleural sign が明瞭になる，などの用途がある。現在ではあまり実施されることはない。

5）胸部デキュビタス像　decubitus view

■体　位
- 撮影台の上に高さ 5 cm の発泡スチロールを敷いて側臥位にする。
- 両膝を曲げて体を安定させ，胸部背面に受像面を付ける。
- 前額面を受像面と平行にし，両腕を挙上して頭部で組む。
- 胸水では検側を下に，気胸では検側を上にした側臥位とする。
- 側臥位にして 10 から 15 分後に吸気停止時で撮影する。

■中心線
- 受像面に垂直な中心線で，正中線と両乳頭を結ぶ線（第 5 から第 6 胸椎の高さ）の交点へ入射する。

■X 線像
- 胸水貯留がある場合には，下にした検側の側胸壁に胸水を描出する。
- 気胸では検側を上にし，胸膜と側胸壁の間に空気層を描出する。

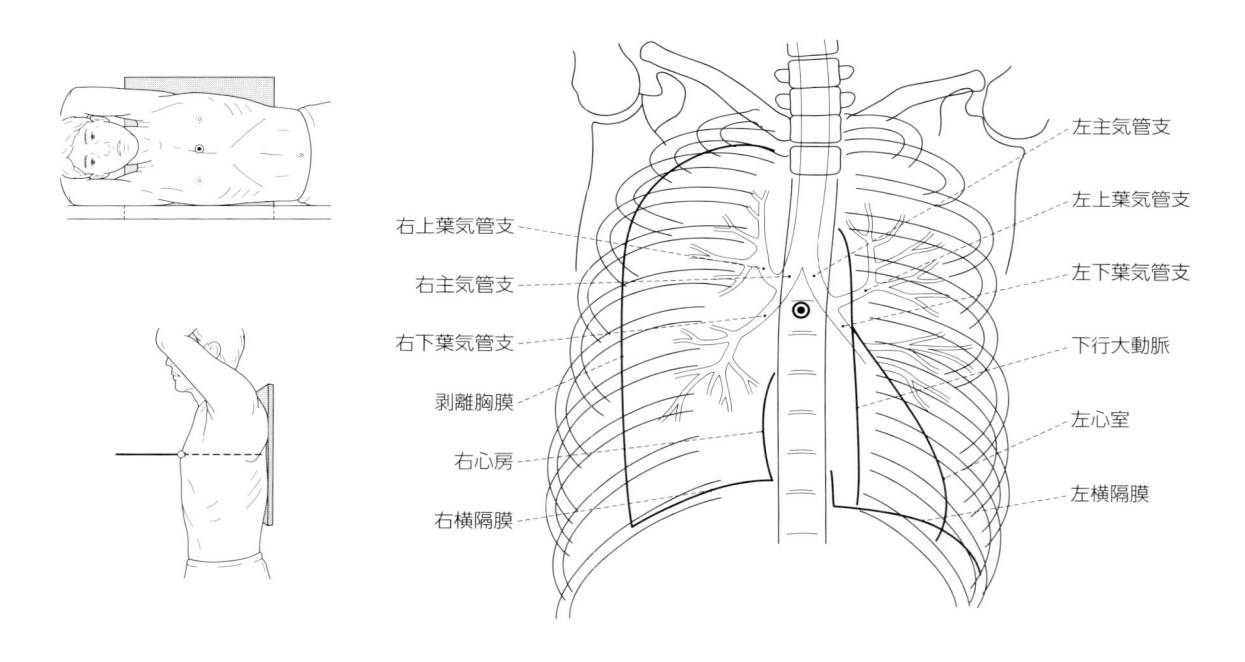

〔診断・読影のポイント〕

呼吸器科の立場から：
胸水貯留が疑われるが量が少ない（100 mL 以下），あるいは肺下胸水（胸水が胸膜腔の底に貯留）が疑われる場合に，両側デキュビタス像を撮影する。胸水貯留側のデキュビタス像で側胸壁に胸水が認められるか，対側デキュビタス像を正面写真と比較して胸水貯留側の横隔膜，胸膜の所見に違いがあるか，を評価する。被包化胸水かどうかも診断できる。

6）肺尖像

■ 体　位
- 立位で胸部背面の正中線を受像面の中心線に合わせ，上体は垂直より30°後傾する。
- 受像面から約40 cm前方に両脚を肩幅に広げて立たせる。
- 両肩を受像面に付け，上肢は後頭部で両手を組み合わせる。
- 上肢を下げて，手背を腰部に当てて肘を前方に出す体位でもよい。
- 受像面の高さは肩の上方15 cmの位置にする。
- 上体の後傾角度が不足する場合は，背面と受像面との傾斜角度（$\alpha°$）に対して，中心線入射角度 $\{10° + (30° - \alpha°)\}$ を設定する。

■ 中心線
- 水平より尾頭方向10°の中心線で，胸骨の中点に入射する。

■ X線像
- 鎖骨から肺底部まで，左右は胸壁までを描出する。
- 鎖骨が第1肋骨の上方に凸で描出し，第1・第2肋骨は前部と背部が一致し，肋骨に重複の少ない肺野を描出する。
- 肺尖部の前胸部に分布する血管や病変は上方に，また背部に位置する病変は下方に変位して描出する。
- 肺尖部以外に右中葉の無気肺や，横隔膜付近の病変描出にも有効である。

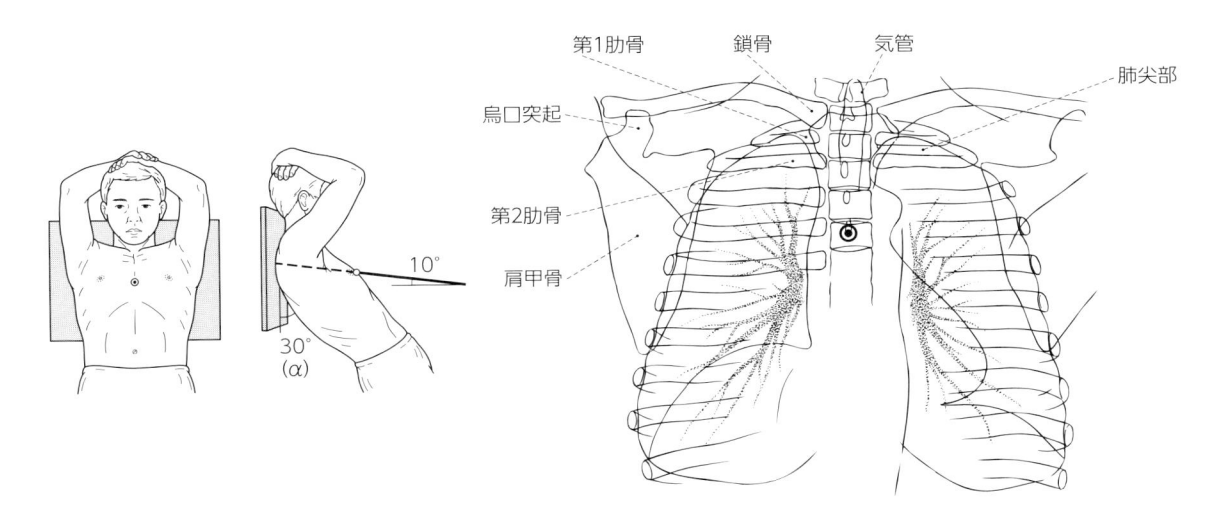

〔診断・読影のポイント〕

呼吸器科の立場から：
肺尖部は鎖骨や上部肋骨，石灰化した肋軟骨と重なるため，正面写真では肺内病変が同定しづらいことがある。肺尖像はこの部位の異常の有無を確認するために撮影される。肺尖部は肺結核の好発部位であるため，その診断のためによく用いられたが，腫瘍性病変の存在診断にも有用である。

【8】腹部撮影法

腹　部

1）腹部臥位正面像

■体　位
- 背臥位で腹部の正中線を受像面の中心線に合わせ，腹部の前額面を水平にする。
- 上肢は体側から離し，下肢は伸展させて恥骨結合および側腹壁を必ず含める。
- 腹痛が激しい場合は膝を軽度屈曲させる。
- 呼気時呼吸停止で撮影する。

■中心線
- 受像面に垂直の中心線で，剣状突起と恥骨結合を結ぶ線の中点に入射する。

■X線像
- 横隔膜の上面，胸壁との移行部の肋骨横隔膜洞（costodiaphragmatic recess）を描出する。
- 横隔膜の下面は肝臓，胃，脾臓に接し描出しない。
- 肝臓は肝右葉外側下縁部（hepatic angle）を，脾臓は腫大すると描出する。
- 胃内ガスは胃の内腔を，腎臓は腎周囲の脂肪層の厚さによって描出の程度が異なる。
- 骨盤腔では尿貯留による膀胱を，女性では膀胱周囲脂肪層に接した子宮を描出する。
- 消化管のガス（粘膜皺襞像），食物残渣，腹腔内遊離ガス（free air），腹水，石灰化，尿路結石，腫瘤などを描出する。
- 軟部陰影として側腹壁，大腰筋，腰方形筋，殿筋などを描出する。
- 骨格では胸椎，腰椎，仙骨，尾骨，骨盤，肋骨，股関節，大腿骨などを描出する。

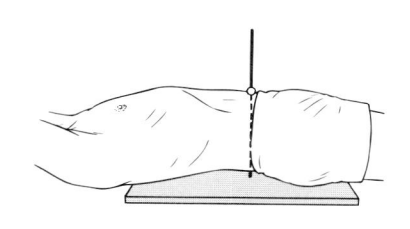

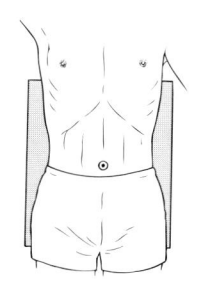

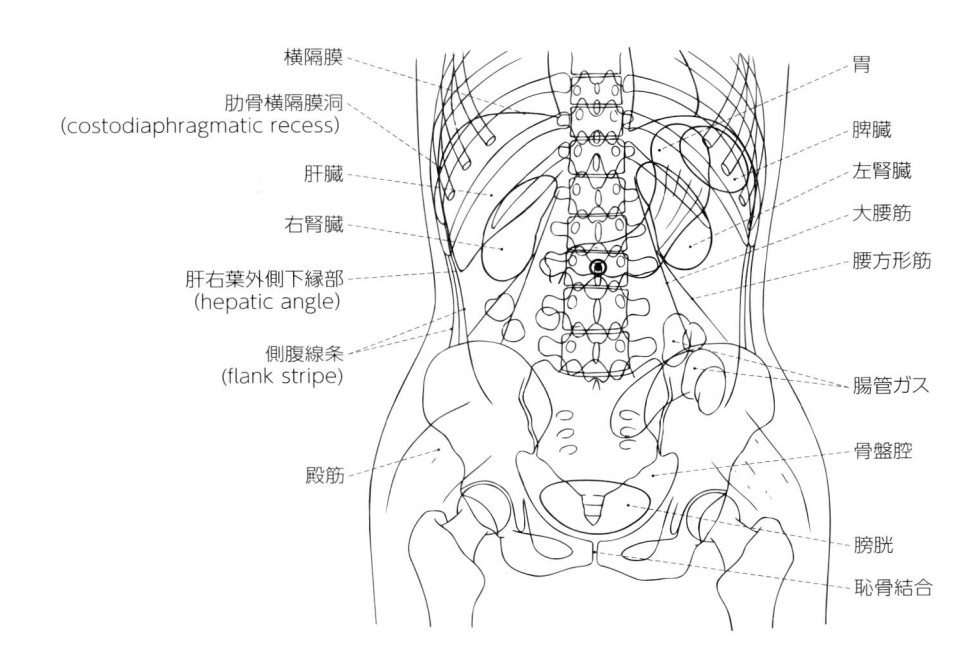

［診断・読影のポイント］

腹部症状のある患者の診断に，立位正面像とともに撮影を依頼する。

腸管の閉塞や麻痺がある場合，胃や小腸，大腸の拡張を認める。腹水貯留時は，腸管ガス像が中央に集中する。肝，脾腫があるときは腸管が下方に圧排される。後腹膜に炎症や出血がある場合，大腰筋のラインが消失することがある。性状によっては胆石，尿管結石，糞石等が描出される。

腹　部

2）腹部立位正面像

■体　位
- 立位で腹部の前面を受像面に付け，正中線を受像面の中心に合わせ，腹部の前額面を垂直にして両手で撮影台の側面をつかみ，腹部を受像面に付ける。
- 受像面上縁は，剣状突起の上方5 cmに位置させ，横隔膜ドームを入れる。
- 腹痛のため立位が不可能な場合は，右側を上方にしたデキュビタス撮影や坐位撮影を行う。
- 呼気時呼吸停止で撮影する。

■中心線
- 受像面に垂直の中心線で，肋骨弓下縁（第10肋骨先端）の高さで正中線に入射する。

■X線像
- 肋骨横隔膜洞（costodiaphragmatic recess），および横隔膜ドーム下方の腹部臓器の輪郭，肝右葉外側下縁部のhepatic angle，胃穹窿部および噴門部ガス，胃泡から推定される横隔膜の厚さ，液面形成像による消化管ガス，腹腔内遊離ガスを描出する。
- 小骨盤腔の立位像は，濃度不足や受像面の範囲外となり描出されない場合が多い。
- 小骨盤腔が診断上必要な場合は，男性の膀胱直腸窩，女性の直腸膣窩，傍直腸窩に貯留した液体を描出する必要がある。

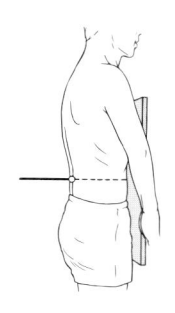

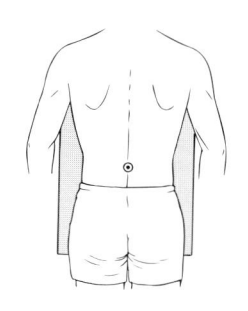

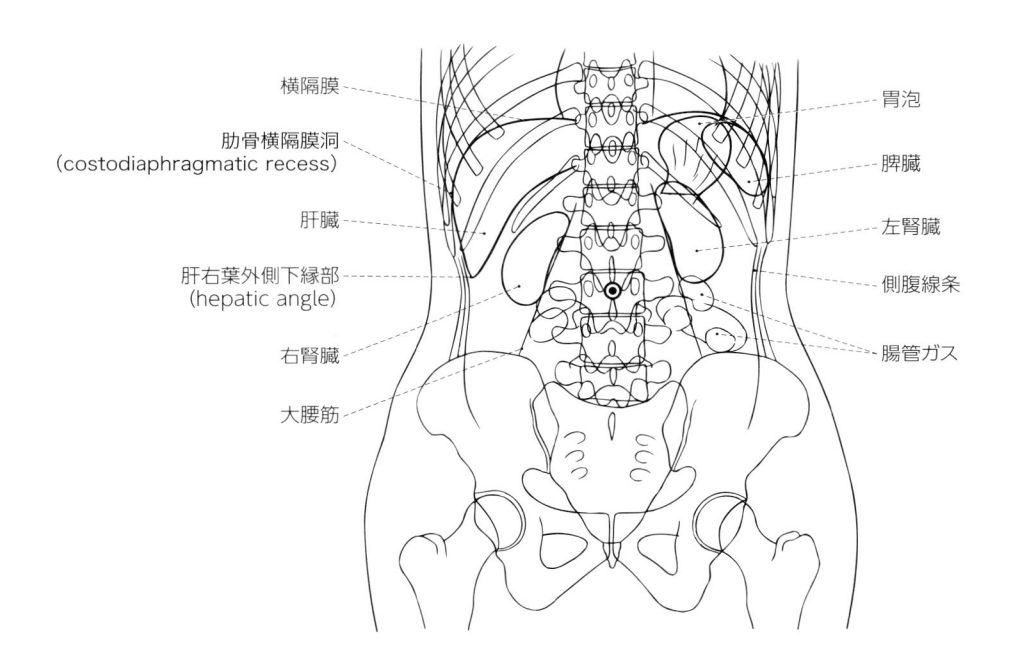

[診断・読影のポイント]

腹部症状のある患者の診断に，臥位正面像とともに撮影を依頼する。
消化管穿孔の場合，腹腔内遊離ガス（free air）を横隔膜下に認める。腸管の閉塞や麻痺がある場合は，大きな胃泡や小腸に鏡面形成（ニボー）を認めるが，腸管内容物が多量の場合はこれらを認めないことがあるので注意を要する。

腹　部

3）腹部デキュビタス像　decubitus view

■体　位
・撮影台の上に厚さ 5 cm の発泡スチロールを敷いて左下側臥位にする。
・両膝を曲げて体を安定にし，腹部背面に受像面を付ける。
・前額面を受像面と平行にし，両腕を挙上して頭部で組む。
・側臥位にして 10 から 15 分後に呼気停止時で撮影する。

■中心線
・受像面に垂直な中心線で，正中線上で肋骨弓下端（第 3 腰椎の高さ）に入射する。

■X 線像
・消化管穿孔などの腹腔内遊離ガス（free air）は肝外側と側腹壁の間に少量でも描出される。

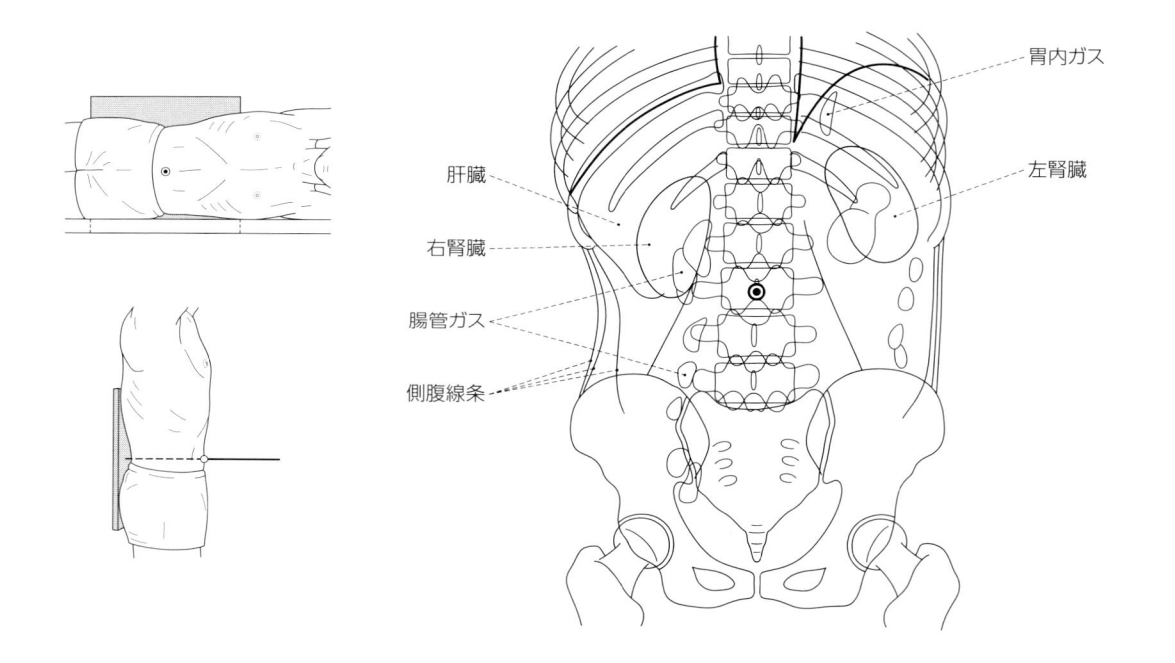

〔診断・読影のポイント〕

腹部症状のある患者の診断で，立位困難な場合この撮影を依頼する。
消化管穿孔の場合，腹腔内遊離ガス（free air）を見やすくするために左側臥位で撮影し，肝表面に free air があるか確認する。腸管の閉塞や麻痺の場合は，小腸の鏡面形成（ニボー）をわかりやすくするため左右どちらかの側臥位で撮影をする。

【9】喉頭撮影法

喉　頭

1）喉頭正面像（吸気時・発声時）

■ 体　位
- 坐位で後頭部を受像面に付け，喉頭隆起部を受像面の中心に合わせ，矢状面を受像面に対し垂直にする。
- 下顎下縁と外後頭隆起を結ぶ線を受像面に対して垂直にする。
- 吸気時と発声時の2枚を撮影する。
- 吸気時撮影は口を開けて息を大きく吸い込み，発声時は大きな声で「イー」と発声する。

■ 中心線
- 受像面に垂直の中心線で，喉頭隆起に入射する。

■ X線像
- 吸気像は，甲状軟骨の内側に声帯，前庭ヒダが広がり，上方に梨状窩，喉頭前庭ともに空気の陰性像として描出する。
- 発声像は，声帯が左右対称に接近し，声帯上方の喉頭ヒダは凸状に描出する。
- 発声時の梨状窩は吸気時に比べ拡大するが，喉頭前庭は縮小する。

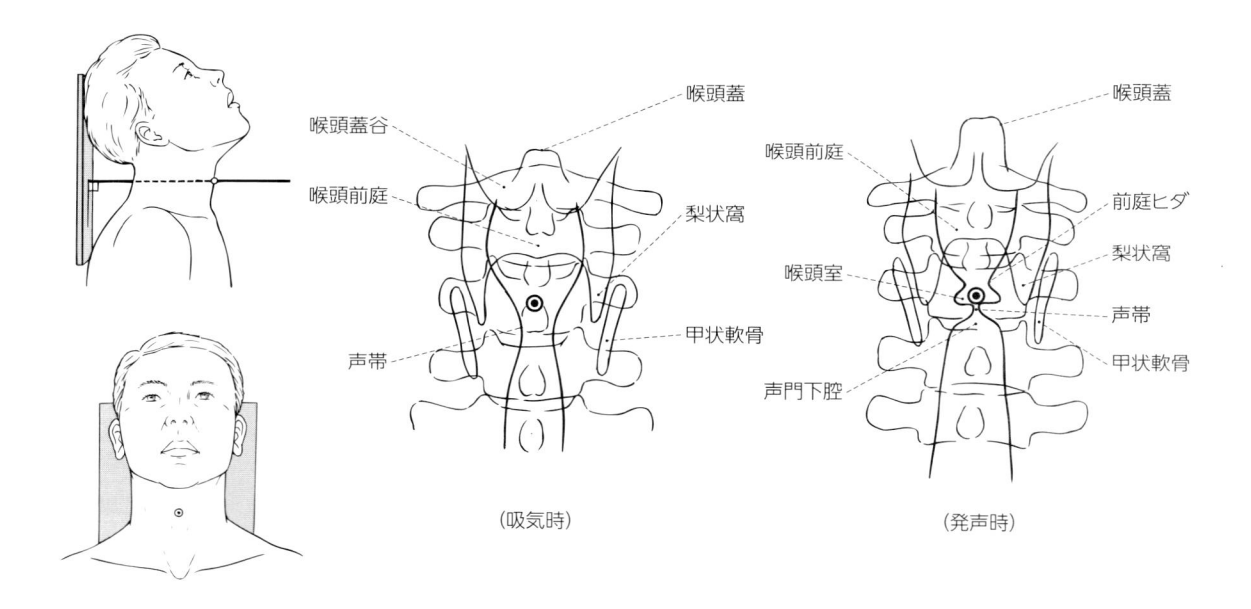

〔診断・読影のポイント〕

喉頭撮影は，気管狭窄や異物（特に金属異物）の有無のチェックに有用である。ただし，気管・気管支・下咽頭・食道異物としてよく問題になる PTP（press through package）は単純撮影では確認しにくいので注意が必要である。また，側面からの撮影画像は，喉頭蓋炎に伴う喉頭蓋や喉頭の浮腫の有無やその程度を確認するのにも適している。老齢者では頸椎の変形（変形性脊椎症）によって嚥下障害や咽頭異物感が出現することがある（Forestier病）。頸椎の変形の診断にも喉頭単純撮影は有用である。

2）喉頭側面像（吸気時・発声時）

■体　位
- 坐位で肩の外側部を受像面に付け，喉頭隆起部内側 4 cm の位置を受像面の中心に合わせ，頭部および上体の矢状面を受像面に対して平行にする。
- 下顎を前方へ出し，撮影は吸気時と発声時の 2 枚を撮影する。
- 呼吸・発声時の状態は正面撮影と同じにする。

■中心線
- 受像面に垂直の中心線で，喉頭隆起の内側 4 cm の点に入射する。

■X線像
- 吸気像，発声像とも喉頭，梨状窩，喉頭蓋の辺縁が気道の陰性像として描出する。
- 発声像は，声帯と前庭ヒダによる吸収像の中間に陰性像の喉頭室を描出する。

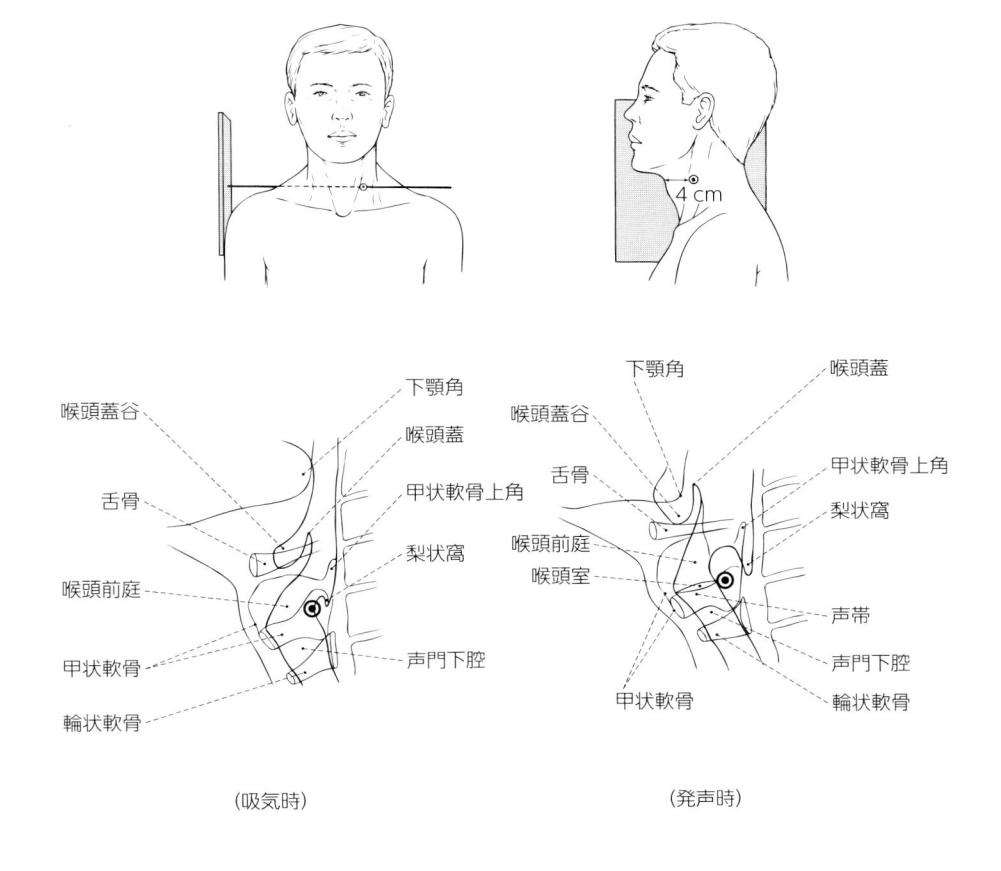

（吸気時）　　　（発声時）

〔診断・読影のポイント〕

喉頭正面像（前ページ）参照。

喉 頭

3）アデノイド側面像

■体 位
- 坐位で肩の外側部を受像面に付け，顎関節の前下方3cmの位置を受像面の中心に合わせる。
- 頭部および上体の矢状面を受像面に対して平行にし，頭部はやや上方を向く。
- 撮影の範囲は鼻腔と口腔の前縁から頸椎までとする。
- 開口吸気時に撮影する。

■中心線
- 受像面に垂直の中心線で，顎関節の下方2cmの点に入射する。

■X線像
- 鼻腔および口腔から上咽頭，咽頭に空気の充満した陰性像を描出する。
- 咽頭扁桃（アデノイド）が腫大すると蝶形骨下縁から離れた気道像を示す。口蓋扁桃の腫大は口腔後方の咽頭腔中央に楕円状に描出する。

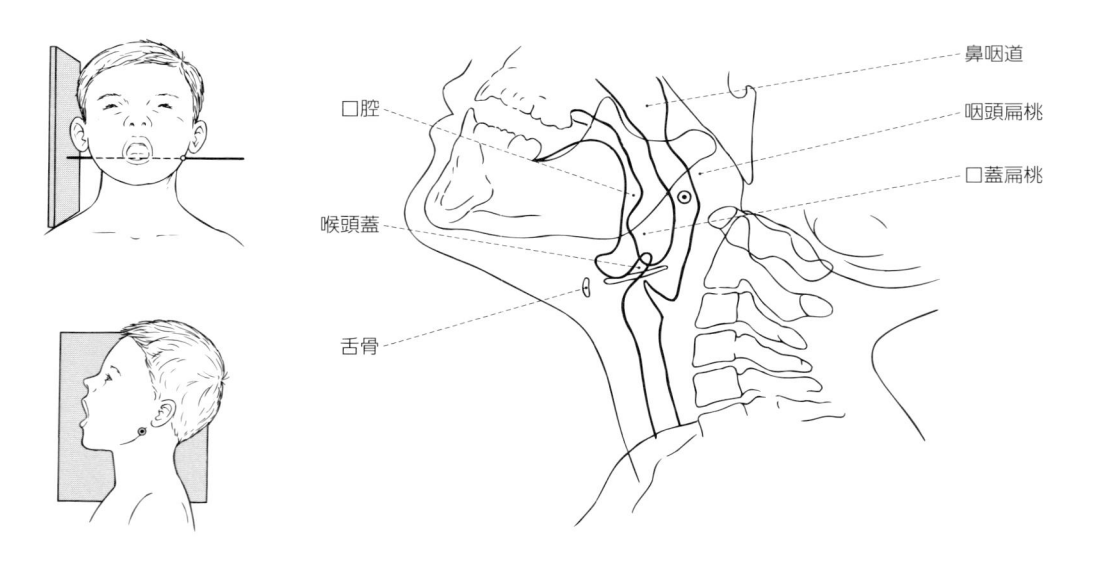

〔診断・読影のポイント〕
アデノイド側面像は，アデノイドの腫大の有無やその程度をみるのに役立つ。また，アデノイドの前下方の口蓋扁桃の大きさもわかる。

【10】軟部組織撮影法

1. 甲状腺

1）甲状腺斜位像

■ 体　位
- 坐位で肩の外側前面部を受像面に付け，喉頭隆起を受像面の上方に合わせ，上体は垂直にする。
- 頭部および上体の前額面は受像面に対し45°斜位にし，肩を下垂させ胸を張る。
- 呼吸停止で撮影する。

■ 中心線
- 水平より頭尾方向20°の中心線で，喉頭隆起下縁で胸鎖乳突筋の中央に斜入する。

■ X線像
- 甲状腺は頸椎前縁の軟部組織像として描出する。
- 甲状腺は甲状軟骨の下方で気管および胸鎖乳突筋と重複する。
- 甲状腺腫大では皮膚面を突出させ，周囲より高吸収像として描出する。
- 石灰化がある場合は，甲状腺内に点在した石灰像として描出する。

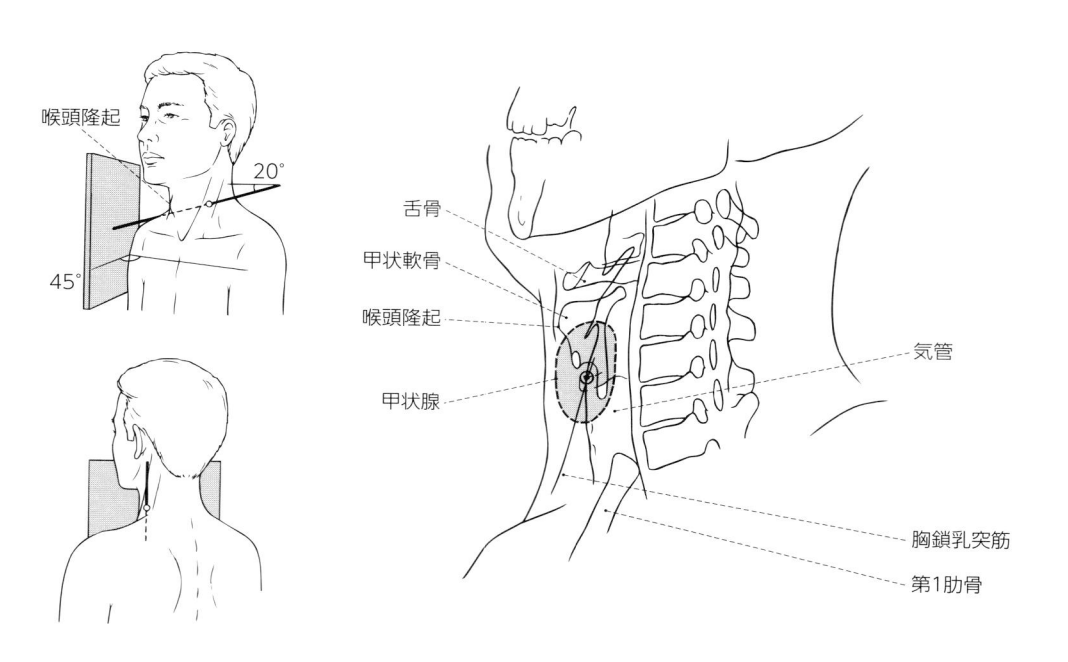

〔診断・読影のポイント〕

甲状腺腫瘍のうち，乳頭状腺癌では砂粒状の石灰化が見られることがある。また良性・悪性を問わず腫瘍が大きくなると気管が圧排されたり狭窄したりすることがある。これらの所見は単純撮影で確認することができる。斜位/側面/正面像を組み合わせることにより甲状腺や石灰化部の三次元の形状や大きさを推測できる。

2）甲状腺側面像

■ 体　位
- 坐位で肩の外側部を受像面に付け，喉頭隆起の下方3cm，内側2cmの位置を受像面の中心に合わせ，上体は垂直にする。
- 頭部および上体の矢状面を受像面に対し平行にし，肩を下垂させて胸を張る。
- 呼吸停止で撮影する。

■ 中心線
- 受像面に垂直の中心線で，胸鎖乳突筋前縁で喉頭隆起の下方3cmの点に入射する。

■ X線像
- 甲状腺は頸椎前縁の軟部組織像として描出する。
- 甲状軟骨の下方で気管および胸鎖乳突筋と重複する。
- 甲状腺腫大では皮膚面を突出させ，周囲より高吸収像として描出する。
- 石灰化がある場合は甲状腺内に点在した石灰像として描出する。

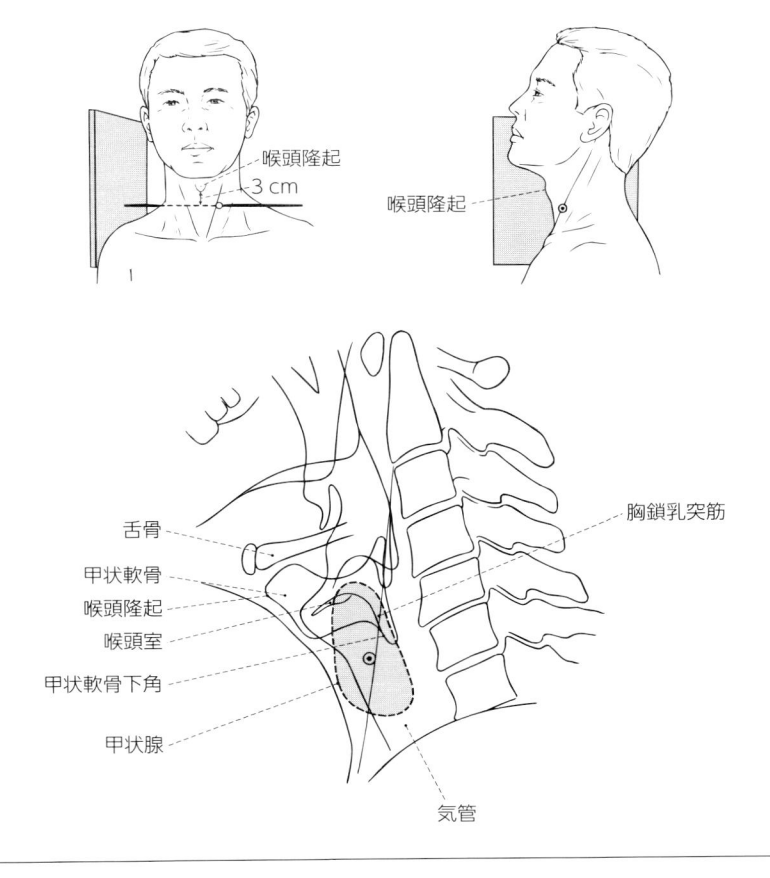

〔診断・読影のポイント〕

甲状腺斜位像（前ページ）参照。

1. 甲状腺

3）甲状腺正面像

■体　位
- 坐位で後頭部を受像面に付け，喉頭隆起下方 3 cm の点を受像面の中心に合わせ，頭部および上体の矢状面を受像面に対し垂直にする。
- 頭部は軽く上を向かせる。
- 呼吸停止で撮影する。

■中心線
- 水平より尾頭方向 10°の中心線で，喉頭隆起下方 3 cm の正中線に斜入する。

■X線像
- 甲状腺は頸椎に重複して，形状を描出しない。
- 石灰化がある場合は，甲状軟骨の下方，気管の外側に点在した石灰像を描出する。

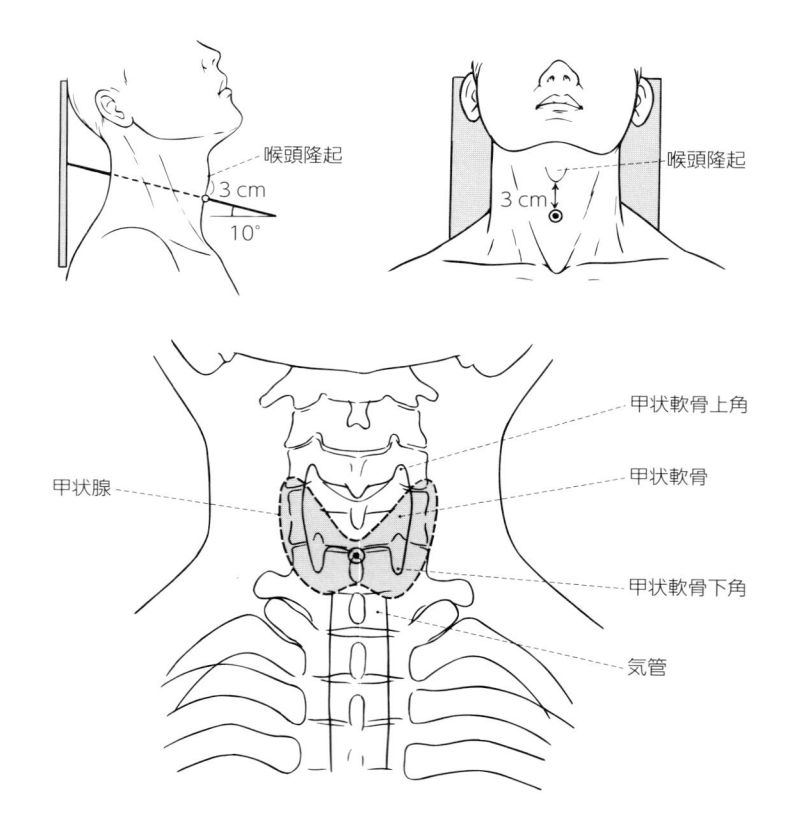

〔診断・読影のポイント〕

甲状腺斜位像（188 ページ）参照。

2. 唾液腺

1）耳下腺垂直像

■体　位
- 背臥位で後頭部を受像面に付け，検側の頬部を受像面の中心に合わせ，矢状面と OM ラインを受像面に対し垂直にする。

■中心線
- 受像面に垂直の中心線で，耳介付着部下縁の内側 1 cm の点に入射する。
- 腫大した耳下腺には，側頭部の外側から 1 cm 内側へ入射する。

■X 線像
- 耳下腺は頬骨弓から下顎枝の後部までの軟部組織の中に分布するが，正常では描出しない。
- 腫大した耳下腺は周囲より均質でやや高吸収の腫瘤影として描出する。

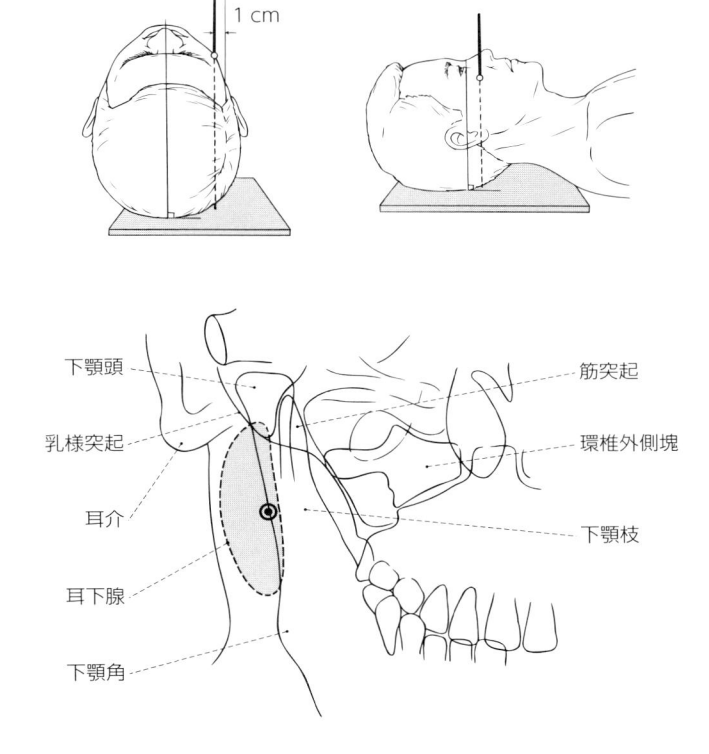

〔診断・読影のポイント〕

耳下腺では大きな唾石ができることは珍しい。したがって単純撮影によって唾石の所在を確認することは困難であることが多い。かつては耳下腺造影がよく行われたが，現在，耳下腺唾石症の診断には，問診や触診に加えて，CT 検査が利用されることが多い。反復性耳下腺炎（耳下腺全体にびまん性に分布する点状陰影）やシェーグレン症候群（リンゴの木のサイン：apple tree sign）において比較的特徴的な唾液腺造影所見が認められることがある。

2. 唾液腺

2）耳下腺 10°内旋像

■体　位
- 背臥位で後頭部を受像面に付け，検側の頬部を受像面の中心に合わせ，矢状面を非検側へ 10°回旋する。
- OM ラインは受像面に対し垂直にする。

■中心線
- 受像面に垂直の中心線で，耳介付着部下縁の内側 2 cm の点に入射する。

■X 線像
- 耳下腺は頬部および胸鎖乳突筋の軟部組織の中に存在し，正常では描出しない。
- 腫大した耳下腺は下顎枝外側に描出する。

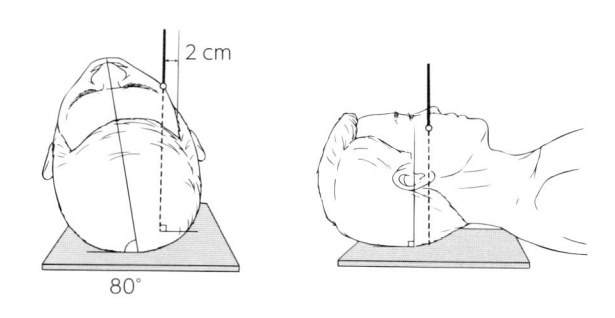

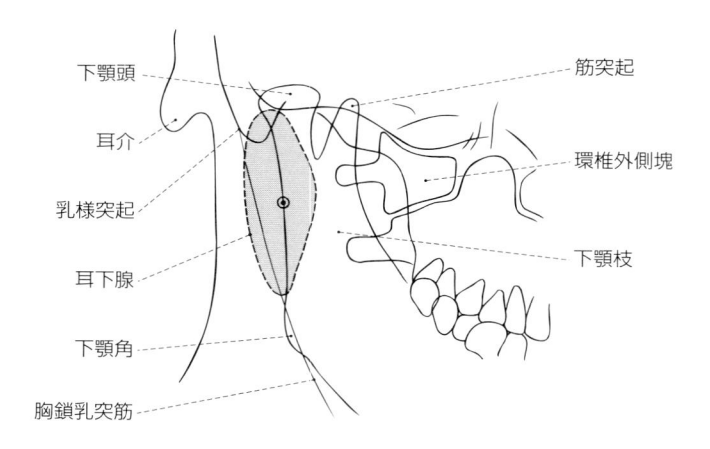

〔診断・読影のポイント〕
耳下腺垂直像（前ページ）参照。

3）耳下腺 10°外旋像

■ 体　位
- 背臥位で後頭部を受像面に付け，検側の頬部を受像面の中心に合わせ，矢状面を検側へ 10°回旋する。
- OM ラインは受像面に対し垂直にする。

■ 中心線
- 受像面に垂直の中心線で，耳介付着部下縁の内側 2 cm の点に入射する。

■ X 線像
- 耳下腺は下顎骨の外側の頬部軟部陰影の中に存在し，正常では描出しない。
- 腫大した耳下腺の前部が描出する。

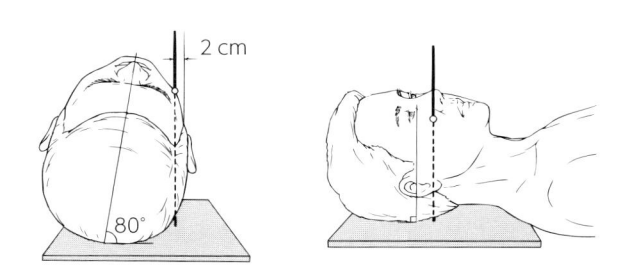

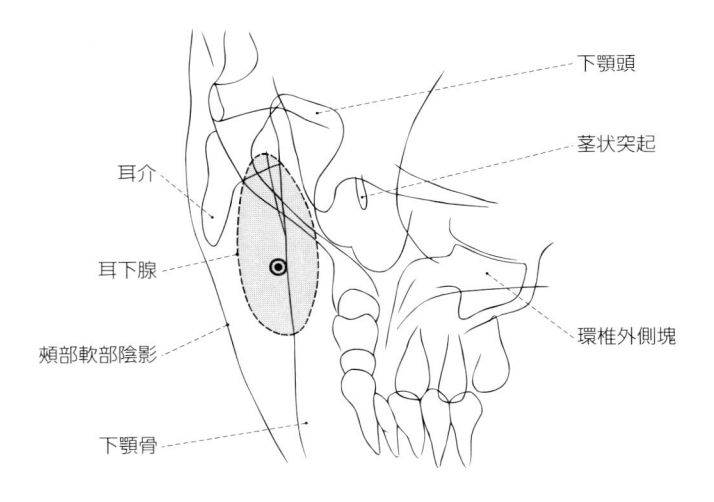

〔診断・読影のポイント〕

耳下腺垂直像（191 ページ）参照。

2．唾液腺

2. 唾液腺

4）耳下腺側面像

■ 体　位
- 側臥位で検側の側頭部外側を受像面に付け，検側頬部を受像面の中心に合わせ，矢状面を受像面に対して平行にする。

■ 中心線
- 受像面に垂直の中心線で，耳介付着部下縁に入射する。

■ X 線像
- 腫大しても単純像では描出しない。
- 唾液腺造影では耳下腺管および腺組織を下顎枝および下顎角に重複して，描出する。

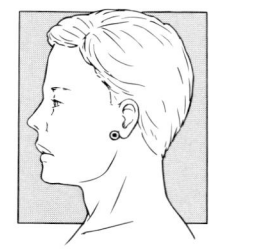

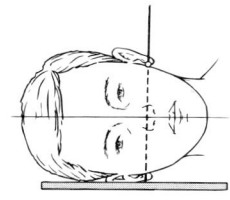

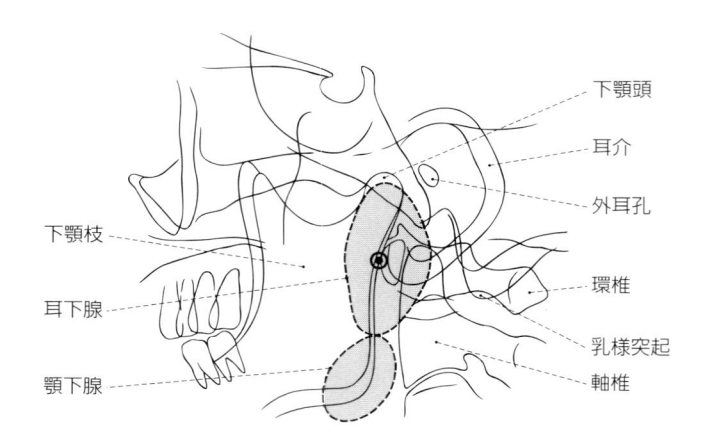

〔診断・読影のポイント〕

耳下腺垂直像（191 ページ）参照。

5）顎下腺斜位像

■体　位
- 坐位で検側の側頭部の外側を受像面に付け，下顎を前方へ突き出して正中面を25°傾斜する。
- 前額面は非検側へ垂直より10°回旋する。

■中心線
- 受像面に垂直の中心線で，検側の下顎角に入射する。

■X線像
- 非検側の下顎角が検側の上方に位置し，検側下顎角は頸椎に重複せず下顎体は第4歯まで描出する。
- 顎下腺は下顎角の下方に位置し，腫大した場合に腫瘤影として描出する。
- 唾石は下顎骨に重複して描出する。
- 顎下腺造影では下顎体に重複して，顎下腺管および腺組織を描出する。

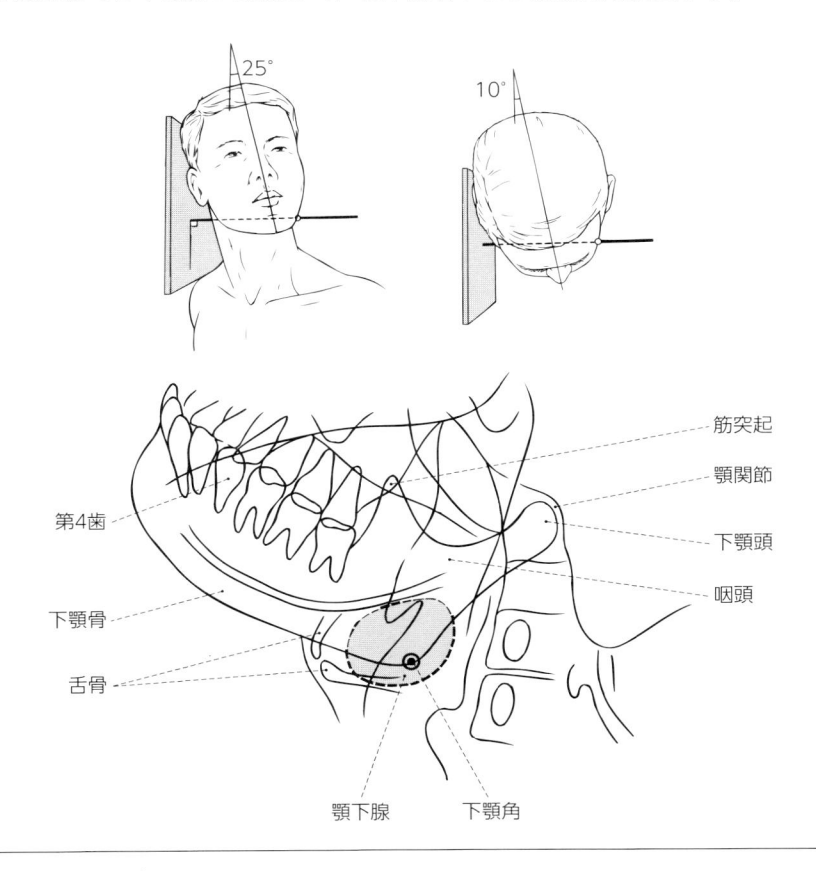

〔診断・読影のポイント〕

顎下腺またはその導管（ワルトン管）に生じる唾石は大きいことがある。そのため下顎骨などの骨陰影と重なったとしても，唾石が単純撮影で確認できることがある。斜位/側面/開口像などを組み合わせることによって唾石の位置や形状を確認する。

2. 唾液腺

6）顎下腺側面像

■ 体　位
- 坐位で側頭部を受像面に付け，検側下顎角を受像面の中心に合わせて，下顎は前方へ突き出す。
- 矢状面を受像面に対し平行にする。

■ 中心線
- 受像面に垂直の中心線で，下顎角に入射する。

■ X線像
- 正常な顎下腺は描出しないが，腫大すると下顎角下方に描出する。
- 顎下腺造影では顎下腺管および腺組織が下顎体から下顎角にかけて，描出する。

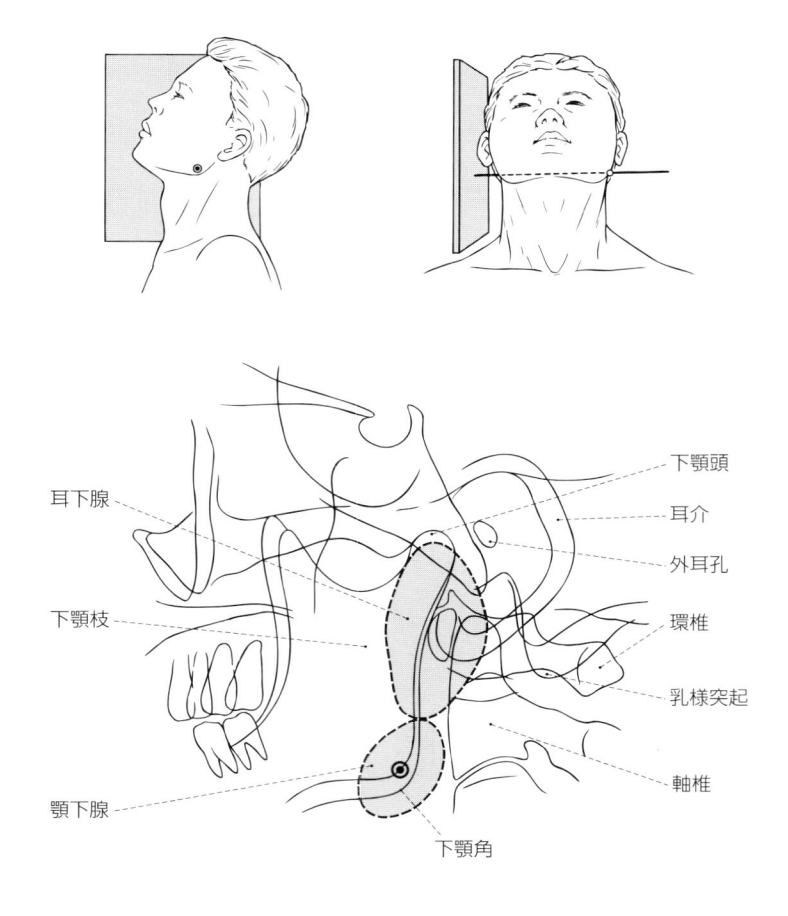

〔診断・読影のポイント〕

顎下腺斜位像（前ページ）参照。

7）顎下腺開口像

■**体　位**
- 背臥位で後頭部を受像面に付け，下顎角を受像面の中心に合わせ，矢状面を検側へ30°傾斜する。
- OMラインは受像面に対し垂直にする。
- 撮影は口を大きく開けて行う。
- 開口時にOMラインが頭頂側へ傾斜する場合は，その角度を中心線の入射角度で補う。

■**中心線**
- 受像面に垂直の中心線で，検側の口角に入射する。

■**X線像**
- 下顎枝および下顎体の内側が接線状に描出する。
- 下顎角内縁が口腔内にわずかに突出する。
- 上歯の先端は直線状または下に凸の緩い曲線を示し，唾石は下顎角から下顎体内側に描出する。

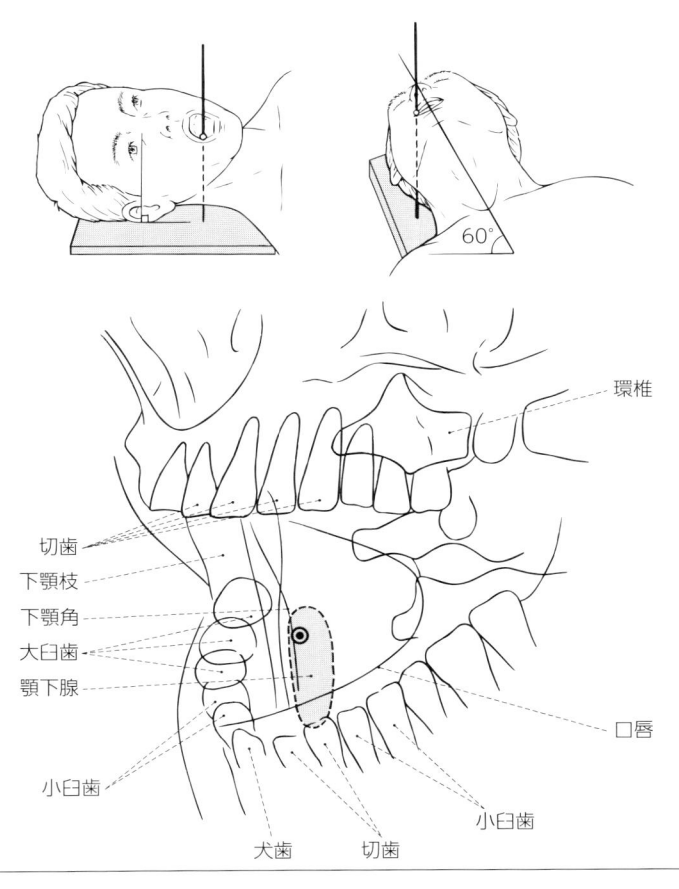

〔診断・読影のポイント〕
顎下腺斜位像（195ページ）参照。

3. 乳　腺

1）乳腺内外斜位像　MLO：mediolateral oblique view

■体　位
- 立位（困難な場合は坐位）で装置に対して正面向きにする。
- 内→外方向でX線が入射するよう管球─受像部のCアームを傾ける。
- その際の角度は検側の大胸筋外縁と平行（水平面より約55から75°，標準65°）にする。
- 受像部上縁がほぼ腋窩の高さとなるようCアームを上下する。
- 検側上肢を装置に載せ大胸筋を手で確認しつつ腋窩を受像部上縁の角に合わせる。
- リラックスしてもらう。
- 乳腺後方の脂肪組織をつかみ乳腺を前上方へ引き出す（乳腺全体を描出するように）。
- 乳頭の側面像が描出されるように全体のバランスを整えてから乳房を受像面に密着させる。
- 乳房を手のひらで伸展しつつ圧迫板で挟む。
- 圧迫圧は乳房がぴんと張り，かつ過大な苦痛を感じない程度，つまり耐えられる最大限の圧とする。

■中心線
- 専用装置では受像面中央胸壁側辺縁に垂直入射（必ず専用装置・システムを使用）。

■X線像
- 乳腺全体を描出（大胸筋下縁が乳頭の高さ・乳腺後方の脂肪組織および乳房下部の胸腹壁描出）する。
- 伸展性（皺がない・乳腺内の線状影が水平から上方へのびる状態で描出）を保つ。
- 乳頭側面像を描出する（乳房と重ならない）。
- 左右対称に撮影する。

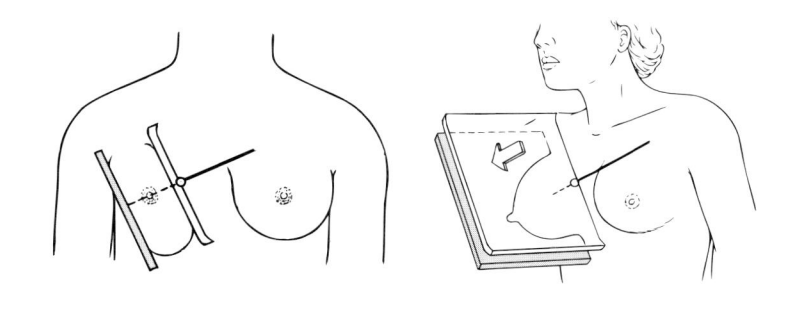

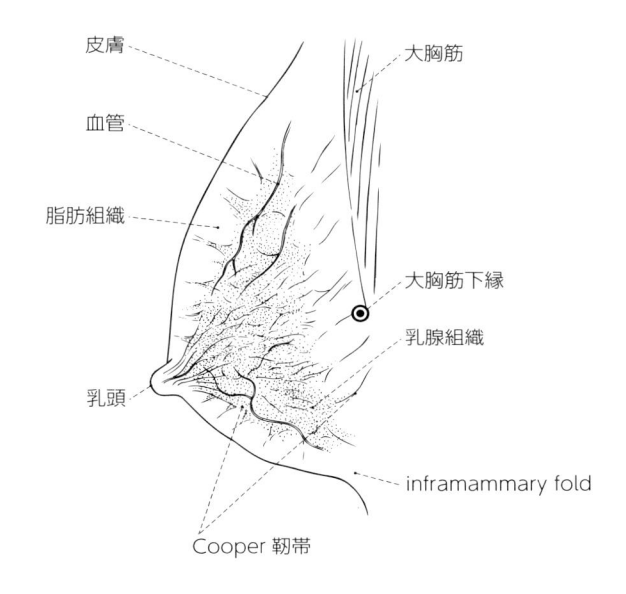

図中ラベル：
- 皮膚
- 血管
- 脂肪組織
- 乳頭
- 大胸筋
- 大胸筋下縁
- 乳腺組織
- inframammary fold
- Cooper 靱帯

〔診断・読影のポイント〕

MLO はマンモグラフィの基本となる乳腺全体を広く描出できる撮影法である。
特に乳癌好発部位である上部外側やその深部組織の描出に優れている。
上部内側や下部はブラインドエリアになりやすい。
MLO のみでは立体的情報として乏しくブラインドエリアもあるため CC との併用により標準撮影法となる。
斜位撮影のため厚みが大きいほど同一水平面のものが内側と外側では異なる高さに描出される。

2）乳腺頭尾像　CC：craniocaudal view

■体　位
- 立位（困難な場合は坐位）で装置に対して正面向きにする。
- 頭→尾方向でX線が入射するよう受像面は水平とする。
- 両手は受像部の下に添えリラックスしてもらう。
- 顔は横向き（フェイスガードに検側の耳が付く程度）で撮影者は内側からアプローチする。
- 乳房下部の可動領域を十分に持ち上げる。
- 乳腺後方の脂肪組織をつかみ乳腺を前方へ引き出す。
- 乳頭の側面像が描出されるように全体のバランスを整えた高さへ受像面を合わせる。
- 乳腺を引き出した状態で受像面に乳房を密着させ，手のひらで伸展しつつ圧迫板で挟む。
- 圧迫圧は乳房がぴんと張り，かつ過大な苦痛を感じない程度，つまり耐えられる最大限の圧とする。

■中心線
- 専用装置では受像面中央胸壁側辺縁に垂直入射する（必ず専用装置・システムを使用）。

■X線像
- 乳腺全体を描出する（内側乳腺は必ず・外側も極力・胸壁側は乳腺後方の脂肪組織や大胸筋も）。
- 伸展性（皺がない・乳腺内の線状影が乳頭方向へのびる状態で描出）を保つ。
- 乳頭側面像を描出する（乳房に重ならない）。
- 左右対称に撮影する（表示は下図のとおり）。

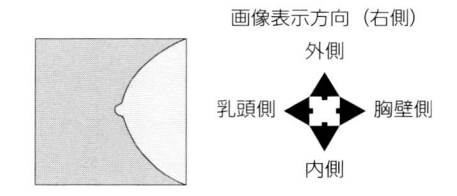

画像表示方向（右側）
外側
乳頭側　胸壁側
内側

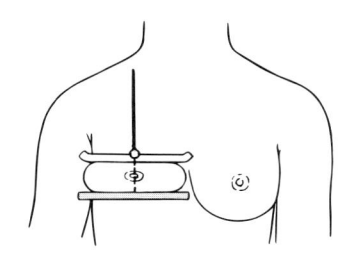

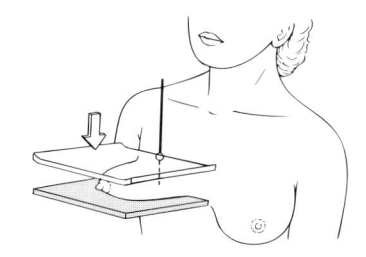

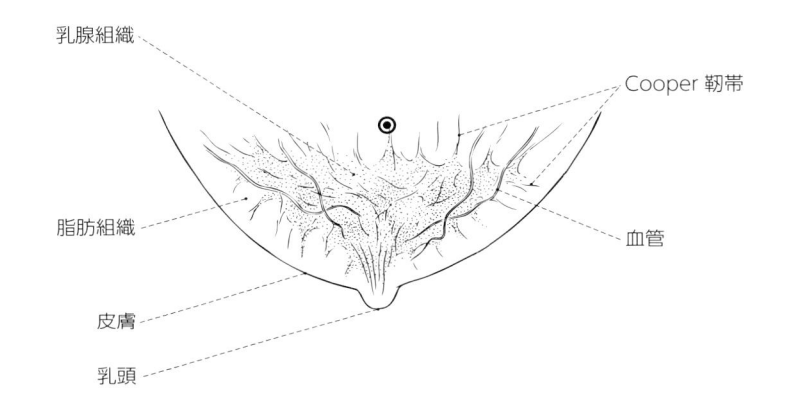

乳腺組織
Cooper 靭帯
脂肪組織
血管
皮膚
乳頭

〔診断・読影のポイント〕

CC は MLO を補完する撮影法で両者の併用により標準撮影法となる。
MLO でブラインドエリアとなりやすい内側組織の描出に優れている。
上部はブラインドエリアになりやすい。
CC のみで検出される所見もあるため MLO の補完的撮影法ではあるが乳腺全体の描出が望まれる。
MLO に比べ胸壁―乳頭間距離が短く描出され圧迫時の厚さは大きくなることが多い。

3. 乳　腺

3）乳腺側面像　ML：mediolateral view

■体　位
- 立位（困難な場合は坐位）で装置に対して正面向きにする。
- 内→外方向でX線が入射するよう管球—受像部のCアームを傾ける。
- その際の角度は水平面より90°とする。
- 受像部上縁がほぼ腋窩の高さとなるようCアームを上下する。
- 検側上肢を装置に載せ大胸筋を手で確認しつつ腋窩を受像部上縁の角に合わせる。
- リラックスしてもらう。
- 乳腺後方の脂肪組織をつかみ乳腺を前上方へ引き出す（乳腺全体を描出するよう）。
- 乳頭の側面像が描出されるように全体のバランスを整えてから乳房を受像面に密着させる。
- 乳房を手のひらで伸展しつつ圧迫板で挟む。
- 圧迫圧は乳房がぴんと張り，かつ過大な苦痛を感じない程度，つまり耐えられる最大限の圧とする。

■中心線
- 専用装置では受像面中央胸壁側辺縁に垂直入射する（必ず専用装置・システムを使用）。

■X線像
- 乳腺全体を描出する（大胸筋下縁が乳頭の高さ・乳腺後方の脂肪組織および乳房下部の胸腹壁描出）。
- 伸展性（皺がない・乳腺内の線状影が水平から上方へのびる状態で描出）を保つ。
- 乳頭側面像を描出する（乳房に重ならない）。
- 左右対称に撮影する。

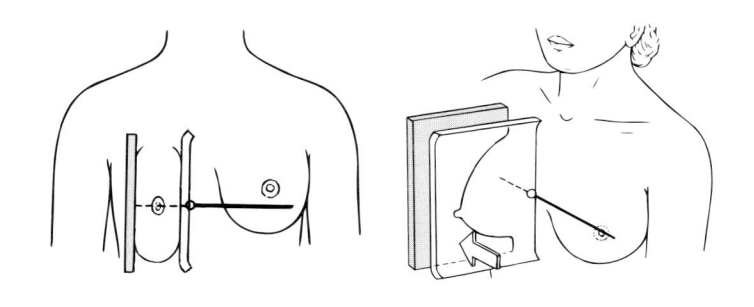

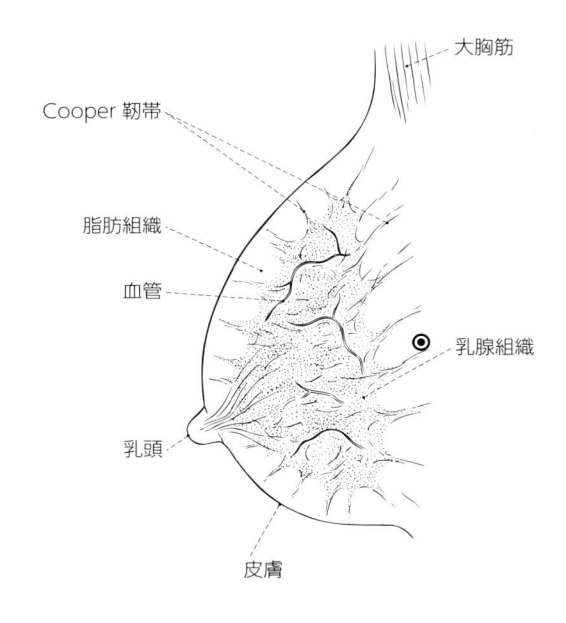

[診断・読影のポイント]

以前はMLとCCの2方向が標準撮影法であったが現在はMLOとCCが標準撮影法である。
MLは上下方向の位置情報に優れており手術や生検前の位置確認のために用いることが多い。
MLOよりも大胸筋が描出されにくい。
他の撮影方向として外側用のXCCや内側上部用のSIOまた内側用のLMなどがある。
詳細な観察のためには適切な方向からスポット撮影や拡大スポット撮影を行う。

【11】産科撮影法

骨盤計測

1）グートマン像　Guthmann's view

■ 体　位
- 立位または背臥位で臀部の側面を受像面に付け，骨盤部の矢状面を受像面と平行にする。
- 骨盤前後径の中点を受像面の中心線に合わせ，受像面の高さは下方が両大腿間に挟んだ鉛メジャーが写る高さとする。
- 両上肢は肩の高さに上げ，胸の前で腕を組む。
- 脚は肩幅に広げ，両脚に均等に荷重させる。

■ 中心線
- 受像面に対して垂直な中心線で，大転子隆起部から垂直上方に5cmの点を前方へ2cmの点に入射する。

■ X線像
- 左右の大腿骨頭が同心円状に描出し，仙骨岬角，仙骨尖，恥骨結合内壁が明瞭に描出する。
- 臀部の下方に計測用のメジャーを描出する。

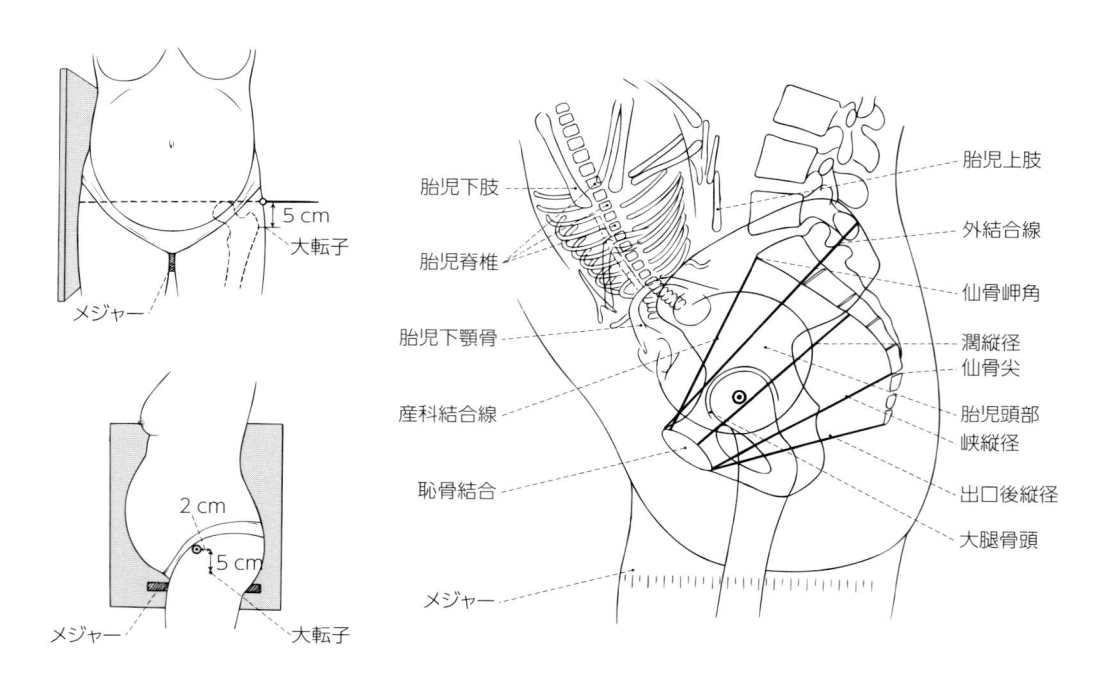

〔診断・読影のポイント〕

諸外国では，エビデンスが少なく重要性は低いとされるが児頭骨盤不均衡の診断には重要な検査である。臨床的に見受けられるトラブルとしては，骨盤が正確に側面から撮像されず恥骨結合の確認が難しく，正確な計測ができない場合が多い。また，メジャーの入れ忘れも散見される。

2）マルチウス像　Martius' view

■体　位
- 半坐位で臀部後面を受像面に付け，受像面の中心線に骨盤部の正中線を合わせて上体を起こす。
- 背面は受像面に対して55°で，上体の矢状面は垂直にする。
- 上肢は肘を伸ばして，両手を背部で撮影台に付き上体を支える。
- 下肢は台上で伸展させ，腹部の前面を防護前掛けで覆う。
- 撮影後，鉛板メジャーを大転子隆起部より3cm上方の高さに置き，再度撮影する。

■中心線
- 撮影台に垂直な中心線で，大転子隆起部の水平方向に近位5cmの点で，骨盤の正中面上に入射する。

■X線像
- 仙骨の正中線と恥骨結合が一致し，閉鎖孔が閉鎖した像を描出する。
- 小骨盤腔は，前縁は恥骨内縁が，後方は仙骨岬角および第1仙骨前縁が接線像として，また中央部では左右から坐骨棘が突出して描出する。

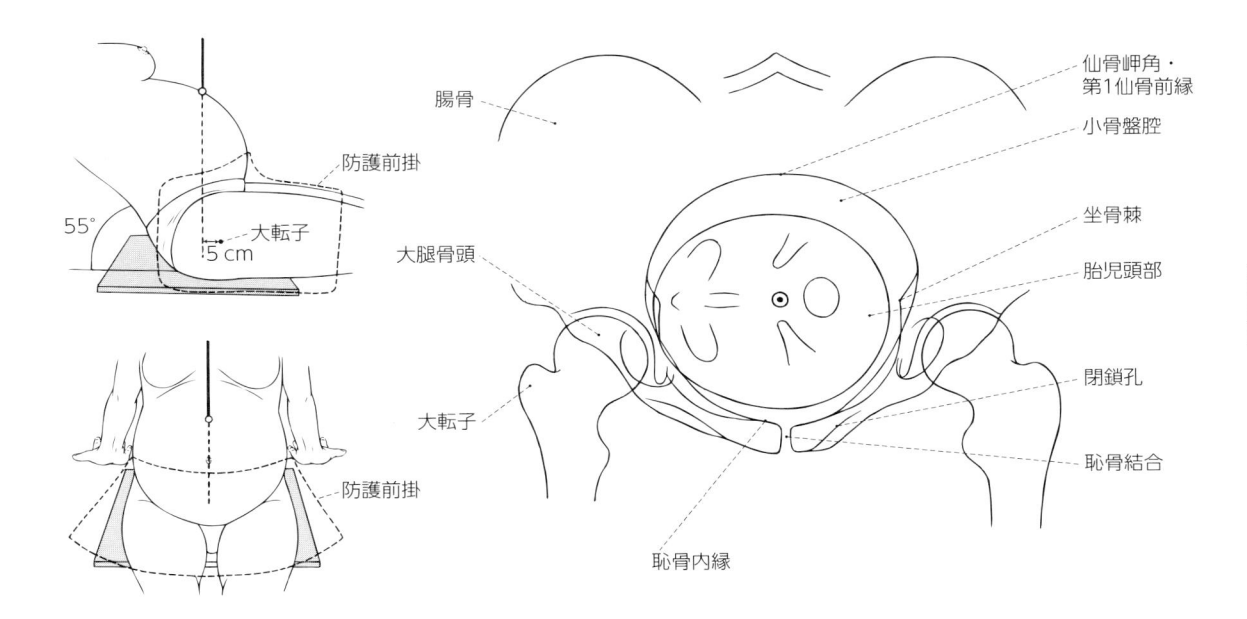

〔診断・読影のポイント〕

諸外国では，エビデンスが少なく重要性は低いとされるうえ，児頭骨盤不均衡の診断には前後径が重要であるのでグートマン像に比べて使用頻度が少ない。ただし，特殊な撮影法であり，分娩経過中の夜間，休日に撮影を求められることもあるため，日頃より十分な理解が必要である。

【付】

修正用 9 パターン

　頭蓋骨や関節の単純撮影において，被写体に個人差があったり，撮影法が適切でないX線写真は診断に適さないことになる。
　そのようなときに，本項に記述した九つのパターンから，撮影したX線像をもとに，適正な体位や中心線入射角度を算定して，角度の補正を行い撮影する。
　9パターンと撮影したX線像との対比には，パターン下図の解剖名が付いた線を正確に見比べて，該当するパターンを見付け出す。

【9パターンの利用法】
- 被写体と中心線の双方に角度設定する撮影法のうち，12の撮影法について，その部位の撮影に最も適切なX線像を，9パターン中央の太線で囲まれた像として示してある。
- 撮影したX線像が9パターン中央の像ではなく，外周の図のどれか一つに類似していた場合は，そのX線像に近似したパターンを選択し，中央の像との角度のずれを矢状面または前額面，またはその両方に対して補正角度を設定して撮影する。
- 外周のどの図にも当てはまらないほど角度設定が適切でなかった場合は，外周像の同一方向のずれ角度に，想定した補正角を追加して体位，中心線入射角度を設定して撮影する。

1. ステンバース像 (本文 13 ページ)

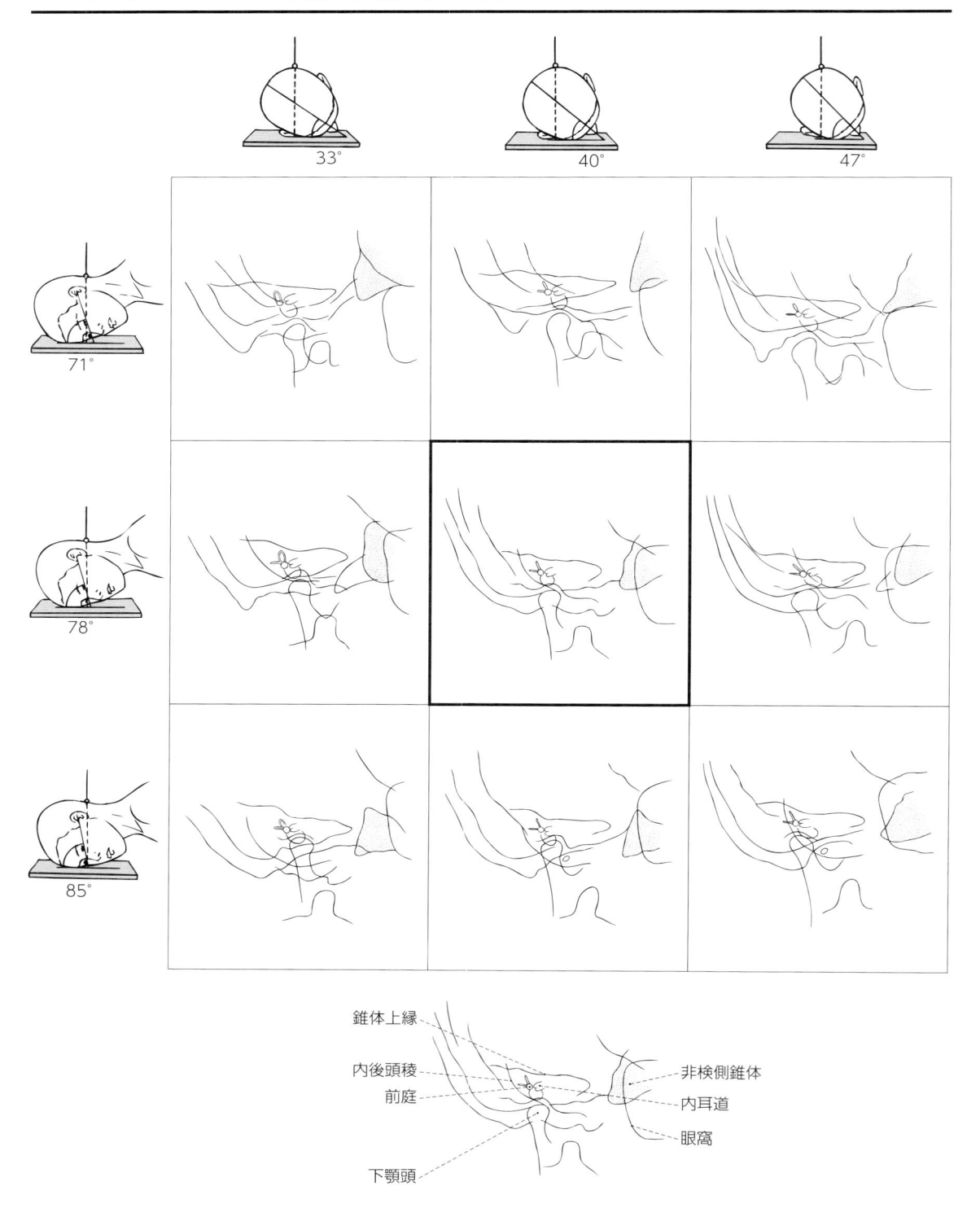

	33°	40°	47°
71°			
78°			
85°			

錐体上縁
内後頭稜
前庭
下顎頭
非検側錐体
内耳道
眼窩

2. 視神経管像 (本文 16 ページ)

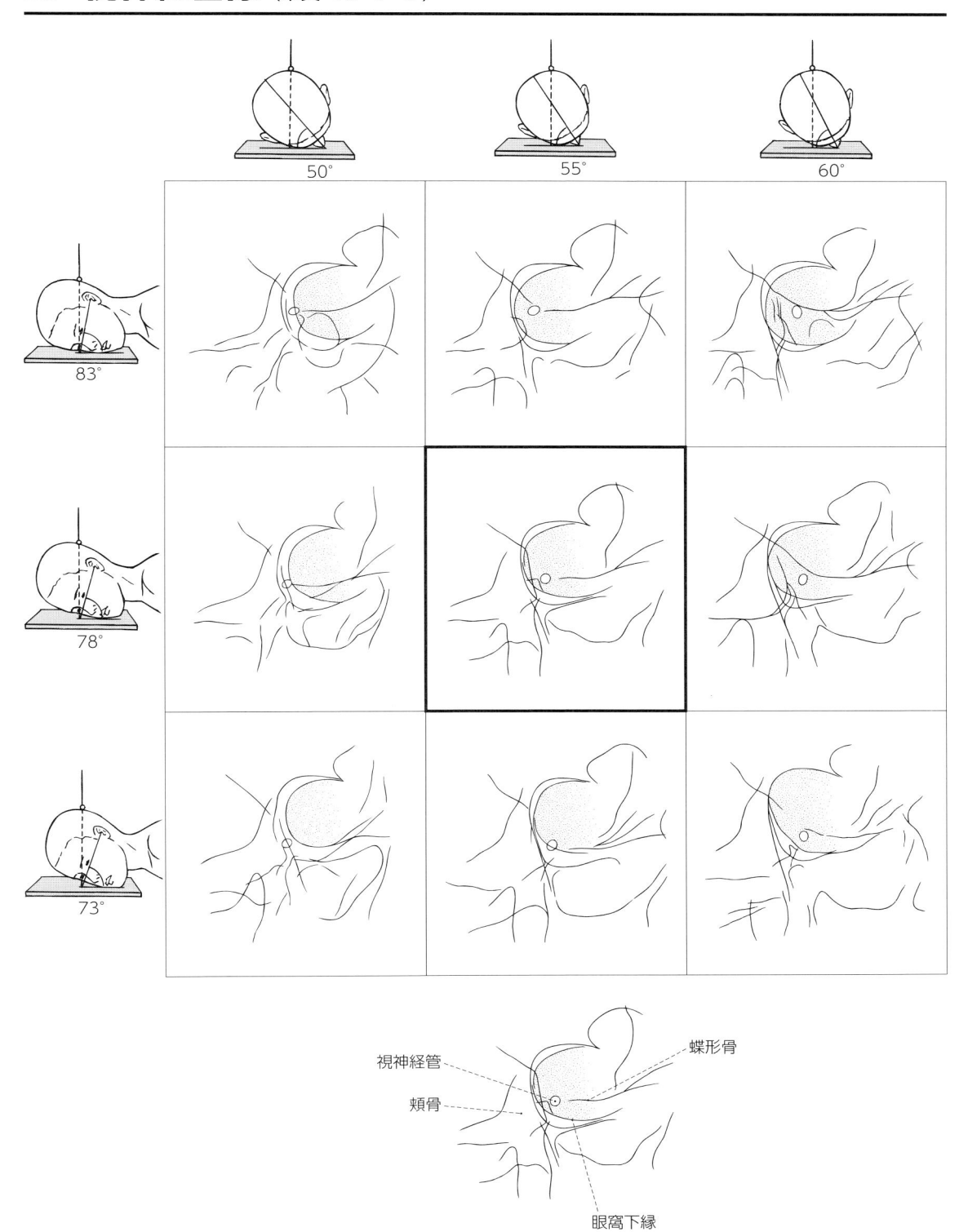

50°　　55°　　60°

83°

78°

73°

視神経管
頬骨
蝶形骨
眼窩下縁

修正用9パターン

2. 視神経管像

3. 頸椎斜位像 (本文 39 ページ)

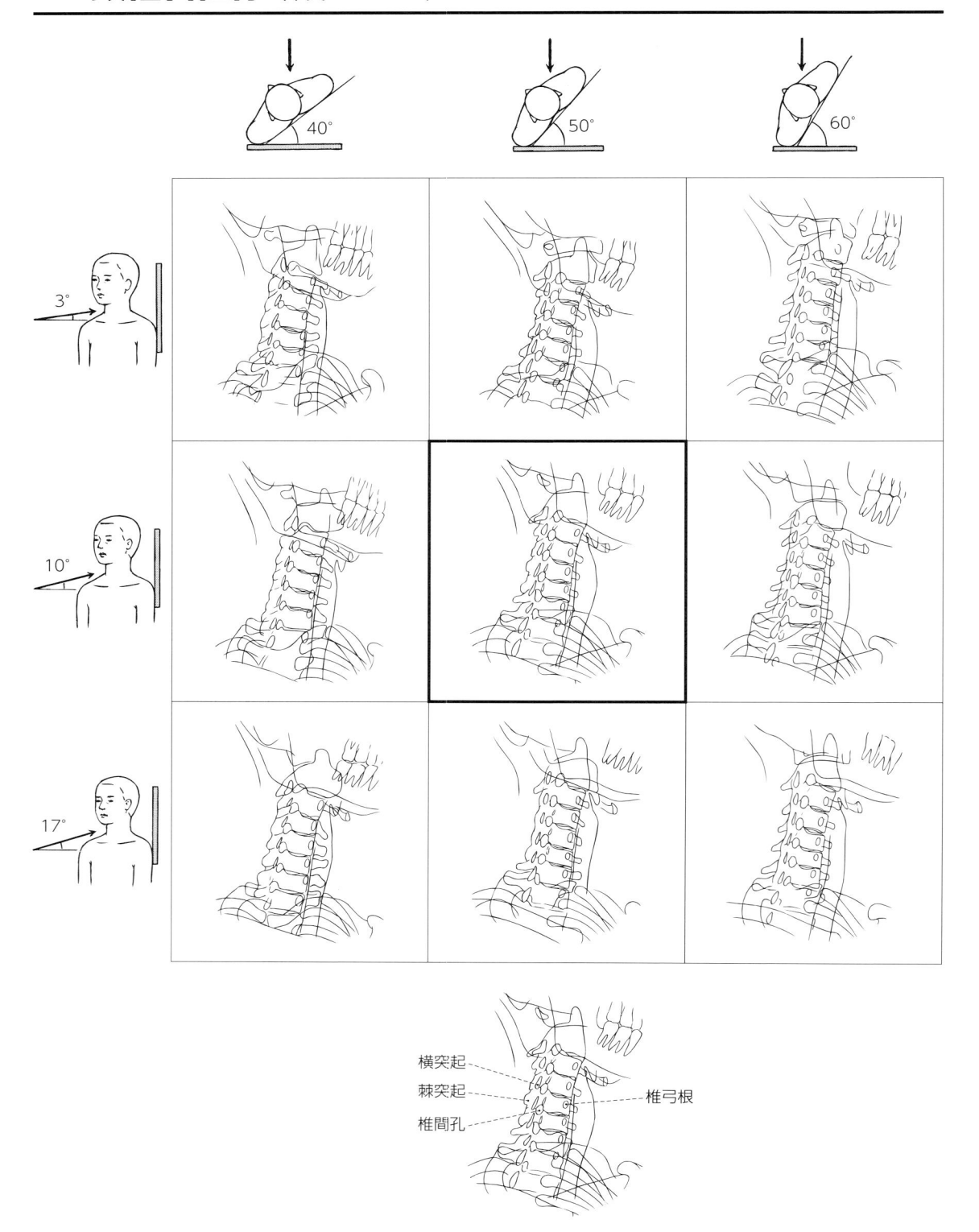

横突起
棘突起
椎間孔
椎弓根

4. 肩関節正面像 (本文 84 ページ)

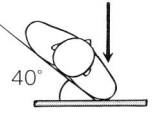

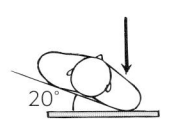

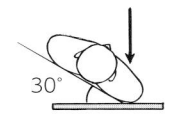

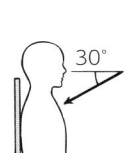

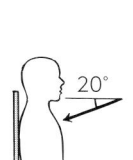

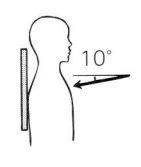

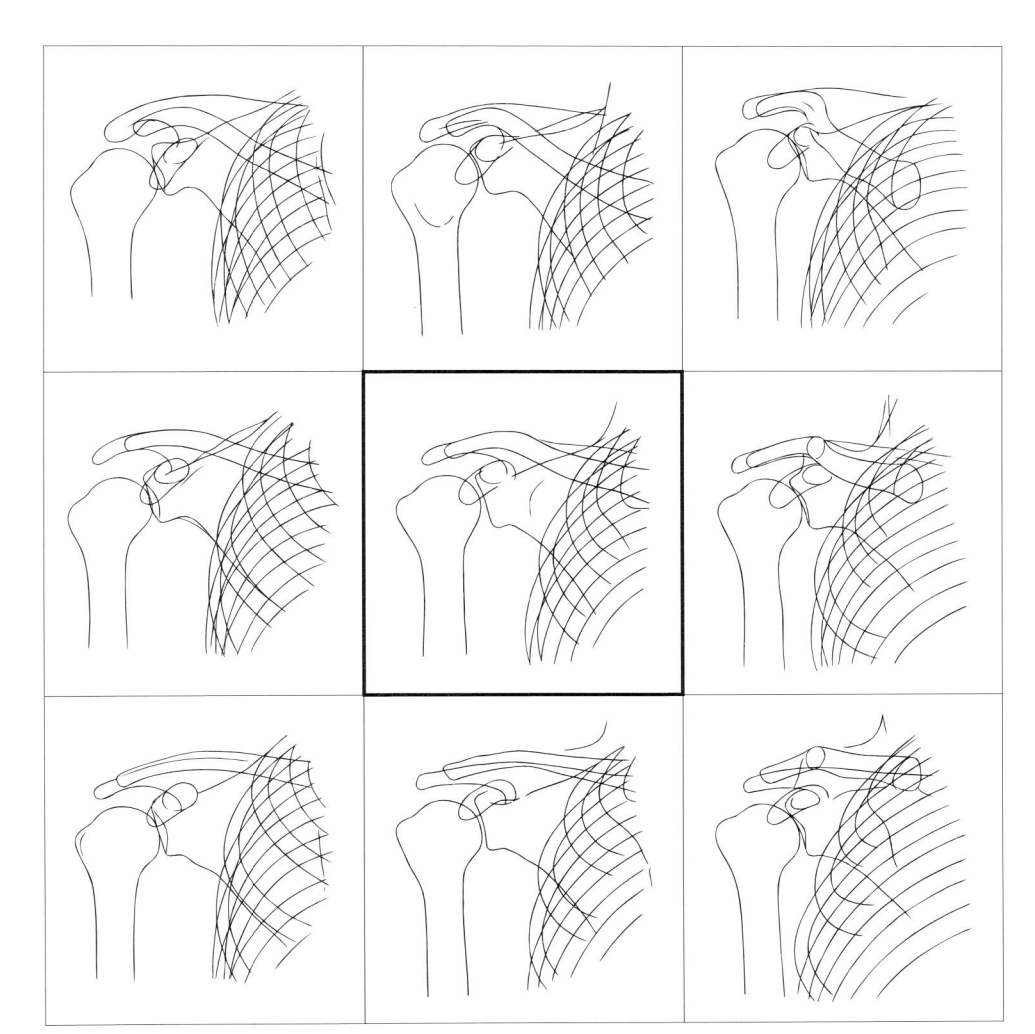

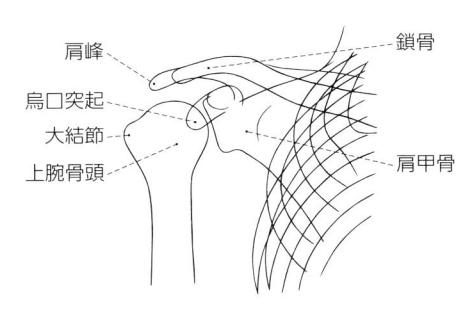

肩峰　鎖骨
烏口突起
大結節
上腕骨頭　肩甲骨

修正用9パターン

5. スカプラ Y 像 (本文 86 ページ)

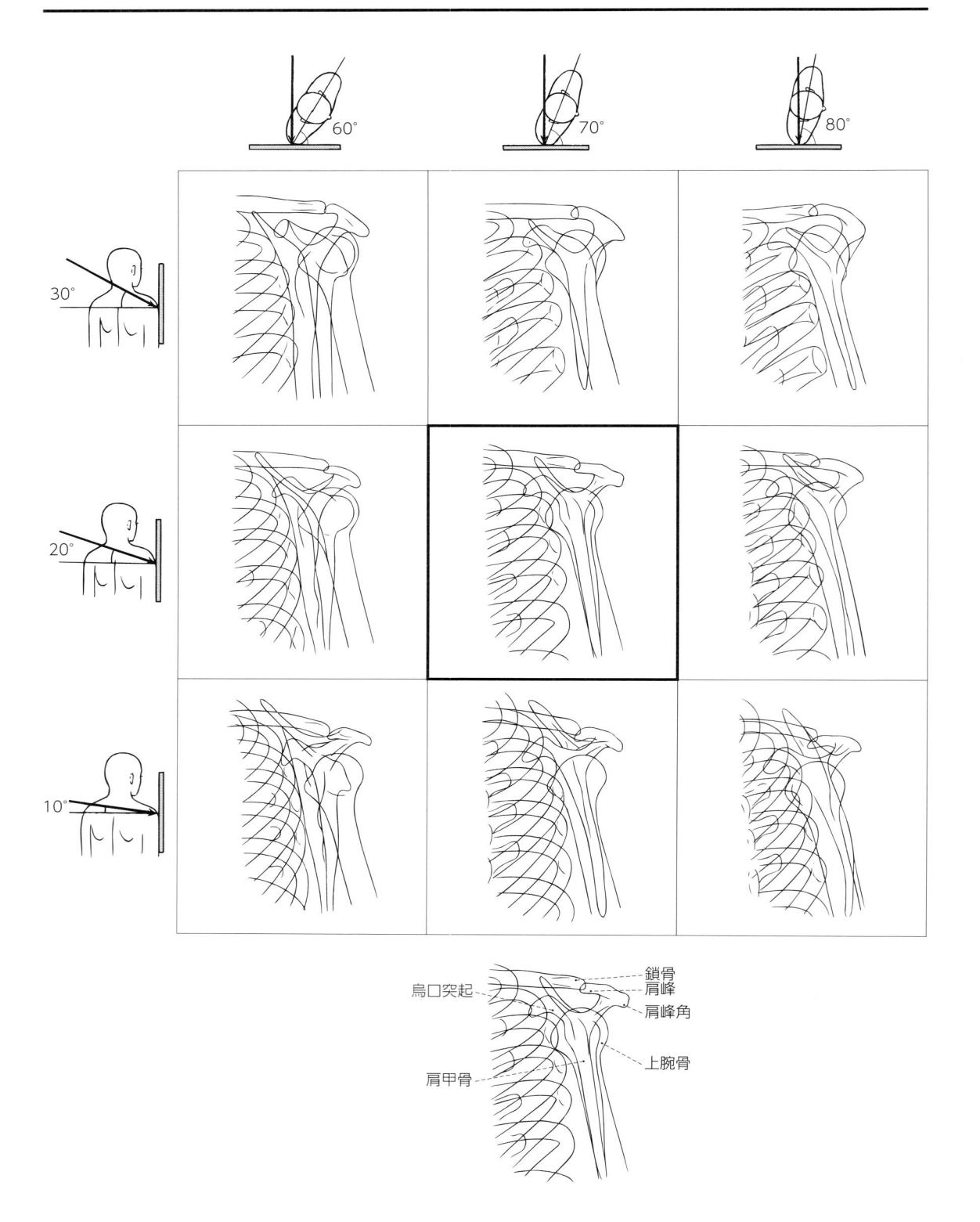

烏口突起　鎖骨　肩峰　肩峰角　上腕骨　肩甲骨

6. 肘関節側面像 (本文 99 ページ)

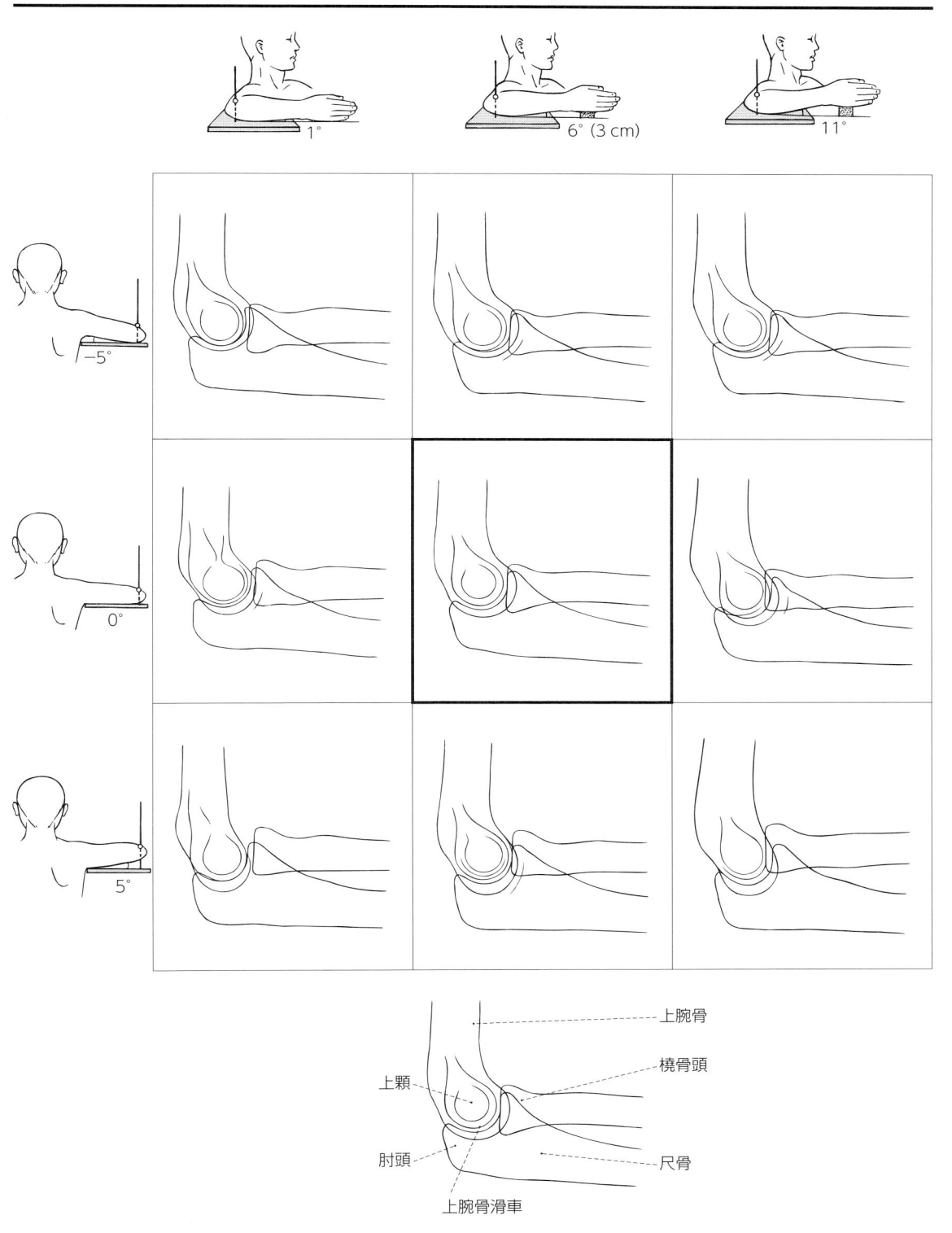

1°　　　6°(3 cm)　　　11°

-5°
0°
5°

上腕骨
橈骨頭
上顆
尺骨
肘頭
上腕骨滑車

[付] 修正用9パターン

6. 肘関節側面像

7. 手関節側面像 (本文 113 ページ)

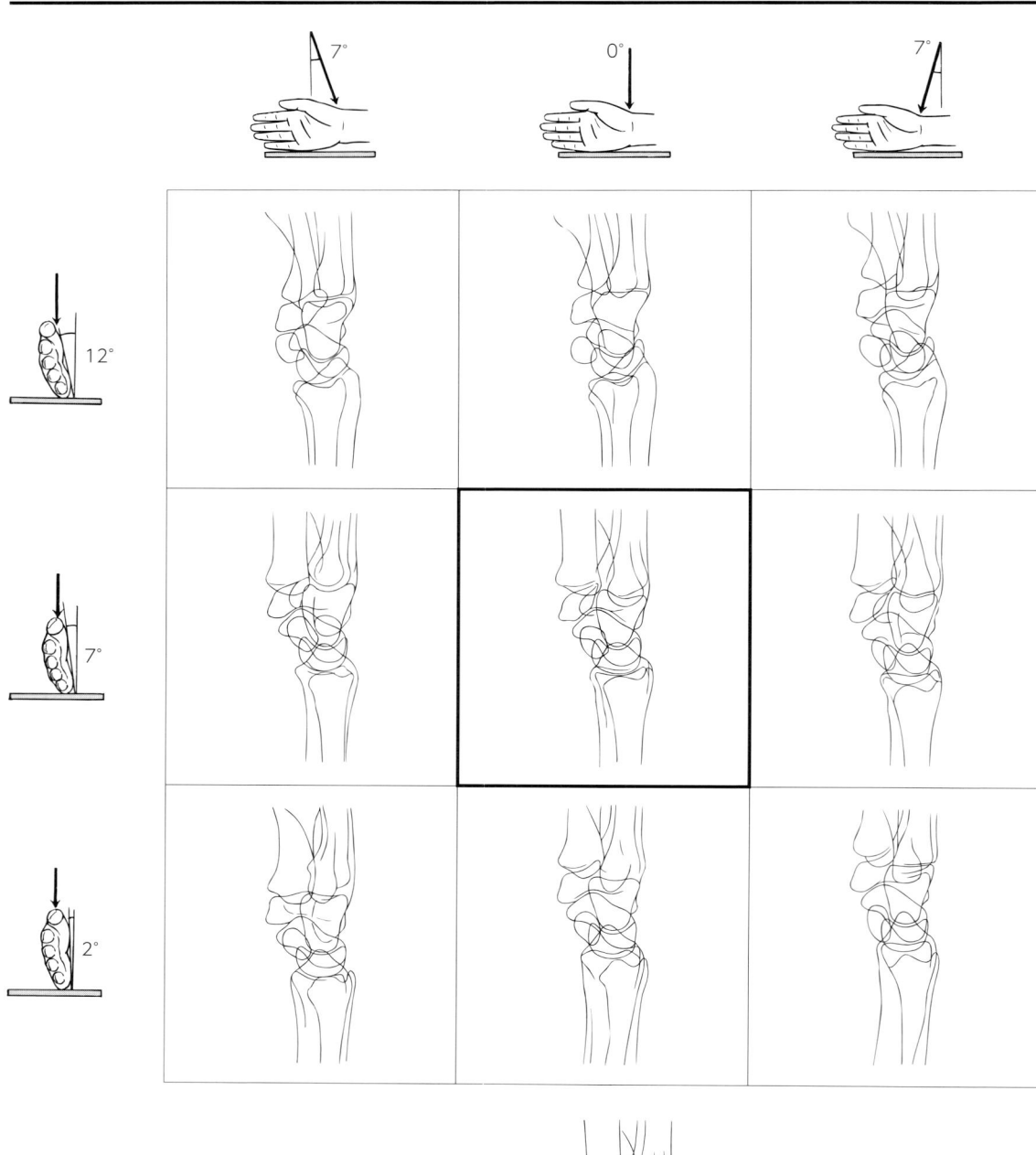

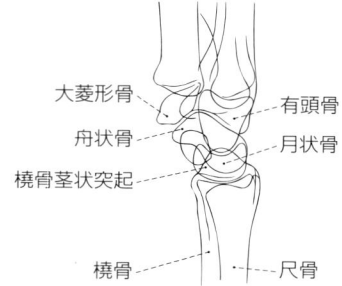

大菱形骨 有頭骨
舟状骨 月状骨
橈骨茎状突起
橈骨 尺骨

8. 膝関節側面像 (本文 137 ページ)

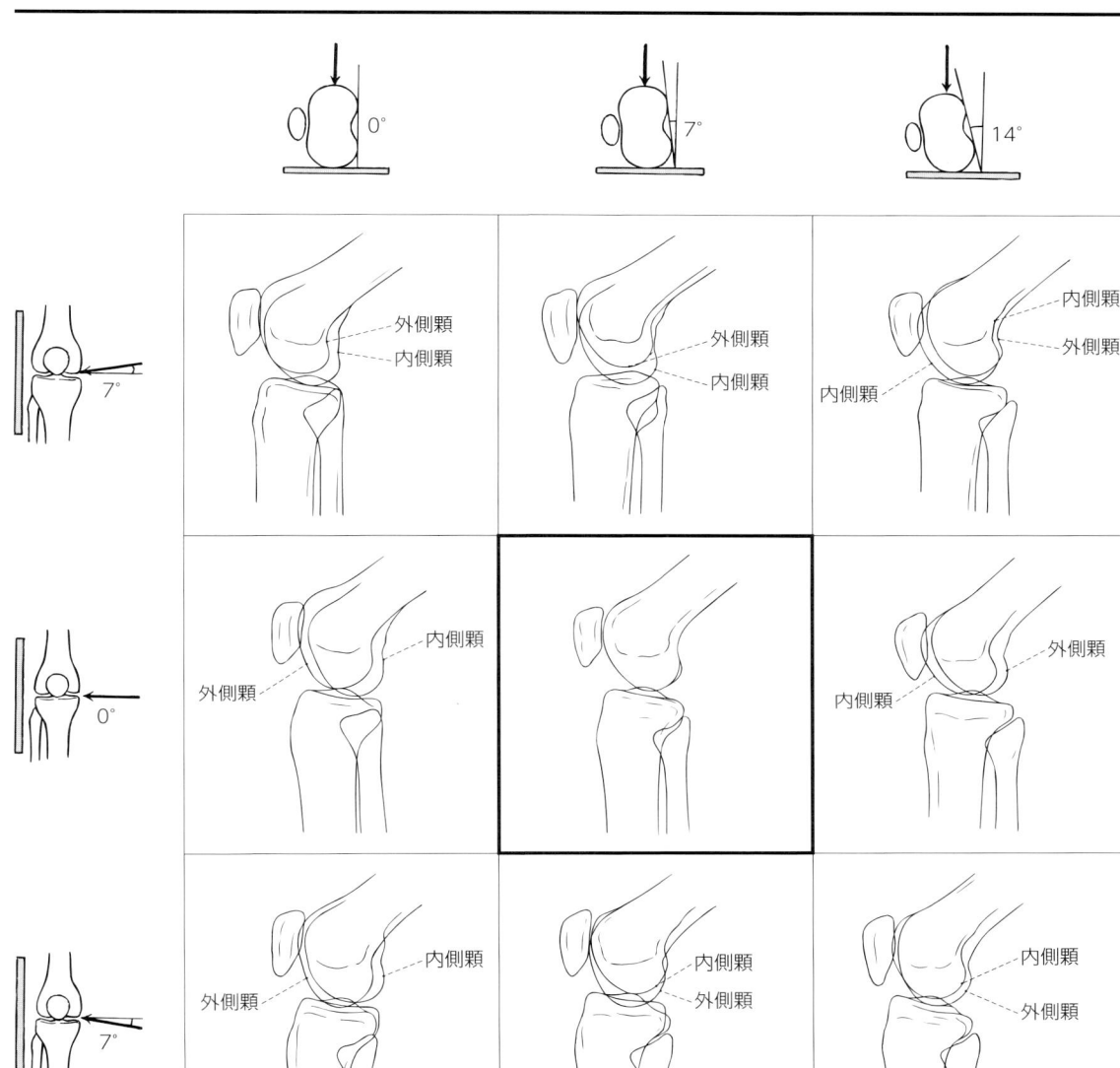

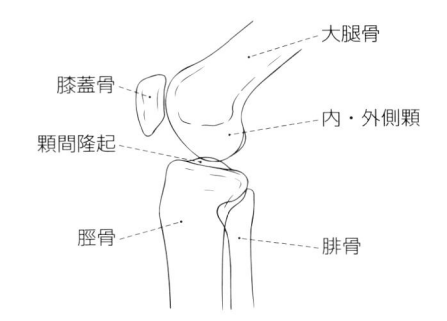

	0°	7°	14°
7°	外側顆 / 内側顆	外側顆 / 内側顆	内側顆 / 外側顆
0°	外側顆 / 内側顆	（基準）	内側顆 / 外側顆
7°	外側顆 / 内側顆	内側顆 / 外側顆	内側顆 / 外側顆

大腿骨
膝蓋骨
顆間隆起
内・外側顆
脛骨
腓骨

付 修正用9パターン

9. 足関節正面像 (本文 149 ページ)

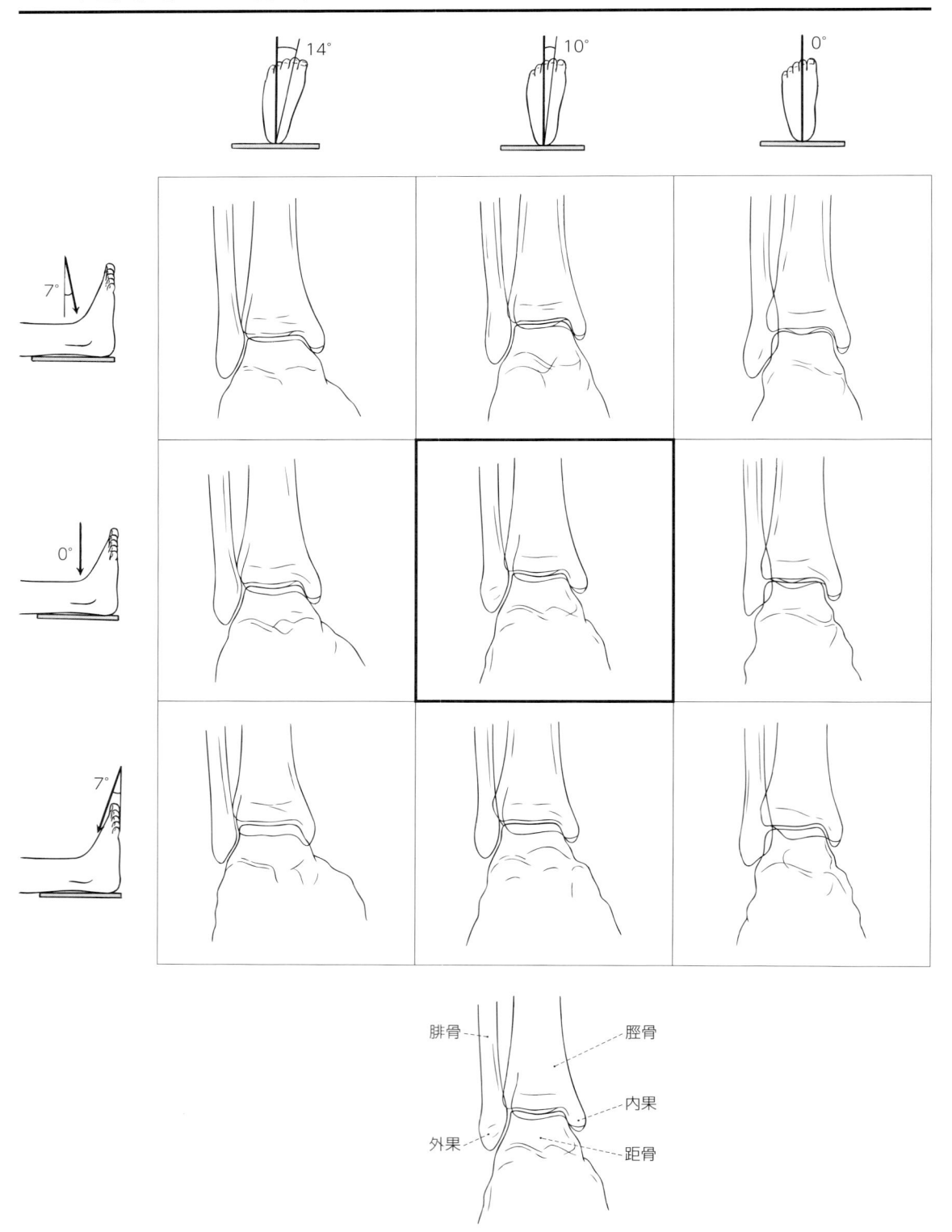

腓骨　　胫骨
内果
外果　　距骨

10. 足関節側面像 (本文 150ページ)

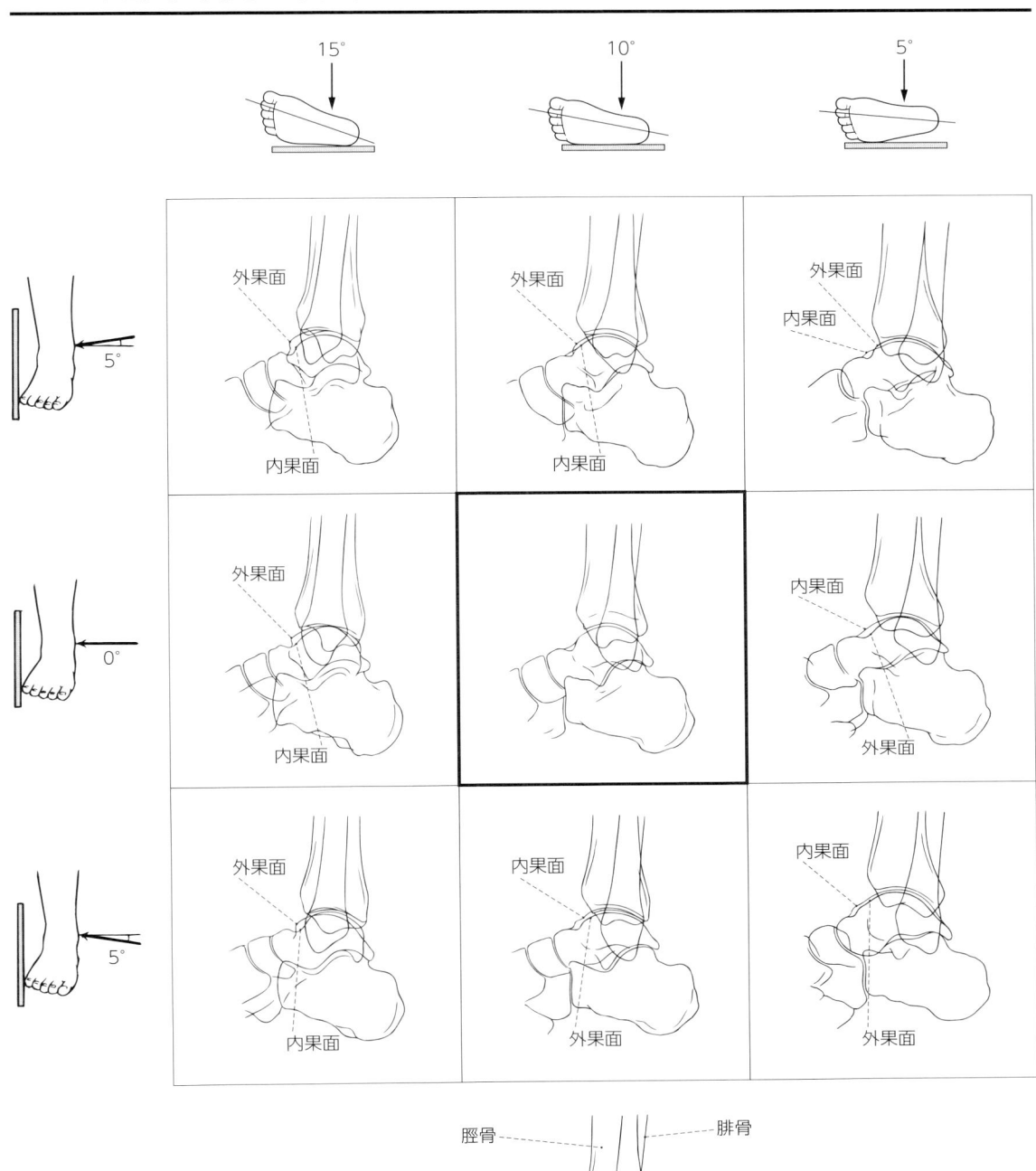

15°　　　10°　　　5°

5°

0°

5°

外果面／内果面

脛骨　腓骨
内果　外果
距骨　踵骨

[付] 修正用9パターン

11. アントンセンⅠ像 (本文 159 ページ)

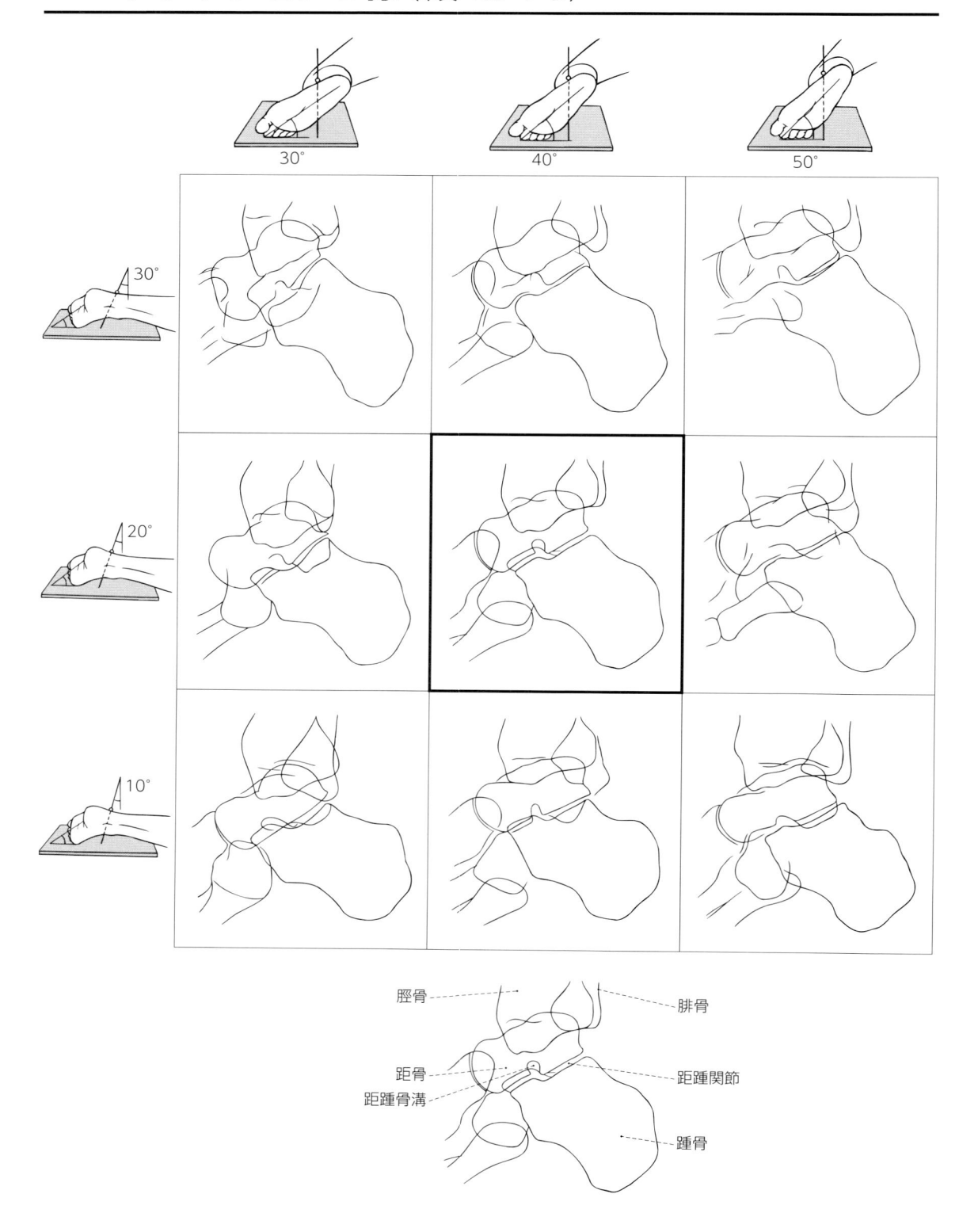

30° 40° 50°

30°

20°

10°

脛骨 — 腓骨
距骨 — 距腿関節
距腿骨溝
踵骨

12. アントンセンⅡ像 (本文 160 ページ)

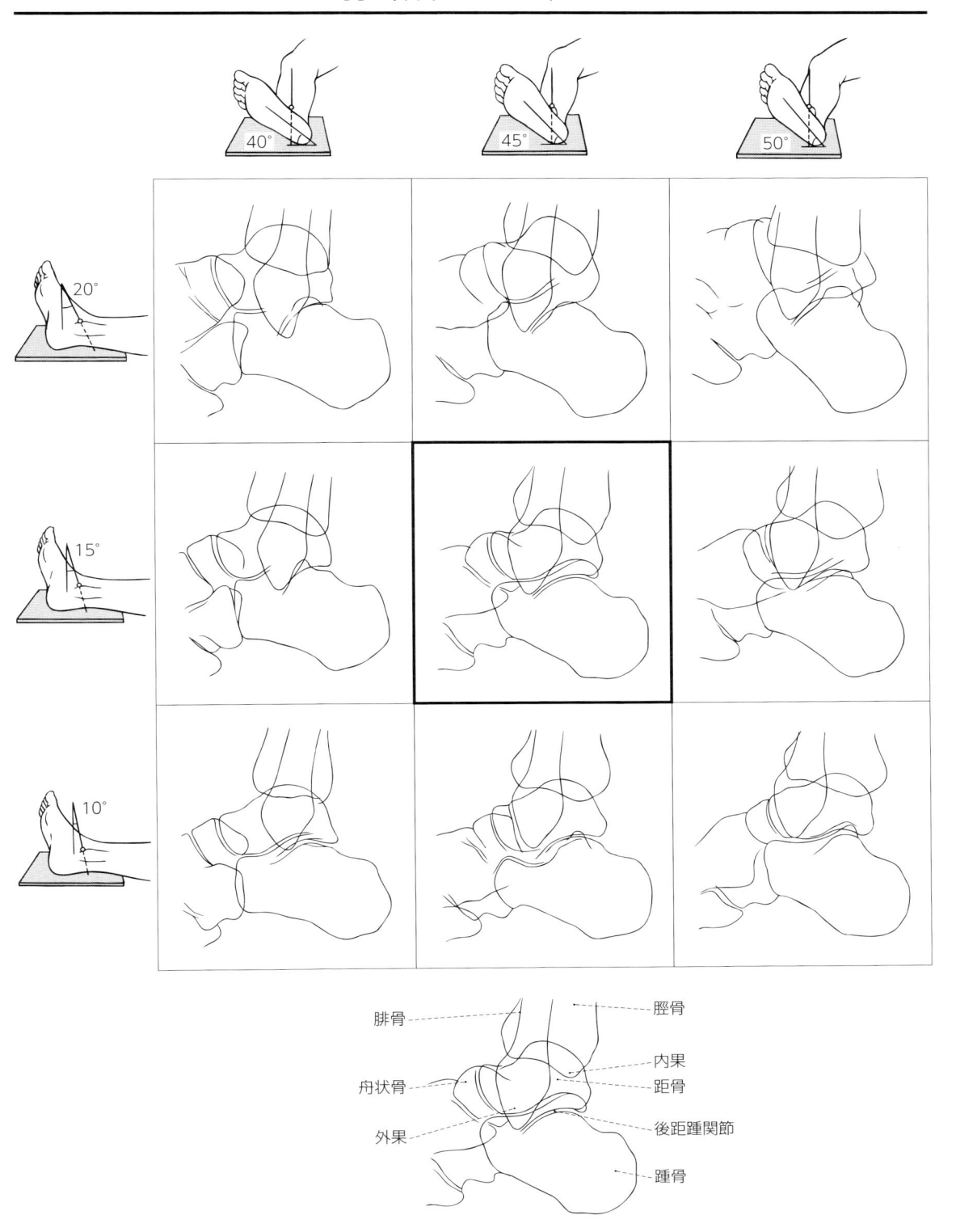

	40°	45°	50°
20°			
15°		**■**	
10°			

腓骨 / 脛骨 / 舟状骨 / 内果 / 距骨 / 外果 / 後距踵関節 / 踵骨

[付] 修正用9パターン

参考文献

山下一也，他：放射線検査学（X線）．日本放射線技術学会，1983．

長畑　弘，他：スポーツ外傷診断のための骨単純撮影法．日本放射線技術学会，1997．

堀田勝平，他：乳房撮影精度管理マニュアル．日本放射線技術学会，1997．

立入　弘，他：診療放射線技術（上巻）．南江堂，1997．

平松慶博，小川敬壽：画像解剖アトラス（改訂第4版）．栄光堂，1998．

越智淳三　訳：解剖学アトラス．文光堂，1989．

鍵田政雄：図解画像解剖学．金原出版，1987．

鍵田政雄：図説骨X線撮影法（第2版）．金原出版，1981．

鍵田政雄：図説救急X線撮影法．金原出版，1978．

堀尾重治：胸部X線写真の撮りかたと読みかた．医学書院，1991．

堀尾重治：骨・関節の撮りかたと読みかた．医学書院，1989．

永井　純：腹部単純X線診断．医学書院．1987．

西村正智：前腕骨の形態学的研究．慶應医学，73（2）：121-132，1996．

小川敬壽　編：スポーツ外傷・障害のための撮影技術．日本放射線技術学会，2003．

谷崎　洋・大棒秀一　編：チェックポイントX線撮影と画像評価．医療科学社，2007．

小田敍弘・土井　司　編：X線撮影技術学．日本放射線技術学会　監，放射線技術学シリーズ，オーム社，2009．

川本清澄：機能解剖から見た撮影　上肢編．日放技会近畿会誌，14：35-41，2009．

日本語索引

あ
アキレス腱　Achilles tendon　151
アキレス腱側面像　151
アデノイド側面像　186
アントンセン I 像　Anthonsen I view　159
アントンセン II 像　Anthonsen II view　160
鞍結節　tuberculum sallae　10
鞍背　dorsum sellae　10

い
胃　stomach　179
胃内ガス　182
胃泡　gastric air bubble（Magenblase）　181
咽頭　pharynx　27, 195
咽頭扁桃　pharyngeal tonsil　186

う
ウエストポイント像　West Point's view　89
ウォータース像　Waters' view　18
右心室　right ventricle　171, 172, 173
右心房　right atrium　169, 171, 172, 173, 174
右腎臓　right kidney　179, 181, 182
烏口突起　coracoid process　69, 70, 77, 80, 81, 82, 83, 84, 85, 86, 87, 88, 89, 90, 92, 93, 94, 95, 96, 97, 175
烏口突起像　82

え
S 状静脈洞前壁　anterior wall of sigmoid sinus　5, 12, 14
MTP 関節（中足趾節関節）　metatarsophalangeal joint　161, 162, 163
円錐靭帯結節　conoid tubercle　92

お
オトガイ孔　mental foramen　27
オトガイ部　mental protuberance　9, 26, 27
横隔膜　diaphragm　41, 42, 48, 68, 69, 70, 71, 171, 179, 181
横線　transverse line　55
横突起　transverse process　33, 35, 36, 37, 38, 39, 41, 43, 49, 51, 53
横突孔　transverse foramen　21

か
下角　inferior angle　68, 80, 81, 82, 83, 86, 96
下顎角　angle of mandible　21, 26, 27, 33, 39, 185, 191, 192, 195, 196, 197
下顎管　mandibular canal　27
下顎窩　mandibular fossa　28
下顎頸　neck of mandible　27, 28
下顎骨　mandible　3, 5, 9, 19, 21, 23, 26, 27, 193, 195
下顎骨・後頭骨の下面　33
下顎骨筋突起　coronoid process　9
下顎骨斜位像　27
下顎骨正面像　26
下顎枝　mandibular ramus　29, 35, 37, 38, 191, 192, 194, 196, 197
下顎前歯　22, 23
下顎頭　head of mandible　3, 5, 7, 9, 10, 12, 13, 14, 26, 27, 28, 29, 37, 38, 191, 192, 193, 194, 195, 196
下関節突起　inferior articular process　33, 35, 37, 38, 39, 42, 45, 46, 47, 48, 49, 51, 53
下関節面　36
下眼窩裂　inferior orbital fissure　16
下後腸骨棘　inferior posterior iliac spine　61
下行大動脈　descebding aorta　169, 171, 172, 173, 174
下前腸骨棘　inferior anterior iliac spine　61
下腿骨正面像　lower leg: AP view　147
下腿骨側面像　lower leg: lateral view　148
下大静脈　inferior vena cava　171
下椎切痕　inferior vertebral notch　45
下橈尺関節　distal radioulnar joint　108, 109, 116, 118
下鼻甲介　inferior nasal turbinate　18, 19, 20
下鼻道　inferior nasal meatus　18, 19, 20
加重　143, 144, 145, 146, 154, 155, 156
蝸牛　cochlea　13
顆間窩　intercondyloid fossa　136, 139, 140, 141, 142
顆間窩像　141
顆間隆起　intercondyloid eminence　136, 137, 139, 140, 141, 142, 143, 144, 145, 146
外果　lateral malleolus　147, 148, 149, 150, 152, 153, 154, 155, 156, 157, 159, 160, 162, 163, 166
外結合線　206
外後頭隆起　external occipital protuberance　5
外耳孔　external auditory canal, external acoustic meatus　5, 10, 28, 194, 196
外耳道　external auditory canal　7, 9, 12, 14
外側縁　lateral border　80

外側顆　lateral condyle　136, 137, 139, 140, 141, 142, 143, 144, 145, 146
外側角　92, 93
外側環軸関節　lateral atlantoaxial joint　36
外側上顆　lateral epicondyle　95, 98, 101, 102, 104, 105, 106, 136, 138
外側半規管　lateral semicircular canal　3, 13
外板　outer table　3
顎下腺　submandibular gland　194, 195, 196, 197
顎下腺開口像　197
顎下腺斜位像　195
顎下腺側面像　196
顎関節　temporomandibular joint　5, 12, 21, 26, 27, 195
顎関節経眼窩像（Grant-Lanting view）　29
顎関節シューラー像　Schüller's view　28
肩…→「けん…」
滑車　pulley　98, 99, 101, 102, 103, 104, 105, 106, 107
滑車前面　101
潤縦径　206
肝右葉外側下縁部　hepatic angle　179, 181
肝静脈　hepatic vein　169
肝臓　liver　179, 181, 182
冠状縫合　coronal suture　5, 11
寛骨臼　acetabulum　59, 61, 62, 63, 64, 128, 129, 130, 131, 133
寛骨臼蓋　acetabulum cup　132
寛骨臼後縁　posterior rim of acetabulum　128, 132
寛骨臼前縁　anterior rim of acetabulum　128, 129, 132
関節窩　glenoid fossa　82, 84, 85, 87, 88, 89
関節結節　articular tubercle　26, 28, 29
関節唇　glenoid lip　85
環椎　atlas　3, 5, 7, 21, 35, 37, 38, 194, 196, 197
環椎・軸椎正面像　36
環椎外側塊　lateral mass of atlas　191, 192, 193
環椎後頭関節　atlanto-occipital articulation　36
環椎前弓　anterior arch of atlas　35, 37, 38
眼窩　orbit　3, 17, 21
眼窩下縁　infraorbital rim　15, 24, 29
眼窩下溝　infraorbital groove（or foramen）　15
眼窩下壁　16, 17
眼窩外側縁　16
眼窩上縁　supraorbital rim　15, 19, 29
眼窩正面像　transorbital view　15

き

気管　trachea　33, 35, 37, 38, 171, 172, 173, 175, 188, 189, 190
奇静脈弓　azygos arch　169
基節骨（足）　proximal phalanx　162, 165
弓状線　arcuate line　65, 66
弓状線（骨盤内側縁）　arcuate line　62, 63
臼蓋後縁　63
臼蓋前縁　62
穹窿部　fornix（fundus）　3
距骨　talus　147, 148, 149, 150, 151, 152, 153, 154, 155, 156, 157, 159, 160, 161, 162, 163, 166
距骨外果面　lateral malleolar facet of talus　149
距骨滑車　trochlea of talus　150, 152, 153, 154
距骨溝　sulcus tali　159
距踵関節　talocalcaneal joint　157
距腿関節　talocrural joint　152, 157, 159
峡縦径　anteroposterior diameter of midpelvis　206
頬骨　zygomatic bone　17, 18, 20, 21, 24, 29
頬骨位正面像　21
頬骨弓　zygomatic arch　7, 9, 18, 21, 22, 23
頬骨弓軸位像　22
頬骨前頭突起　frontal process of zygomatic bone　5, 16, 29
頬部軟部陰影　193
胸骨正面像　sternum: AP view　72, 73
胸骨側面像　sternum: lateral view　74
胸骨体　body of sternum　72, 73, 74, 75, 76, 97
胸骨端　sternal end　76, 92
胸骨柄　manubrium of sternum　45, 72, 73, 74, 75, 76, 97
胸骨柄結合　manubriosternal synchondrosis　72, 73, 74
胸鎖関節　sternoclavicular joint　72, 73, 75, 76
胸鎖関節像　sternoclavicular joint　75, 76
胸鎖乳突筋　sternocleidomastoid muscle　188, 189, 192
胸椎　thoracic spine　72, 97
胸椎斜位像　43
胸椎正面像　dorsal（thoracic）spine: AP view　40
胸椎側面像　dorsal（thoracic）spine: lateral view　42
胸部正面像　chest: PA view　168
胸部側面像　chest: left lateral view　170

胸部第 1 斜位像　chest: right anterior oblique view　172
胸部第 2 斜位像　chest: left anterior oblique view　173
胸部デキュビタス像　decubitus view　174
棘孔　foramen spinosum　9
棘上窩　supraspinous fossa　81, 86
棘突起　spinous process　33, 35, 37, 38, 39, 41, 42, 43, 45, 46, 47, 48, 49, 51, 53, 91
筋突起　coronoid process　3, 18, 21, 22, 26, 27, 28, 191, 192, 195

く

クーパー靱帯　Cooper's ligament　199, 201, 203
クモ膜顆粒小窩　granular foveolae　3, 5
グートマン像　Guthmann's view　206

け

外科頸　surgical neck　84
茎状突起　styloid process　36, 193
脛骨　tibia　134, 135, 136, 137, 139, 140, 141, 142, 143, 144, 145, 146, 147, 148, 149, 150, 151, 154, 155, 156, 157, 159, 160, 162, 166
脛骨下関節　153, 154, 156
脛骨関節面後縁　149, 152
脛骨上関節面　136, 137, 140, 143, 144, 145, 146
脛骨粗面　tibial tuberosity　137, 139, 146, 148
脛骨内果面　149
脛腓関節　tibiofibular joint　137, 140, 147
頸静脈孔　jugular foramen　7
頸椎後屈位側面像　38
頸椎斜位像　cervical spine: oblique view　39
頸椎正面像　cervical spine: AP view　32
頸椎前屈位側面像　37
頸椎側面像　cervical spine: lateral view　34
鶏冠　crista galli　3
血管　blood vessel　199, 200, 203
結節間溝　intertubercular sulcus　84, 95
月状骨　lunate bone　108, 109, 110, 112, 113, 114, 115, 116, 117, 118, 120, 121, 122, 123, 124
楔状骨　cuneiform bone　157, 161, 162, 163, 165
犬歯　canine　197
肩関節　shoulder joint　80, 92
肩関節 45°頭尾方向像　cranio-caudal view　91
肩関節外旋位正面像　88

肩関節軸位像　shoulder joint: axial view　85
肩関節正面像　shoulder joint: AP view　84
肩関節内旋位正面像　87
肩甲棘　spine of scapula　80, 82, 91, 92, 94
肩甲頸　neck of scapula　80
肩甲骨　scapula　42, 43, 68, 69, 70, 80, 81, 82, 83, 84, 86, 87, 88, 90, 91, 93, 95, 96, 97, 172, 173, 175
肩甲骨関節窩　glenoid cavity　91
肩甲骨関節面　97
肩甲骨軸位像　scapula: axial view　81
肩甲骨正面像　scapula: AP view　80
肩鎖関節　acromioclavicular joint　80, 83, 85, 90, 91, 92, 93, 94
肩鎖関節正面像　94
肩正面像　83
肩峰　acromion　69, 70, 77, 80, 81, 82, 83, 84, 85, 86, 87, 88, 89, 90, 91, 92, 93, 94, 95, 96, 97
肩峰角　acromial angle　86, 92
肩峰下腔　84
剣状突起　xiphoid process　72, 73, 74

こ

コールドウェル像　Caldwell's view　20
股関節　hip joint　128, 129, 130, 131, 132, 134, 135
股関節軸位像　hip joint: axial view　130
股関節正面像　hip joint: AP view　128
鼓室　tympanic recess (cavity)　12, 14
口蓋扁桃　faucial tonsil　186
口腔　oral cavity　186
口唇　197
甲状腺　thyroid gland　188, 189, 190
甲状腺斜位像　188
甲状腺正面像　190
甲状腺側面像　189
甲状軟骨　thyroid cartilage　184, 185, 188, 189, 190
甲状軟骨下角　189, 190
甲状軟骨上角　185, 190
甲状軟骨側板　33
岬角　promontory　56
硬口蓋　hard palate　5, 19, 26
鉤状窩　98, 105, 106
鉤状突起　coronoid process　33, 35, 37, 38, 39, 98, 99, 102, 103, 105, 106, 107, 109
鉤状突起関節面　99

鉤突窩　coronoid fossa　99
後距踵関節　talocalcaneal joint　152, 158, 159, 160
後篩骨洞壁　lateral wall of posterior ethmoid sinus　20
後床突起　posterior clinoid process　10, 11
後接合線　posterior junction line　169
後頭顆　occipital condyle　7, 36
後頭蓋窩　posterior cranial fossa　7
後頭蓋底　13
後頭骨　occipital bone　7, 35, 36, 37, 38, 39
喉頭蓋　epiglottis　184, 185, 186
喉頭蓋谷　vallecula　184, 185
喉頭室　laryngeal ventricle　184, 185, 189
喉頭正面像（吸気時・発声時）　184
喉頭前庭　laryngeal vestibule　184, 185
喉頭側面像（吸気時・発声時）　185
喉頭隆起　laryngeal prominence　188, 189, 190
骨頭窩　59
骨盤アウトレット像　outlet view　63
骨盤インレット像　inlet view　62
骨盤腔　pelvic cavity　179
骨盤斜位像　61
骨盤正面像　pelvis: AP view　58
骨盤側面像　60

さ

左心耳　left auricle　169
左心室　left ventricle　169, 171, 173, 174
左心房　left atrium　171, 172, 173
左腎臓　left kidney　179, 181, 182
左肺動脈幹　left pulmonary trunk　169, 171, 172
鎖骨　clavicle　41, 43, 45, 68, 69, 70, 72, 73, 74, 75, 76, 77, 80, 81, 82, 83, 84, 86, 87, 88, 89, 90, 91, 92, 93, 94, 95, 96, 97, 175
鎖骨 20°尾頭方向像　92
鎖骨遠位端（肩峰端）　acromial end　77, 83, 85, 91, 92, 93, 94
鎖骨胸骨端　169
鎖骨正面像　93
坐骨　ischium　54, 55, 56, 59, 60, 61, 62, 63, 64, 128, 129, 131, 132, 133, 135
坐骨棘　spine of ischium　56, 60, 61, 62, 65, 130, 207
坐骨結節　ischial tubercle　55, 56, 61, 62, 63, 130
坐骨枝　ramus of ischium　54, 55

坐骨板　61, 63
載距突起　sustentaculum tail　158
三角骨　triquetral bone（triangular bone）　112, 114, 115, 116, 117, 118, 120
産科結合線　obstetric conjugate　206

し

シューラー像　Schüller's view　12
ショパール関節　Chopart's joint　161, 162
矢状縫合　sagittal suture　11
指骨斜位像　122
指骨正面像　120
指骨側面像　121
脂肪組織　adipose tissue　151, 199, 200, 203
視神経管　optic canal　16
視神経管像　optic canal view　16
歯突起　odontoid process　3, 5, 13, 21, 26, 35, 36, 37, 38
篩骨・鋤骨垂直板　23
篩骨鉛直板　perpendicular plate　9
篩骨洞　ethmoid sinus　5, 9, 15, 17, 18, 19, 20
耳介　pinna of ears　191, 192, 193, 196
耳下腺　parotid gland　191, 192, 193, 194, 196
耳下腺 10°外旋像　193
耳下腺垂直像　191
耳下腺側面像　194
耳下腺 10°内旋像　192
耳管　auditory tube　9
耳小骨　ossicles　12
軸椎　odontoid process（axis），body of axis　3, 194, 196
膝蓋骨　patella　134, 135, 136, 137, 138, 139, 140, 141, 142, 143, 144, 145, 146, 147, 148
膝関節　knee joint　134
膝関節外旋斜位像　139
膝関節外反ストレス正面像　143
膝関節後方押込側面像　146
膝関節正面像　knee: AP view　136
膝関節前方引出側面像　145
膝関節側面像　knee lateral view　137
膝関節内旋斜位像　140
膝関節内反ストレス正面像　144
斜台　clivus　5, 7, 10
尺骨　ulna　95, 96, 98, 99, 100, 101, 102, 103, 104, 105, 106, 107, 108, 109, 110, 111, 112, 114, 115, 116, 117, 118, 121, 122
尺骨滑車切痕　101

尺骨茎状突起　styroid process of ulna　108, 111, 112, 113, 115, 116, 117, 118, 120, 121
尺骨神経溝　groove for ulnar nerve　98, 100, 101, 104
手関節　wrist　108, 109, 110, 111
手関節回外斜位像　115
手関節回内斜位像　114
手関節正面像　wrist: frontal view　112
手関節側面像　wrist: lateral view　113
手根管　carpal tunnel（canal）　119
手根管像　119
手根中央関節（線）　112, 113
手根中手関節（CMJ）　carpometacarpal joint　120, 122, 123, 124, 125
手根中手関節（線）　112
種子骨　sesamoid bones　120, 123, 124, 161, 162, 163, 164, 165
種子骨軸位像　164
舟状骨　scaphoid bone（navicular bone）　108, 109, 112, 113, 114, 115, 116, 117, 118, 119, 120, 121, 122, 124, 150, 152, 153, 156, 157, 159, 160, 161, 162, 163, 165, 166
舟状骨撮影のバリエーション　118
舟状骨像　scaphoid bone（navicular bone）　116, 117
鋤骨　vomer　9
小臼歯　premolar　197
小結節　lesser tubercle　84, 85, 87, 88, 89, 91, 95
小骨盤腔　small pelvic cavity　207
小転子　lesser trochanter　59, 62, 63, 128, 129, 130, 131, 132, 134, 135
小頭　capitulum　98, 100, 101, 103, 105, 106
小菱形骨　trapezoid bone（lesser multangular）　112, 114, 115, 116, 117, 118, 120, 124
踵骨　calcaneus　148, 150, 151, 152, 153, 154, 156, 157, 158, 159, 160, 162, 163, 166
踵骨溝　calcaneal sulcus　152, 159
踵骨軸位像　axial view for calcaneus　158
踵骨側面像　AP view for calcaneus　157
踵骨隆起　calcaneal tuber　158
踵立方関節　157
上角　superior angle of scapula　68, 80, 81, 83, 86, 92, 93, 96
上顎骨　maxilla　26
上顎切歯　maxillary incisor　36
上顎前歯　maxillary incisor　22, 23

上顎洞　maxillary sinus　3, 5, 9, 10, 15, 17, 18, 19, 20, 21, 24, 26, 29
上顎洞内壁　medial wall of maxillary sinus　9, 20
上関節突起　superior articular process　33, 35, 37, 38, 39, 42, 45, 46, 47, 48, 49, 51, 53
上眼窩裂　superior orbital fissure　15, 17, 18, 20
上鼓室　epitympanic recess（cavity）　13
上行大動脈　ascending aorta　172, 173
上後腸骨棘　superior posterior iliac spine　56
上前腸骨棘　superior anterior iliac spine　59, 60, 61, 62, 63, 128, 129, 131, 132
上大静脈　superior vena cava　169
上椎切痕　superior vertebral notch　45
上橈尺関節　proximal radioulnar joint　102, 108
上半規管　superior semicircular canal　13
上部胸椎側面像　44
上腕骨　humerus　45, 84, 86, 89, 90, 95, 96, 97, 98, 99, 100, 101, 102, 103, 104, 105, 106, 107, 108, 109, 111
上腕骨外顆　110
上腕骨滑車　trochlea of humerus　96
上腕骨小頭　capitulum of humerus　102
上腕骨上顆　96
上腕骨正面像　95
上腕骨側面像　96
上腕骨頭　head of humerus　71, 77, 80, 81, 82, 83, 84, 85, 87, 88, 90, 91, 92, 93, 94, 95, 96, 97
上腕骨頭側面像　97
上腕骨内顆　110

す
スカイライン像　skyline view　138
スカプラY像　scapula Y view　86
ステンバース像　Stenvers' view　13
ストライカー像　Stryker's view　90
錐体　pyramid　7, 9, 11
錐体上縁　upper ridge of pyramid　3, 5, 13, 14, 15, 18, 19, 20
錐体稜　petrous ridge　7

せ
正円孔　round foramen　20
正中環軸関節　atlantodental joint　36
正中仙骨稜　median sacral crest　56, 59
声帯　vocal cord　184, 185

声門下腔　subglottic space　184, 185
脊椎管前後径　AP diameter of spinal canal　35
切歯　incisor　197
舌骨　hyoid bone　27, 35, 39, 185, 186, 188, 189, 195
仙骨　sacrum　46, 47, 49, 54, 55, 59, 60, 61, 62, 63, 64, 65, 66, 128
仙骨横線　56
仙骨管　sacral canal　56
仙骨孔　sacral foramen　47, 54, 55, 62, 63, 64, 66, 128
仙骨岬角　promontory angle　206
仙骨岬角・第1仙骨前縁　207
仙骨正面像　54
仙骨尖　apex of sacrum　206
仙骨・尾骨側面像　56
仙腸関節　sacroiliac joint　46, 47, 49, 54, 59, 61, 63, 64, 65, 66, 128, 131, 132
仙腸関節斜位像（上位・下位）　65, 66
仙腸関節正面像　64
仙椎　sacral vertebra　56, 60
前床突起　anterior clinoid process　10
前脊椎線　prespinal line　171
前接合線　anterior junction line　169
前庭　vestibule　3, 13, 14, 19
前庭ヒダ　vestibular fold　184
前頭頬骨縫合　frontozygomatic suture　21
前頭骨　frontal bone　21
前頭洞　frontal sinus　3, 5, 15, 16, 17, 18, 19, 20, 21, 24
前鼻棘　anterior nasal spine　5, 24, 25
前腕骨自然肢位正面像　110
前腕骨自然肢位側面像　111
前腕骨正面像　forearms: frontal view　108
前腕骨側面像　forearms: lateral view　109

そ

ゾンネンカルプ像　Sonnenkalb's view　14
足関節外旋斜位像　153
足関節外反ストレス正面像　155
足関節正面像　ankle: AP view　149
足関節前方引出ストレス側面像　156
足関節側面像　ankle: lateral view　150
足関節内旋斜位像　152
足関節内反ストレス正面像　154
足趾骨斜位像　foot and toes: oblique view　163
足趾骨正面像　foot and toes: AP view　161
足趾骨側面像　foot and toes: lateral view　162

側頭骨　temporal bone　22
側頭骨錐体稜　17
側腹線条　flank stripe　179, 181, 182

た

胎児下顎骨　mandibula of fetus　206
胎児下肢　lower extremity of fetus　206
胎児上肢　upper extremity of fetus　206
胎児脊椎　spine of fetus　206
胎児頭部　head of fetus　206, 207
大臼歯　molar　197
大胸筋　pectoralis major muscle　199, 203
大胸筋下縁　199
大結節　greater tubercle　83, 84, 85, 88, 89, 95
大後頭孔　foramen magnum　7, 9, 11
大坐骨切痕　61
大腿骨　femur　59, 61, 62, 130, 131, 134, 135, 136, 137, 139, 140, 141, 142, 143, 144, 145, 146, 147, 148
大腿骨頸　neck of femur　59, 63, 128, 129, 130, 131, 132, 134
大腿骨膝蓋面　patella surface of femur　138
大腿骨正面像　thigh: AP view　134
大腿骨側面像　thigh: lateral view　135
大腿骨頭　head of femur　59, 60, 61, 62, 63, 64, 65, 66, 128, 129, 130, 131, 132, 134, 135, 206, 207
大腿骨頭窩　129
大腿骨頭軟骨　133
大転子　greater trochanter　59, 60, 61, 62, 63, 128, 129, 130, 131, 132, 134, 135, 207
大動脈　aorta　41
大動脈弓　aortic arch　169, 171, 172, 173
大腰筋　psoas major muscle　46, 179, 181
大菱形骨　trapezium bone (greater multangular)　112, 114, 115, 116, 117, 118, 120, 121, 122, 124
大菱形骨結節　tubercle of trapezium bone　112, 113, 118, 119
第1胸椎　first thoracic spine　76
第1楔状骨　medial (1st) cuneiform bone　161, 162, 163, 165
第1頸椎（環椎）　first cervical spine　36
第1指　first finger　119
第1指基節骨　first proximal phalanx　120, 121, 122, 123, 124
第1指末節骨　first distal phalanx　120, 121, 122, 123, 124

第1趾基節骨　first proximal phalanx　161, 163, 165
第1趾末節骨　first distal phalanx　161, 163, 165
第1仙骨　first sacrum　48
第1仙椎　first sacral vertebra　51, 53, 56
第1中手骨　first metacarpal bone　112, 113, 114, 116, 117, 118, 121, 123, 124
第1中手指節関節　first metacarpophalangeal joint　123
第1中足骨　first metatarsal bone　161, 163, 164, 165
第1肋骨　first rib　39, 75, 76, 77, 92, 93, 175, 188
第2楔状骨　intermediate (2nd) cuneiform bone　161, 162, 163, 165
第2頸椎（軸椎）　second cervical spine　36
第2指遠位指節関節（DIPJ）　second distal interphalangeal joint　120
第2指基節骨　second proximal phalanx　122
第2指近位指節関節（PIPJ）　second proximal interphalangeal joint　120
第2指中節骨　second middle phalanx　122
第2指末節骨　second distal phalanx　122
第2仙椎　second sacral vertebra　56
第2中手骨　second metacarpal bone　116, 121, 124
第2中手指節関節（MPJ）　second metacarpophalangeal joint　120
第2肋骨　second rib　77, 92, 175
第3楔状骨　third cuneiform bone　161, 163
第3中手骨　third metacarpal bone　116, 121
第4歯　fourth tooth　195
第4趾中節骨　fourth middle phalanx　161
第4趾末節骨　fourth distal phalanx　161
第4中手骨　fourth metacarpal bone　116, 121
第5指　fifth finger　119
第5指DIP関節　fifth distal interphalangeal joint　121, 122, 125
第5指MP関節　fifth metacarpo-phalangeal joint　122, 125
第5指PIP関節　fifth proximal interphalangeal joint　121, 122, 125
第5指基節骨　fifth proximal phalanx　120, 121, 125
第5指正面像　125
第5指中節骨　fifth middle phalanx　120, 121, 125

第5指末節骨　fifth distal phalanx　120, 121, 125
第5趾基節骨　fifth proximal phalanx　161, 163, 165
第5趾中節骨　fifth middle phalanx　163, 165
第5趾末節骨　fifth distal phalanx　163, 165
第5中手骨　fifth metacarpal bone　112, 114, 116, 120, 121, 122, 125
第5中足骨　fifth metatarsal bone　157, 158, 159, 161, 163, 165
第5腰椎　fifth lumbar spine　47, 56, 59, 60, 61
第5腰椎正面像　fifth lumbar spine: AP view　47
第7頸椎　seventh cervical spine　76

ち

恥骨　pubic bone　59, 61, 62, 63, 128, 129, 131, 132, 133, 135
恥骨下枝　inferior ramus of pubic bone　54, 55
恥骨結合　pubic symphysis　54, 55, 59, 60, 61, 62, 63, 64, 65, 66, 128, 130, 179, 206, 207
恥骨上枝　superior ramus of pubic bone　54, 55, 64, 66
恥骨内縁　207
中距踵関節　talocalcaneal joint　158, 159
中手骨　metacarpal bone　123
中節骨　middle phalanx　161, 163, 165
中足骨　metatarsal bone　152, 162, 165
中足趾節関節（MTP関節）　metatarsophalangeal joint　161, 162, 163
中鼻甲介　middle nasal turbinate　18, 19
中鼻道　middle nasal meatus　18, 20
肘関節　elbow joint　95, 108, 109, 110, 111
肘関節45°屈曲位正面（野球肘）像　100
肘関節回外斜位像　103
肘関節外反ストレス正面像　105
肘関節内反ストレス正面像　106
肘関節回内斜位像　102
肘関節グラビティ像　107
肘関節軸位像　elbow joint: axial view　101
肘関節正面像　elbow joint: AP view　98
肘関節側面像　elbow joint: lateral view　99
肘頭　olecranon　95, 96, 98, 99, 100, 101, 102, 103, 104, 105, 106, 107, 108, 109, 110, 111
肘頭窩　olecranon fossa　98, 99, 101, 102, 107
長指屈筋　musculus flexor digitorum longus　151
長母指屈筋　musculus flexor hallucis longus　151

腸管ガス　intestinal gas　179, 181, 182
腸骨　ilium　46, 47, 48, 49, 51, 53, 59, 60, 61, 62, 63, 64, 65, 66, 128, 131, 132, 133, 207
腸骨稜　iliac crest　59, 60, 61, 63, 128
蝶形骨小翼　lesser wing of sphenoid　10, 15, 16, 17, 20
蝶形骨大翼　greater wing of sphenoid　10, 15, 17, 18, 19, 20
蝶形骨大翼（無名線）　3, 5, 15
蝶形骨大翼眼窩面　orbital surface of greater wing of sphenoid　9
蝶形骨洞　sphenoid sinus　3, 5, 9, 10, 15, 16, 18, 20
蝶形骨隆起　sphenoid protuberance　3
蝶形骨稜　sphenoid ridge　3

つ

椎間関節　intervertebral joint　35, 37, 38, 42, 46, 49
椎間腔　intervertebral space（disc space）　33, 35, 37, 38, 41, 42, 43, 45, 46, 48, 51, 53, 171
椎間孔　intervertebral foramen　39, 42, 45, 48, 51, 53
椎弓　vertebral arch　35, 37, 38, 39, 46
椎弓根　pedicle　33, 39, 41, 42, 43, 45, 46, 47, 48, 49, 51, 53
椎弓根間距離　interpediculate distance　41, 46
椎体　vertebral body　33, 35, 37, 38, 39, 41, 42, 43, 45, 46, 48, 51, 53

て

出口後縦径　206
転子間線　129
殿筋　gluteal muscle　179

と

トルコ鞍後床突起　posterior clinoid process of sella　5, 21
トルコ鞍正面像（前後方向）　11
トルコ鞍前床突起　anterior clinoid process of sella　5
トルコ鞍側面像　10
トルコ鞍背　dorsum sellae　5
豆状骨　pisiform bone　112, 114, 115, 116, 117, 118, 119, 120, 123
頭蓋骨軸位像　8
頭蓋骨正面像　skull: PA view　2

頭蓋骨側面像　skull: lateral view　4
頭蓋骨タウン像　Towne's view　6
頭頂骨　parietal bone　7
橈骨　radius　96, 98, 99, 100, 101, 102, 103, 104, 105, 106, 107, 108, 109, 110, 111, 112, 114, 115, 116, 117, 118, 121, 122, 124
橈骨関節窩　98, 99, 100
橈骨茎状突起　styloid process of radius　108, 110, 111, 112, 113, 116, 117, 118
橈骨手根関節（線）　112, 113
橈骨粗面　bicipital tuberosity　108
橈骨頭　head of radius　95, 98, 99, 101, 102, 103, 105, 106, 107, 111

な

内果　medial malleolus　147, 148, 149, 150, 152, 153, 154, 155, 156, 157, 159, 160, 162, 163, 166
内後頭隆起　internal occipital protuberance　7, 11, 13
内後頭稜　internal occipital crest　7, 11, 13
内耳道　internal auditory canal　3, 7, 9, 11, 13, 14, 19
内側縁　medial margin　80
内側顆　medial condyle　136, 137, 139, 140, 141, 142, 143, 144, 145, 146
内側上顆　95, 98, 100, 101, 103, 104, 105, 106, 107, 136, 138
内板　inner table　3

に

乳腺組織　mammary gland　199, 200, 203
乳腺側面像　ML: mediolateral view　202
乳腺頭尾像　CC: craniocaudal view　200
乳腺内外斜位像　MLO: mediolateral oblique view　198
乳頭　nipple　199, 200, 203
乳突洞　mastoid antrum　12, 13, 14
乳突蜂巣　mastoid air cells　3, 5, 7, 12, 13, 14
乳様突起　mastoid process　3, 5, 7, 9, 10, 11, 12, 13, 14, 21, 26, 27, 29, 35, 36, 37, 38, 191, 192, 194, 196

は

肺尖像　175
肺尖部　pulmonary apex　175
肺動脈　pulmonary artery　169, 172

肺動脈幹　pulmonary trunk　173
剥離胸膜　174

ひ
ヒラメ筋　soleus muscle　151
皮下脂肪　subcutaneous fat　151
皮膚　skin　199, 200, 203
腓骨　fibula　134, 135, 136, 137, 139, 140, 141, 142, 143, 144, 145, 147, 148, 149, 150, 151, 152, 153, 154, 155, 156, 157, 159, 160, 162, 166
腓骨外果面　149
腓骨切痕　fibular notch　147, 149, 152
腓骨頭　head of fibula　136, 148
脾臓　spleen　179, 181
尾骨　coccyx　54, 55, 56, 59, 60, 61, 62, 63, 64, 65, 128
尾骨正面像　coccyx: AP view　55
鼻咽道　nasopharyngeal meatus　186
鼻腔　nasal cavity　18
鼻骨　nasal bone　5, 16, 24, 25
鼻骨軸位像　24
鼻骨側面像　nasal bone: lateral view　25
鼻前庭　vestibule　25
鼻中隔　nasal septum　3, 17, 19, 21, 24
鼻中隔軟骨　septal cartilage　25
膝…→「しつ…」
肘…→「ちゅう…」
左横隔膜　left hemidiaphragm　172, 173, 174
左下葉気管支　left inferior lobe bronchus　169, 174
左鎖骨下動脈　left subclavian artery　169
左主気管支　left main bronchus　169, 172, 173, 174
左上葉気管支　left upper lobe branch　169, 171, 174

ふ
フォンローゼン像　von Rosen's view　133
フュージャー像　Fueger's I view　17
副鼻腔正面像　paranasal sinuses: PA view　19
腹部臥位正面像　178
腹部デキュビタス像　decubitus view　182
腹部立位正面像　180

へ
閉鎖孔　obturator foramen　54, 55, 59, 62, 63, 64, 65, 128, 129, 207

片側頬骨弓軸位像　23

ほ
母指（第1指）骨正面像　123
母指（第1指）骨側面像　124
膀胱　bladder　179
傍食道線　pleuroesophageal stripe（right）（paraesophageal line）　169
傍脊椎線　paraspinal line　41, 169

ま
マルチウス像　Martius' view　207
末節骨（足）　distal phalanx　162, 165

み
右横隔膜　right hemidiaphragm　172, 173, 174
右下葉気管支　right inferior lobe bronchus　169, 172, 174
右主気管支　right main bronchus　169, 172, 173, 174
右上葉気管支　right superior lobe bronchus　169, 171, 172, 174

ゆ
有鉤骨　hamate bone　112, 114, 115, 116, 117, 118, 120, 125
有鉤骨鉤　hook of hamate　112, 115, 116, 119
有頭骨　capitate bone　112, 113, 114, 115, 116, 117, 118, 119, 120, 121, 122, 124

よ
葉間胸膜　interlobar pleura　169, 171
腰椎後屈位側面像　52
腰椎斜位像　lumbar spine: oblique view　49
腰椎正面像　lumbar spine: AP view　46
腰椎前屈位側面像　50
腰椎側面像　lumbar spine: lateral view　48
腰方形筋　quadratus lumborum muscle　179
翼状突起　pterygoid process　9
横倉正面（足根骨荷重位正面）像　165
横倉側面（足根骨荷重位側面）像　166

ら
ラウエンシュタインI像　Lanenstein's I view　131
ラウエンシュタインII像　Lanenstein's II view　132

ラムダ（λ）縫合（人字縫合）　lambdoid suture　3, 5, 7, 11
卵円孔　foramen ovale　9

り
リスフラン関節（足根中足関節）　Lisfranc's joint, tarsometatarsal joint　161, 162, 163
離胸膜　174
梨状窩　piriform sinus　33, 184, 185
立方骨　cuboid bone　152, 153, 156, 157, 161, 162, 163, 165, 166
輪状軟骨　cricoid cartilage　185

る
ルシュカ関節　Luschka's joint　33, 39

ろ
ローゼンバーグ像　Rosenberg's view　142
肋骨　rib　51, 53, 68, 69, 70, 71, 82, 97
肋骨横隔膜洞　costodiaphragmatic recess　179, 181
肋骨斜位像　70
肋骨正面像（後背部肋骨）　69
肋骨正面像（前胸部肋骨）　68
肋骨脊椎関節　costovertebral joint　41, 43
肋骨接線像　71
肋骨頭　head of rib　41, 43, 70
肋骨頭関節　joint of head of rib　41
肋骨突起（横突起）　costal process　47, 48, 49
肋鎖間隙　costoclavicular space　77
肋鎖間隙像　77

わ
Y線（Y字軟骨線）　133
腕尺関節　humeroulnar joint　98, 100, 102, 103, 105, 106, 107
腕橈関節　humeroradial joint　98, 100, 102, 103, 105, 106, 107

外国語索引

A
acetabulum　寛骨臼　59, 61, 62, 63, 64, 128, 129, 130, 131, 133
acetabulum cup　寛骨臼蓋　132
Achilles tendon　アキレス腱　151
acromial angle　肩峰角　86, 92
acromial end　鎖骨遠位端（肩峰端）　77, 83, 92, 93, 94
acromioclavicular joint　肩鎖関節　80, 83, 85, 90, 91, 92, 93, 94
acromion　肩峰　69, 70, 77, 80, 81, 82, 83, 84, 85, 86, 87, 88, 89, 90, 91, 92, 93, 94, 95, 96, 97
adipose tissue　脂肪組織　151, 199, 200, 203
angle of mandible　下顎角　21, 26, 27, 33, 39, 185, 191, 192, 195, 196, 197
ankle: AP view　足関節正面像　149
ankle: lateral view　足関節側面像　150
anterior arch of atlas　環椎前弓　35, 37, 38
anterior clinoid process　前床突起　10
anterior clinoid process of sella　トルコ鞍前床突起　5
anterior junction line　前接合線　169
anterior nasal spine　前鼻棘　5, 24, 25
anterior rim of acetabulum　寛骨臼前縁　128, 129, 132
anterior wall of sigmoid sinus　S状静脈洞前壁　5, 12, 14
Anthonsen I view　アントンセンI像　159
Anthonsen II view　アントンセンII像　160
aorta　大動脈　41
aortic arch　大動脈弓　169, 171, 172, 173
AP diameter of spinal canal　脊椎管前後径　35
AP view for calcaneus　踵骨側面像　157
apex of sacrum　仙骨尖　206
arcuate line　弓状線　65, 66
arcuate line　弓状線（骨盤内側縁）　62, 63
articular tubercle　関節結節　26, 28, 29
ascending aorta　上行大動脈　172, 173
atlanto-occipital articulation　環椎後頭関節　36
atlantodental joint　正中環軸関節　36
atlas　環椎　3, 5, 7, 21, 35, 37, 38, 194, 196, 197
auditory tube　耳管　9
axial view for calcaneus　踵骨軸位像　158
azygos arch　奇静脈弓　169

B
bicipital tuberosity　橈骨粗面　108
bladder　膀胱　179
blood vessel　血管　199, 200, 203
body of sternum　胸骨体　72, 73, 74, 75, 76, 97

C
calcaneal sulcus　踵骨溝　152, 159
calcaneal tuber　踵骨隆起　158
calcaneus　踵骨　148, 150, 151, 152, 153, 154, 156, 157, 158, 159, 160, 162, 163, 166
Caldwell's view　コールドウェル像　20
canine　犬歯　197
capitate bone　有頭骨　112, 113, 114, 115, 116, 117, 118, 119, 120, 121, 122, 124
capitulum　小頭　98, 100, 101, 103, 105, 106
capitulum of humerus　上腕骨小頭　102
carpal tunnel (canal)　手根管　119
carpometacarpal joint　手根中手関節（CMJ）　120, 122, 123, 124, 125
CC: craniocaudal view　乳腺頭尾像　200
cervical spine: AP view　頸椎正面像　32
cervical spine: lateral view　頸椎側面像　34
cervical spine: oblique view　頸椎斜位像　39
chest: left anterior oblique view　胸部第2斜位像　173
chest: left lateral view　胸部側面像　170
chest: PA view　胸部正面像　168
chest: right anterior oblique view　胸部第1斜位像　172
Chopart's joint　ショパール関節　161, 162
clavicle　鎖骨　41, 43, 45, 68, 69, 70, 72, 73, 74, 75, 76, 77, 80, 81, 82, 83, 84, 86, 87, 88, 89, 90, 91, 92, 93, 94, 95, 96, 97, 175
clivus　斜台　5, 7, 10
coccyx　尾骨　54, 55, 56, 59, 60, 61, 62, 63, 64, 65, 128
coccyx: AP view　尾骨正面像　55
cochlea　蝸牛　13
conoid tubercle　円錐靭帯結節　92
Cooper's ligament　クーパー靭帯　199, 201, 203
coracoid process　烏口突起　69, 70, 77, 80, 81, 82, 83, 84, 85, 86, 87, 88, 89, 90, 92, 93, 94, 95, 96, 97, 175
coronal suture　冠状縫合　5, 11
coronoid fossa　鉤突窩　99
coronoid process　下顎骨筋突起　9

coronoid process　筋突起　3, 18, 21, 22, 26, 27, 28, 191, 192, 195
coronoid process　鉤状突起　33, 35, 37, 38, 39, 98, 99, 102, 103, 105, 106, 107, 109
costal process　肋骨突起（横突起）　47, 48, 49
costoclavicular space　肋鎖間隙　77
costodiaphragmatic recess　肋骨横隔膜洞　179, 181
costovertebral joint　肋骨脊椎関節　41, 43
cranio-caudal view　肩関節45°頭尾方向像　91
cricoid cartilage　輪状軟骨　185
crista galli　鶏冠　3
cuboid bone　立方骨　152, 153, 156, 157, 161, 162, 163, 165, 166
cuneiform bone　楔状骨　157, 161, 162, 163, 165

D

decubitus view　（胸部）デキュビタス像　174
decubitus view　（腹部）デキュビタス像　182
descebding aorta　下行大動脈　169, 171, 172, 173, 174
diaphragm　横隔膜　41, 42, 48, 68, 69, 70, 71, 171, 179, 181
distal phalanx　末節骨（足）　162, 165
distal radioulnar joint　下橈尺関節　108, 109, 116, 118
dorsal（thoracic）spine: AP view　胸椎正面像　40
dorsal（thoracic）spine: lateral view　胸椎側面像　42
dorsum sellae　トルコ鞍背　5
dorsum sellae　鞍背　10

E

elbow joint　肘関節　95, 108, 109, 110, 111
elbow joint: AP view　肘関節正面像　98
elbow joint: axial view　肘関節軸位像　101
elbow joint: lateral view　肘関節側面像　99
epiglottis　喉頭蓋　184, 185, 186
epitympanic recess（cavity）　上鼓室　13
ethmoid sinus　篩骨洞　5, 9, 15, 17, 18, 19, 20
external auditory canal　外耳道　7, 9, 12, 14
external auditory canal, external acoustic meatus　外耳孔　5, 10, 28, 194, 196
external occipital protuberance　外後頭隆起　5

F

faucial tonsil　口蓋扁桃　186
femur　大腿骨　59, 61, 62, 130, 131, 134, 135, 136, 137, 139, 140, 141, 142, 143, 144, 145, 146, 147, 148
fibula　腓骨　134, 135, 136, 137, 139, 140, 141, 142, 143, 144, 145, 147, 148, 149, 150, 151, 152, 153, 154, 155, 156, 157, 159, 160, 162, 166
fibular notch　腓骨切痕　147, 149, 152
fifth distal interphalangeal joint　第5指DIP関節　121, 122, 125
fifth distal phalanx　第5指末節骨　120, 121, 125, 163, 165
fifth finger　第5指　119
fifth lumbar spine　第5腰椎　47, 56, 59, 60, 61
fifth lumbar spine: AP view　第5腰椎正面像　47
fifth metacarpal bone　第5中手骨　112, 114, 116, 120, 121, 122, 125
fifth metacarpo-phalangeal joint　第5指MP関節　122, 125
fifth metatarsal bone　第5中足骨　157, 158, 159, 161, 163, 165
fifth middle phalanx　第5指中節骨　120, 121, 125, 163, 165
fifth proximal interphalangeal joint　第5指PIP関節　121, 122, 125
fifth proximal phalanx　第5趾基節骨　120, 121, 125, 161, 163, 165
first cervical spine　第1頸椎（環椎）　36
first distal phalanx　第1趾末節骨　161, 163, 165
first distal phalanx　第1指末節骨　120, 121, 122, 123, 124
first finger　第1指　119
first metacarpal bone　第1中手骨　112, 113, 114, 116, 117, 118, 121, 123, 124
first metacarpophalangeal joint　第1中手指節関節　123
first metatarsal bone　第1中足骨　161, 163, 164, 165
first proximal phalanx　第1趾基節骨　161, 163, 165
first proximal phalanx　第1指基節骨　120, 121, 122, 123, 124

first rib 第 1 肋骨 39, 75, 76, 77, 92, 93, 175, 188
first sacral vertebra 第 1 仙椎 51, 53, 56
first sacrum 第 1 仙骨 48
first thoracic spine 第 1 胸椎 76
flank stripe 側腹線条 179, 181, 182
foot and toes: AP view 足趾骨正面像 161
foot and toes: lateral view 足趾骨側面像 162
foot and toes: oblique view 足趾骨斜位像 163
foramen magnum 大後頭孔 7, 9, 11
foramen ovale 卵円孔 9
foramen spinosum 棘孔 9
forearms: frontal view 前腕骨正面像 108
forearms: lateral view 前腕骨側面像 109
fornix（fundus） 穹窿部 3
fourth distal phalanx 第 4 趾末節骨 161
fourth metacarpal bone 第 4 中手骨 116, 121
fourth middle phalanx 第 4 趾中節骨 161
fourth tooth 第 4 歯 195
frontal bone 前頭骨 21
frontal process of zygomatic bone 頬骨前頭突起 5, 16, 29
frontal sinus 前頭洞 3, 5, 15, 16, 17, 18, 19, 20, 21, 24
frontozygomatic suture 前頭頬骨縫合 21
Fueger's I view フュージャー像 17

G
gastric air bubble（Magenblase） 胃泡 181
glenoid cavity 肩甲骨関節窩 91
glenoid fossa 関節窩 82, 84, 85, 87, 88, 89
glenoid lip 関節唇 85
gluteal muscle 殿筋 179
Grant–Lanting view 29
granular foveolae クモ膜顆粒小窩 3, 5
greater trochanter 大転子 59, 60, 61, 62, 63, 128, 129, 130, 131, 132, 134, 135, 207
greater tubercle 大結節 83, 84, 85, 88, 89, 95
greater wing of sphenoid 蝶形骨大翼 10, 15, 17, 18, 19, 20
groove for ulnar nerve 尺骨神経溝 98, 100, 101, 104
Guthmann's view グートマン像 206

H
hamate bone 有鉤骨 112, 114, 115, 116, 117, 118, 120, 125
hard palate 硬口蓋 5, 19, 26

head of femur 大腿骨頭 59, 60, 61, 62, 63, 64, 65, 66, 128, 129, 130, 131, 132, 134, 135, 206, 207
head of fetus 胎児頭部 206, 207
head of fibula 腓骨頭 136, 148
head of humerus 上腕骨頭 71, 77, 80, 81, 82, 83, 84, 85, 87, 88, 90, 91, 92, 93, 94, 95, 96, 97
head of mandible 下顎頭 3, 5, 7, 9, 10, 12, 13, 14, 26, 27, 28, 29, 37, 38, 191, 192, 193, 194, 195, 196
head of radius 橈骨頭 95, 98, 99, 101, 102, 103, 105, 106, 107, 111
head of rib 肋骨頭 41, 43, 70
hepatic angle 肝右葉外側下縁部 179, 181
hepatic vein 肝静脈 169
hip joint 股関節 128, 129, 130, 131, 132, 134, 135
hip joint: AP view 股関節正面像 128
hip joint: axial view 股関節軸位像 130
hook of hamate 有鉤骨鉤 112, 115, 116, 119
humeroradial joint 腕橈関節 98, 100, 102, 103, 105, 106, 107
humeroulnar joint 腕尺関節 98, 100, 102, 103, 105, 106, 107
humerus 上腕骨 45, 84, 86, 89, 90, 95, 96, 97, 98, 99, 100, 101, 102, 103, 104, 105, 106, 107, 108, 109, 111
hyoid bone 舌骨 27, 35, 39, 185, 186, 188, 189, 195

I
iliac crest 腸骨稜 59, 60, 61, 63, 128
ilium 腸骨 46, 47, 48, 49, 51, 53, 59, 60, 61, 62, 63, 64, 65, 66, 128, 131, 132, 133, 207
incisor 切歯 197
inferior angle 下角 68, 80, 81, 82, 83, 86, 96
inferior anterior iliac spine 下前腸骨棘 61
inferior articular process 下関節突起 33, 35, 37, 38, 39, 42, 45, 46, 47, 48, 49, 51, 53
inferior nasal meatus 下鼻道 18, 19, 20
inferior nasal turbinate 下鼻甲介 18, 19, 20
inferior orbital fissure 下眼窩裂 16
inferior posterior iliac spine 下後腸骨棘 61
inferior ramus of pubic bone 恥骨下枝 54, 55
inferior vena cava 下大静脈 171
inferior vertebral notch 下椎切痕 45
inframammary fold 199

infraorbital groove (or foramen) 眼窩下溝 15
infraorbital rim 眼窩下縁 15, 24, 29
inlet view 骨盤インレット像 62
inner table 内板 3
intercondyloid eminence 顆間隆起 136, 137, 139, 140, 141, 142, 143, 144, 145, 146
intercondyloid fossa 顆間窩 136, 139, 140, 141, 142
interlobar pleura 葉間胸膜 169, 171
intermediate (2nd) cuneiform bone 第2楔状骨 161, 162, 163, 165
internal auditory canal 内耳道 3, 7, 9, 11, 13, 14, 19
internal occipital crest 内後頭稜 7, 11, 13
internal occipital protuberance 内後頭隆起 7, 11, 13
interpediculate distance 椎弓根間距離 41, 46
intertubercular sulcus 結節間溝 84, 95
intervertebral foramen 椎間孔 39, 42, 45, 48, 51, 53
intervertebral joint 椎間関節 35, 37, 38, 42, 46, 49
intervertebral space (disc space) 椎間腔 33, 35, 37, 38, 41, 42, 43, 45, 46, 48, 51, 53, 171
intestinal gas 腸管ガス 179, 181, 182
ischial tubercle 坐骨結節 55, 56, 61, 62, 63, 130
ischium 坐骨 54, 55, 56, 59, 60, 61, 62, 63, 64, 128, 129, 131, 132, 133, 135

J
joint of head of rib 肋骨頭関節 41
jugular foramen 頸静脈孔 7

K
knee joint 膝関節 134
knee lateral view 膝関節側面像 137
knee: AP view 膝関節正面像 136

L
lambdoid suture ラムダ（λ）縫合（人字縫合） 3, 5, 7, 11
Lanenstein's I view ラウエンシュタインI像 131
Lanenstein's II view ラウエンシュタインII像 132
laryngeal prominence 喉頭隆起 188, 189, 190
laryngeal ventricle 喉頭室 184, 185, 189
laryngeal vestibule 喉頭前庭 184, 185

lateral atlantoaxial joint 外側環軸関節 36
lateral border 外側縁 80
lateral condyle 外側顆 136, 137, 139, 140, 141, 142, 143, 144, 145, 146
lateral epicondyle 外側上顆 95, 98, 101, 102, 104, 105, 106, 136, 138
lateral malleolar facet of talus 距骨外果面 149
lateral malleolus 外果 147, 148, 149, 150, 152, 153, 154, 155, 156, 157, 159, 160, 162, 163, 166
lateral mass of atlas 環椎外側塊 191, 192, 193
lateral semicircular canal 外側半規管 3, 13
lateral wall of posterior ethmoid sinus 後篩骨洞壁 20
left atrium 左心房 171, 172, 173
left auricle 左心耳 169
left hemidiaphragm 左横隔膜 172, 173, 174
left inferior lobe bronchus 左下葉気管支 169, 174
left kidney 左腎臓 179, 181, 182
left main bronchus 左主気管支 169, 172, 173, 174
left pulmonary trunk 左肺動脈幹 169, 171, 172
left subclavian artery 左鎖骨下動脈 169
left upper lobe branch 左上葉気管支 169, 171, 174
left ventricle 左心室 169, 171, 173, 174
lesser trochanter 小転子 59, 62, 63, 128, 129, 130, 131, 132, 134, 135
lesser tubercle 小結節 84, 85, 87, 88, 89, 91, 95
lesser wing of sphenoid 蝶形骨小翼 10, 15, 16, 17, 20
Lisfranc's joint, tarsometatarsal joint リスフラン関節（足根中足関節） 161, 162, 163
liver 肝臓 179, 181, 182
lower extremity of fetus 胎児下肢 206
lower leg: AP view 下腿骨正面像 147
lower leg: lateral view 下腿骨側面像 148
lumbar spine: AP view 腰椎正面像 46
lumbar spine: lateral view 腰椎側面像 48
lumbar spine: oblique view 腰椎斜位像 49
lunate bone 月状骨 108, 109, 110, 112, 113, 114, 115, 116, 117, 118, 120, 121, 122, 123, 124
Luschka's joint ルシュカ関節 33, 39

M

mammary gland　乳腺組織　199, 200, 203
mandible　下顎骨　3, 5, 9, 19, 21, 23, 26, 27, 193, 195
mandibula of fetus　胎児下顎骨　206
mandibular canal　下顎管　27
mandibular fossa　下顎窩　28
mandibular ramus　下顎枝　29, 35, 37, 38, 191, 192, 194, 196, 197
manubriosternal synchondrosis　胸骨柄結合　72, 73, 74
manubrium of sternum　胸骨柄　45, 72, 73, 74, 75, 76, 97
Martius' view　マルチウス像　207
mastoid air cells　乳突蜂巣　3, 5, 7, 12, 13, 14
mastoid antrum　乳突洞　12, 13, 14
mastoid process　乳様突起　3, 5, 7, 9, 10, 11, 12, 13, 14, 21, 26, 27, 29, 35, 36, 37, 38, 191, 192, 194, 196
maxilla　上顎骨　26
maxillary incisor　上顎切歯　36
maxillary incisor　上顎前歯　22, 23
maxillary sinus　上顎洞　3, 5, 9, 10, 15, 17, 18, 19, 20, 21, 24, 26, 29
medial (1st) cuneiform bone　第1楔状骨　161, 162, 163, 165
medial condyle　内側顆　136, 137, 139, 140, 141, 142, 143, 144, 145, 146
medial malleolus　内果　147, 148, 149, 150, 152, 153, 154, 155, 156, 157, 159, 160, 162, 163, 166
medial margin　内側縁　80
medial wall of maxillary sinus　上顎洞内壁　9, 20
median sacral crest　正中仙骨稜　56, 59
mental foramen　オトガイ孔　27
mental protuberance　オトガイ部　9, 26, 27
metacarpal bone　中手骨　123
metatarsal bone　中足骨　152, 162, 165
metatarsophalangeal joint　MTP関節（中足趾節関節）　161, 162, 163
middle nasal meatus　中鼻道　18, 20
middle nasal turbinate　中鼻甲介　18, 19
middle phalanx　中節骨　161, 163, 165
ML: mediolateral view　乳腺側面像　202
MLO: mediolateral oblique view　乳腺内外斜位像　198
molar　大臼歯　197
musculus flexor digitorum longus　長指屈筋　151
musculus flexor hallucis longus　長母指屈筋　151

N

nasal bone　鼻骨　5, 16, 24, 25
nasal bone: lateral view　鼻骨側面像　25
nasal cavity　鼻腔　18
nasal septum　鼻中隔　3, 17, 19, 21, 24
nasopharyngeal meatus　鼻咽道　186
neck of femur　大腿骨頚　59, 63, 128, 129, 130, 131, 132, 134
neck of mandible　下顎頚　27, 28
neck of scapula　肩甲頚　80
nipple　乳頭　199, 200, 203

O

obstetric conjugate　産科結合線　206
obturator foramen　閉鎖孔　54, 55, 59, 62, 63, 64, 65, 128, 129, 207
occipital bone　後頭骨　7, 35, 36, 37, 38, 39
occipital condyle　後頭顆　7, 36
odontoid process　歯突起　3, 5, 13, 21, 26, 35, 36, 37, 38
odontoid process (axis), body of axis　軸椎　3, 194, 196
olecranon　肘頭　95, 96, 98, 99, 100, 101, 102, 103, 104, 105, 106, 107, 108, 109, 110, 111
olecranon fossa　肘頭窩　98, 99, 101, 102, 107
optic canal　視神経管　16
optic canal view　視神経管像　16
oral cavity　口腔　186
orbit　眼窩　3, 17, 21
orbital surface of greater wing of sphenoid　蝶形骨大翼眼窩面　9
ossicles　耳小骨　12
outer table　外板　3
outlet view　骨盤アウトレット像　63

P

paranasal sinuses: PA view　副鼻腔正面像　19
paraspinal line　傍脊椎線　41, 169
parietal bone　頭頂骨　7
parotid gland　耳下腺　191, 192, 193, 194, 196
patella　膝蓋骨　134, 135, 136, 137, 138, 139, 140, 141, 142, 143, 144, 145, 146, 147, 148
patella surface of femur　大腿骨膝蓋面　138
pectoralis major muscle　大胸筋　199, 203

pedicle　椎弓根　33, 39, 41, 42, 43, 45, 46, 47, 48, 49, 51, 53
pelvic cavity　骨盤腔　179
pelvis: AP view　骨盤正面像　58
perpendicular plate　篩骨鉛直板　9
petrous ridge　錐体稜　7
pharyngeal tonsil　咽頭扁桃　186
pharynx　咽頭　27, 195
pinna of ears　耳介　191, 192, 193, 196
piriform sinus　梨状窩　33, 184, 185
pisiform bone　豆状骨　112, 114, 115, 116, 117, 118, 119, 120, 123
pleuroesophageal stripe（right）（paraesophageal line）傍食道線　169
posterior clinoid process　後床突起　10, 11
posterior clinoid process of sella　トルコ鞍後床突起　5, 21
posterior cranial fossa　後頭蓋窩　7
posterior junction line　後接合線　169
posterior rim of acetabulum　寛骨臼後縁　128, 132
premolar　小臼歯　197
prespinal line　前脊椎線　171
promontory　岬角　56
promontory angle　仙骨岬角　206
proximal phalanx　基節骨（足）　162, 165
proximal radioulnar joint　上橈尺関節　102, 108
psoas major muscle　大腰筋　46, 179, 181
pterygoid process　翼状突起　9
pubic bone　恥骨　59, 61, 62, 63, 128, 129, 131, 132, 133, 135
pubic symphysis　恥骨結合　54, 55, 59, 60, 61, 62, 63, 64, 65, 66, 128, 130, 179, 206, 207
pulley　滑車　98, 99, 101, 102, 103, 104, 105, 106, 107
pulmonary apex　肺尖部　175
pulmonary artery　肺動脈　169, 172
pulmonary trunk　肺動脈幹　173
pyramid　錐体　7, 9, 11

Q
quadratus lumborum muscle　腰方形筋　179

R
radius　橈骨　96, 98, 99, 100, 101, 102, 103, 104, 105, 106, 107, 108, 109, 110, 111, 112, 114, 115, 116, 117, 118, 121, 122, 124
ramus of ischium　坐骨枝　54, 55

rib　肋骨　68, 69, 70, 71, 82, 97
right atrium　右心房　169, 171, 172, 173, 174
right hemidiaphragm　右横隔膜　172, 173, 174
right inferior lobe bronchus　右下葉気管支　169, 172, 174
right kidney　右腎臓　179, 181, 182
right main bronchus　右主気管支　169, 172, 173, 174
right superior lobe bronchus　右上葉気管支　169, 171, 172, 174
right ventricle　右心室　171, 172, 173
Rosenberg's view　ローゼンバーグ像　142
round foramen　正円孔　20

S
sacral canal　仙骨管　56
sacral foramen　仙骨孔　47, 54, 55, 62, 63, 64, 66, 128
sacral vertebra　仙椎　56, 60
sacroiliac joint　仙腸関節　46, 47, 49, 54, 59, 61, 63, 64, 65, 66, 128, 131, 132
sacrum　仙骨　46, 47, 49, 54, 55, 59, 60, 61, 62, 63, 64, 65, 66, 128
sagittal suture　矢状縫合　11
scaphoid bone（navicular bone）舟状骨　108, 109, 112, 113, 114, 115, 116, 117, 118, 119, 120, 121, 122, 124, 150, 152, 153, 156, 157, 159, 160, 161, 162, 163, 165, 166
scaphoid bone（navicular bone）舟状骨像　116, 117
scapula　肩甲骨　42, 43, 68, 69, 70, 80, 81, 82, 83, 84, 86, 87, 88, 90, 91, 93, 95, 96, 97, 172, 173, 175
scapula Y view　スカプラY像　86
scapula: AP view　肩甲骨正面像　80
scapula: axial view　肩甲骨軸位像　81
Schüller's view　シューラー像　12
Schüller's view　顎関節シューラー像　28
second cervical spine　第2頸椎（軸椎）　36
second distal interphalangeal joint　第2指遠位指節関節（DIPJ）　120
second distal phalanx　第2指末節骨　122
second metacarpal bone　第2中手骨　116, 121, 124
second metacarpophalangeal joint　第2中手指節関節（MPJ）　120
second middle phalanx　第2指中節骨　122

second proximal interphalangeal joint　第2指近位指節関節（PIPJ）　120
second proximal phalanx　第2指基節骨　122
second rib　第2肋骨　77, 92, 175
second sacral vertebra　第2仙椎　56
septal cartilage　鼻中隔軟骨　25
sesamoid bones　種子骨　120, 123, 124, 161, 162, 163, 164, 165
seventh cervical spine　第7頸椎　76
shoulder joint　肩関節　80, 92
shoulder joint: AP view　肩関節正面像　84
shoulder joint: axial view　肩関節軸位像　85
skin　皮膚　199, 200, 203
skull: lateral view　頭蓋骨側面像　4
skull: PA view　頭蓋骨正面像　2
skyline view　スカイライン像　138
small pelvic cavity　小骨盤腔　207
soleus muscle　ヒラメ筋　151
Sonnenkalb's view　ゾンネンカルプ像　14
sphenoid protuberance　蝶形骨隆起　3
sphenoid ridge　蝶形骨稜　3
sphenoid sinus　蝶形骨洞　3, 5, 9, 10, 15, 16, 18, 20
spine of fetus　胎児脊椎　206
spine of ischium　坐骨棘　56, 60, 61, 62, 65, 130, 207
spine of scapula　肩甲棘　80, 82, 91, 92, 94
spinous process　棘突起　33, 35, 37, 38, 39, 41, 42, 43, 45, 46, 47, 48, 49, 51, 53, 91
spleen　脾臓　179, 181
Stenvers' view　ステンバース像　13
sternal end　胸骨端　76, 92
sternoclavicular joint　胸鎖関節　72, 73, 75, 76
sternoclavicular joint　胸鎖関節像　75, 76
sternocleidomastoid muscle　胸鎖乳突筋　188, 189, 192
sternum: AP view　胸骨正面像　72, 73
sternum: lateral view　胸骨側面像　74
stomach　胃　179
Stryker's view　ストライカー像　90
styloid process　茎状突起　36, 193
styloid process of radius　橈骨茎状突起　108, 110, 111, 112, 113, 116, 117, 118
styroid process of ulna　尺骨茎状突起　108, 111, 112, 113, 115, 116, 117, 118, 120, 121
subcutaneous fat　皮下脂肪　151
subglottic space　声門下腔　184, 185

submandibular gland　顎下腺　194, 195, 196, 197
sulcus tali　距骨溝　159
superior angle of scapula　上角　68, 80, 81, 83, 86, 92, 93, 96
superior anterior iliac spine　上前腸骨棘　59, 60, 61, 62, 63, 128, 129, 131, 132
superior articular process　上関節突起　33, 35, 37, 38, 39, 42, 45, 46, 47, 48, 49, 51, 53
superior orbital fissure　上眼窩裂　15, 17, 18, 20
superior posterior iliac spine　上後腸骨棘　56
superior ramus of pubic bone　恥骨上枝　54, 55, 64, 66
superior semicircular canal　上半規管　13
superior vena cava　上大静脈　169
superior vertebral notch　上椎切痕　45
supraorbital rim　眼窩上縁　15, 19, 29
supraspinous fossa　棘上窩　81, 86
surgical neck　外科頸　84
sustentaculum tail　載距突起　158

T
talocalcaneal joint　後距踵関節　152
talocalcaneal joint　距踵関節　157
talocalcaneal joint　中距踵関節　158, 159
talocrural joint　距腿関節　152, 157, 159
talus　距骨　147, 148, 149, 150, 151, 152, 153, 154, 155, 156, 157, 159, 160, 161, 162, 163, 166
temporal bone　側頭骨　22
temporomandibular joint　顎関節　5, 12, 21, 26, 27, 195
thigh: AP view　大腿骨正面像　134
thigh: lateral view　大腿骨側面像　135
third cuneiform bone　第3楔状骨　161, 163
third metacarpal bone　第3中手骨　116, 121
thoracic spine　胸椎　72, 97
thyroid cartilage　甲状軟骨　184, 185, 188, 189, 190
thyroid gland　甲状腺　188, 189, 190
tibia　脛骨　134, 135, 136, 137, 139, 140, 141, 142, 143, 144, 145, 146, 147, 148, 149, 150, 151, 154, 155, 156, 157, 159, 160, 162, 166
tibial tuberosity　脛骨粗面　137, 139, 146, 148
tibiofibular joint　脛腓関節　137, 140, 147
Towne's view　頭蓋骨タウン像　6

trachea　気管　33, 35, 37, 38, 171, 172, 173, 175, 188, 189, 190
transorbital view　眼窩正面像　15
transverse foramen　横突孔　21
transverse line　横線　55
transverse process　横突起　33, 35, 36, 37, 38, 39, 41, 43, 49, 51, 53
trapezium bone（greater multangular）　大菱形骨　112, 114, 115, 116, 117, 118, 120, 121, 122, 124
trapezoid bone（lesser multangular）　小菱形骨　112, 114, 115, 116, 117, 118, 120, 124
triquetral bone（triangular bone）　三角骨　112, 114, 115, 116, 117, 118, 120
trochlea of humerus　上腕骨滑車　96
trochlea of talus　距骨滑車　150, 152, 153, 154
tubercle of trapezium bone　大菱形骨結節　112, 113, 118, 119
tuberculum sallae　鞍結節　10
tympanic recess（cavity）　鼓室　12, 14

U
ulna　尺骨　95, 96, 98, 99, 100, 101, 102, 103, 104, 105, 106, 107, 108, 109, 110, 111, 112, 114, 115, 116, 117, 118, 121, 122
upper extremity of fetus　胎児上肢　206
upper ridge of pyramid　錐体上縁　3, 5, 13, 14, 15, 18, 19, 20

V
vallecula　喉頭蓋谷　184, 185
vertebral arch　椎弓　35, 37, 38, 39, 46
vertebral body　椎体　33, 35, 37, 38, 39, 41, 42, 43, 45, 46, 48, 51, 53
vestibular fold　前庭ヒダ　184
vestibule　前庭　3, 13, 14, 19
vestibule　鼻前庭　25
vocal cord　声帯　184, 185
vomer　鋤骨　9
von Rosen's view　フォンローゼン像　133

W
Waters' view　ウォータース像　18
West Point's view　ウエストポイント像　89
wrist　手関節　108, 109, 110, 111
wrist: frontal view　手関節正面像　112
wrist: lateral view　手関節側面像　113

X
xiphoid process　剣状突起　72, 73, 74

Z
zygomatic arch　頬骨弓　7, 9, 18, 21, 22, 23
zygomatic bone　頬骨　17, 18, 20, 21, 24, 29

新・図説 単純 X 線撮影法
―撮影法と診断・読影のポイント―

1999 年 5 月 6 日　　第 1 版発行
2012 年 2 月 29 日　　第 2 版第 1 刷発行
2023 年 1 月 20 日　　　　第 7 刷発行

編　者　小川　敬壽
　　　　　（おがわ　のりひさ）

発行者　福村　直樹

発行所　金原出版株式会社
　　　〒113-0034 東京都文京区湯島 2-31-14
　　　　　電話　編集(03)3811-7162
　　　　　　　　営業(03)3811-7184
　　　　　FAX　　(03)3813-0288
　　　　　振替口座　00120-4-151494
　　　　　http://www.kanehara-shuppan.co.jp/

© 1999, 2012
検印省略
Printed in Japan

ISBN 978-4-307-07088-1　　　　　印刷・製本／永和印刷

JCOPY ＜出版者著作権管理機構 委託出版物＞
本書の無断複製は著作権法上での例外を除き禁じられています。複製される場合は、そのつど事前に出版者著作権管理機構（電話 03-5244-5088, FAX 03-5244-5089, e-mail : info@jcopy.or.jp）の許諾を得てください。

小社は捺印または貼付紙をもって定価を変更致しません。
乱丁，落丁のものはお買上げ書店または小社にてお取り替え致します。

WEB アンケートにご協力ください
読者アンケート（所要時間約 3 分）にご協力いただいた方の中から抽選で毎月 10 名の方に図書カード 1,000 円分を贈呈いたします。
アンケート回答はこちらから ➡
https://forms.gle/U6Pa7JzJGfrvaDof8

シリーズ 基礎知識図解ノート   2021・3

圧倒的な図解と臨床視点で理解できる教科書が新章追加で大改訂!

放射線治療
基礎知識図解ノート

第2版

監修 榮　武二　筑波大学陽子線医学利用研究センター長
　　　 櫻井　英幸　筑波大学医学医療系 放射線腫瘍学 教授
編集 磯辺　智範　筑波大学医学医療系 医学物理学 教授
　　　 佐藤　英介　順天堂大学 保健医療学部 講師

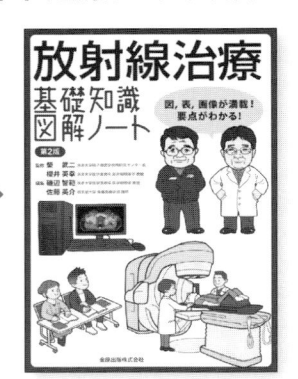

「物理」「看護」章を新設し、放射線治療全体をこの1冊でカバー！ 知識ゼロの学生でも、この一冊で放射線治療の基礎を幅広く、モレなく理解できる。前作同様、物理や生物が苦手な学生でもわかるように、豊富な図解でカンタンに解説。また、まとまった知見が少ない「放射線治療」における臨床のプロが執筆陣であることから、基礎に加えて、臨床でのポイントやテクニックまで一気にわかる。

読者対象 診療放射線技師養成校学生、診療放射線技師、放射線科医、医療物理士

◆B5判 432頁　◆定価7,480円（本体6,800円＋税10%）　ISBN978-4-307-07117-8

シリーズ 基礎知識図解ノート 最新刊   2022・10

新感覚！図表と画像で視覚に残す基礎知識＆臨床応用テキスト!

MR・超音波・眼底
基礎知識図解ノート

第2版 補訂版

監修 新津　守　埼玉医科大学放射線科 教授
編集 磯辺智範　筑波大学医学医療系 教授

診療放射線技師養成校・臨床検査技師養成校の学生のための「非X線」系検査の基礎知識を一冊にまとめたテキスト。「難解な文章は頭に入らない」「基礎知識だけでは臨床に役立たない」という悩みを一蹴し、視覚的な理解をキーワードに図表と画像をメインに据え、解説は要点のみに絞っている。臨床に結びつけた内容となっており、臨床実習および新人技師にも役立つ。若い読者に必要にして十分な情報を盛り込んだ簡潔かつ簡便なビジュアルテキストである。

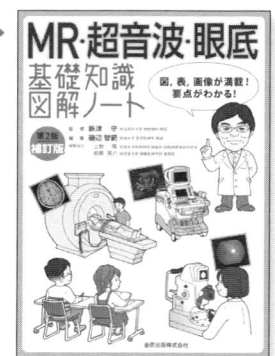

読者対象 診療放射線技師養成校・臨床検査技師養成校の学生および新人技師

◆B5判 568頁　◆定価7,480円（本体6,800円＋税10%）　ISBN978-4-307-07128-4

金原出版　〒113-0034 東京都文京区湯島2-31-14　TEL03-3811-7184（営業部直通）FAX03-3813-0288
本の詳細、ご注文等はこちらから▶ https://www.kanehara-shuppan.co.jp/

前後方向
A-P
(腹背方向)
V-D

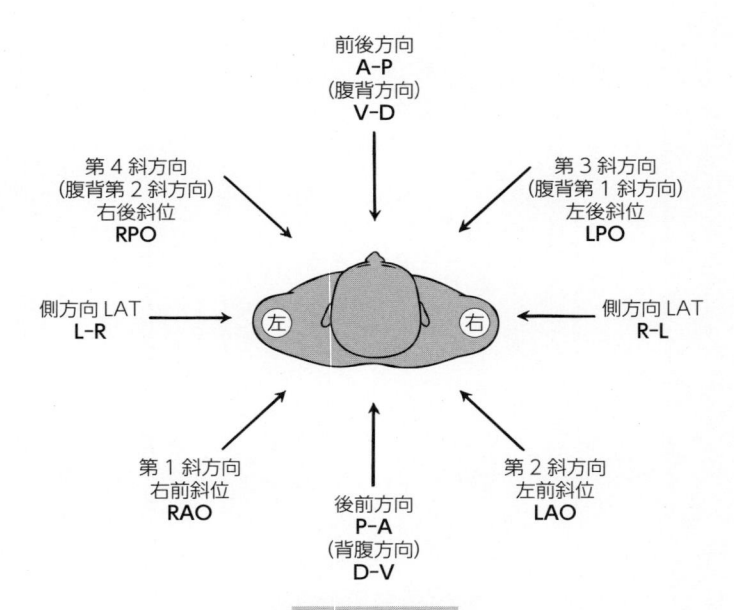

第4斜方向
(腹背第2斜方向)
右後斜位
RPO

第3斜方向
(腹背第1斜方向)
左後斜位
LPO

側方向 LAT
L-R

側方向 LAT
R-L

第1斜方向
右前斜位
RAO

後前方向
P-A
(背腹方向)
D-V

第2斜方向
左前斜位
LAO

方向と斜位

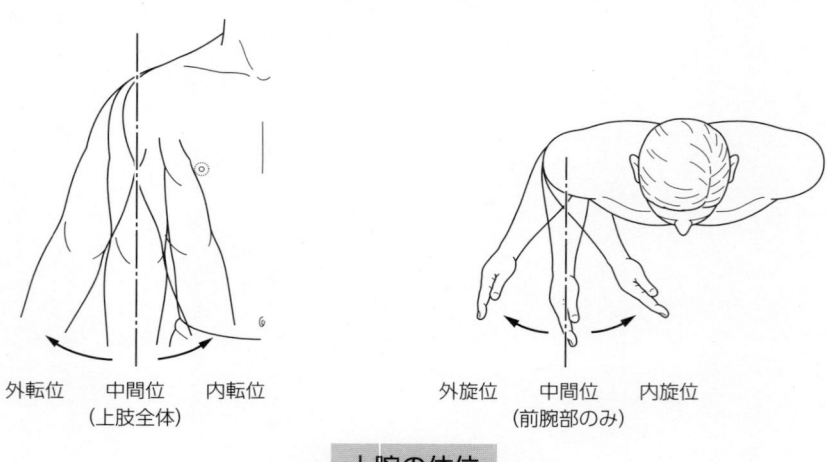

外転位　中間位　内転位
　　　（上肢全体）

外旋位　中間位　内旋位
　　　（前腕部のみ）

上腕の体位

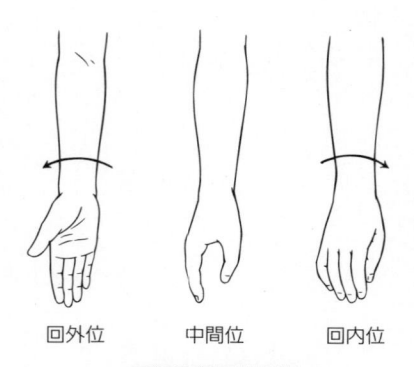

回外位　中間位　回内位

前腕の体位

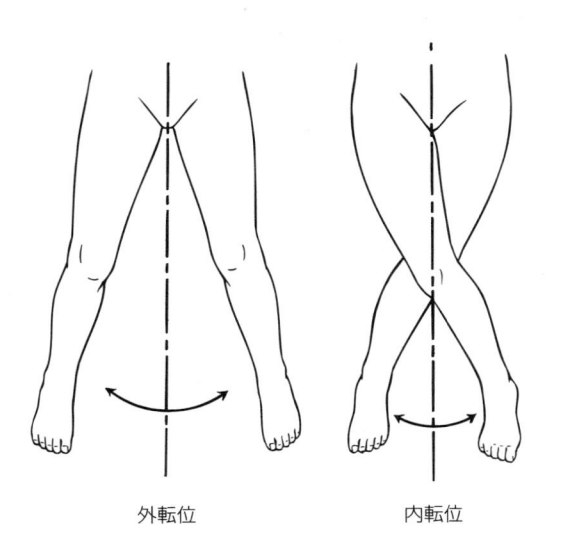

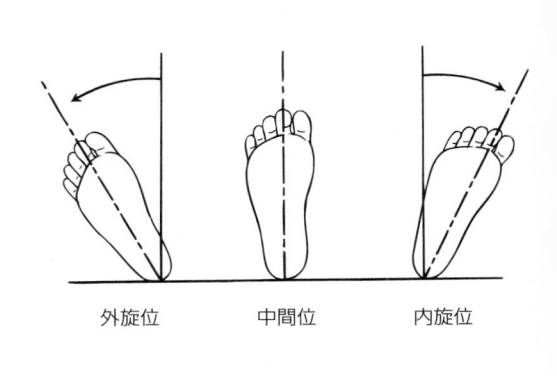

下肢の体位

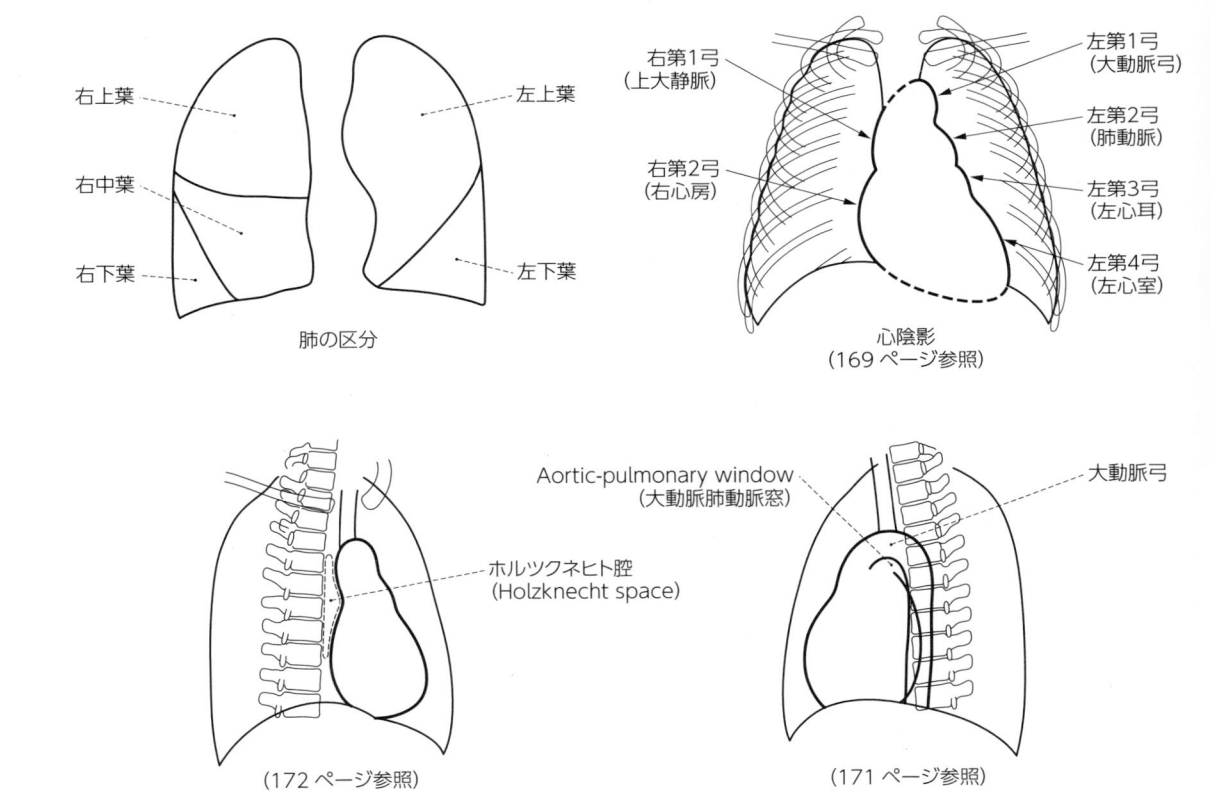

外転位　　内転位

外旋位　　中間位　　内旋位

肺と心臓

肺の区分
- 右上葉
- 右中葉
- 右下葉
- 左上葉
- 左下葉

心陰影（169ページ参照）
- 右第1弓（上大静脈）
- 右第2弓（右心房）
- 左第1弓（大動脈弓）
- 左第2弓（肺動脈）
- 左第3弓（左心耳）
- 左第4弓（左心室）

ホルツクネヒト腔（Holzknecht space）
（172ページ参照）

Aortic-pulmonary window（大動脈肺動脈窓）
大動脈弓
（171ページ参照）